实用老年医学研究进展丛书

Practical Gerontology (Ⅰ)

Encephalopathy

实用老年医学(第一辑)
脑病专题

主　编　许家仁

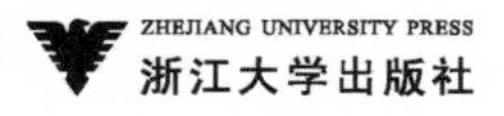

图书在版编目（CIP）数据

实用老年医学．第一辑，脑病专题 / 许家仁主编．— 杭州：浙江大学出版社，2018.8

ISBN 978-7-308-18049-8

Ⅰ.①实… Ⅱ.①许… Ⅲ.①老年病—脑病—诊疗 Ⅳ.①R592

中国版本图书馆CIP数据核字（2018）第049812号

实用老年医学（第一辑）：脑病专题

主　编　许家仁

副主编　丁新生　徐　俊　袁勇贵　江钟立

策划编辑　张　鸽　杜志波

责任编辑　冯其华

文字编辑　董晓燕

责任校对　潘晶晶

封面设计　黄晓意

出版发行　浙江大学出版社

（杭州市天目山路148号　邮政编码310007）

（网址：http://www.zjupress.com）

排　　版　杭州兴邦电子印务有限公司

印　　刷　浙江省邮电印刷股份有限公司

开　　本　710mm×1000mm　1/16

印　　张　24.25

字　　数　350千

版 印 次　2018年8月第1版　2018年8月第1次印刷

书　　号　ISBN 978-7-308-18049-8

定　　价　150.00元

《实用老年医学(第一辑):脑病专题》
编委会

主　编　许家仁

副主编　丁新生　徐　俊　袁勇贵　江钟立

编　委　(按姓氏笔画排序)

丁荣晶　丁新生　王　含　王　涛　王昊飞
王佳贺　毛圣芹　卞茸文　卢光明　叶　民
叶祥明　冯泽华　冯美江　吕　洋　朱记军
朱丽明　刘运林　江钟立　杜　岩　李乃静
余　年　邹海强　张颖冬　陆小伟　林兴建
胡维维　柳云恩　姜亚军　贺丹军　袁勇贵
耿德勤　贾建军　顾旭东　钱　云　徐　治
徐　俊　高　擎　陶连珊　曹月洲　曹金霞
曹秋云　符晓苏　章文斌　董靖德　谢安木

序

联合国人口署人口年鉴显示，2010年中国年龄≥65岁者占全国总人口的8.00%。2011年4月28日第六次全国人口普查资料显示，我国人口总数为13.3972亿，其中年龄≥65岁者占8.87%。2012年年末，我国人口总数为13.54亿，年龄≥65岁者人口数达到1.27亿，占人口总数的9.38%。这显示我国人口老龄化程度逐步加快。

我国人口老龄化，已成为全社会关注的焦点问题之一，老龄化对医疗卫生和经济发展均有极为重大的影响。社会迫切需要老年医学的进步，以便应对人口老龄化带来的老年人健康问题，其中最直接的问题就是老年病。一般而言，老年病主要有两类：一类是由机体功能衰退、病理性老化等导致的疾病，如老年性痴呆、老年精神病、高血压、冠心病、慢性阻塞性肺疾病、骨质疏松、白内障、前列腺肥大等；另一类是各个年龄层的人群都可能发生的疾病，但老年人由于机体功能衰退，患病时症状表现不典型，从而造成病情进展至十分严重的状况。老年人患病往往有多病共存、共用药物多、药物不良反应多、治疗难度大等特点。

《实用老年医学》杂志是国内创刊较早的老年医学领域的学术期刊，为中国老年医学工作者发表科研成果搭建平台，见证了三十余年来中国老年医学事业的快速发展。其《专题论坛》栏目，邀请国内各学科的专家，围绕老年病的研究重点、难点以及老年人的发病特点等，撰写专题稿件，集中剖析老年医学面临的具体问题,对临床工作有很高的实用价值。“实用老年医学”丛书按照学科分册,将近十年来《实用老年医学》杂志组稿的专题文章系统地呈现给大家。

希望丛书的出版,能够为临床工作者诊断和治疗老年病提供指导和帮助,最终让老年患者获益。

南京医科大学副校长　鲁　翔

2018年5月

前　言

随着我国人口老龄化的进展，老年医学日益受到人们的重视，该学科也得到了快速发展。在“实用老年医学”丛书的编写过程中，我们邀请了国内知名专家，围绕老年患者的生理和病理特点，对老年患者常见病的最新临床研究进展进行综述。本书为第一辑——《脑病专题》，邀请了来自中国医学科学院、北京大学医学院、首都医科大学、华中科技大学、中国人民解放军总医院等众多国内知名医学院校和医院的三十余位专家撰稿。

本书共分为九章。第一章为分水岭脑梗死，介绍了分水岭脑梗死的诊断与鉴别诊断、影像学特点以及分水岭脑梗死的治疗。第二章为脑卒中后遗症的修复，介绍了脑卒中步态训练、脑卒中平衡功能的评估和训练、脑卒中后肩手综合征的发病机制及综合康复治疗。第三章为脑卒中后抑郁，介绍了脑卒中后抑郁患者的特点、脑卒中患者的相关行为问题、脑卒中后抑郁的病因学、脑卒中后抑郁的评估和诊断、脑卒中后抑郁患者的治疗、脑卒中后抑郁患者的临床护理。第四章为老年抑郁症与躯体疾病，介绍了老年抑郁症与心血管疾病、阿尔茨海默病、脑卒中、帕金森病以及痴呆的相关性研究进展。第五章为帕金森病，介绍了血管性帕金森综合征、帕金森疼痛、帕金森病的重复经颅磁刺激治疗、进展期帕金森病的脑深部刺激治疗、帕金森病患者的蛋白质饮食管理。第六章为老年期认知障碍，介绍了帕金森病伴轻度认知功能障碍、慢性肾脏病相关认知障碍、老年患者的糖尿病与认知障碍、增龄性认知减退的预防和干预、老年认知功能障碍患者的健康素养等。第七章为阿尔茨海默病,介绍了阿尔茨海默病的病因、发病机制、诊断、药物治疗、音乐治疗等方面的研究进展,并介绍阿尔茨海默病照料者心理状态及其影响因素,最后重点阐述中药治疗老年性痴呆的研究进展。第八章为脑萎缩及相关疾病,介绍了阿尔茨海默病脑萎缩的损伤机制、神经退行性痴呆影像学特点、脑萎缩与认知障碍。第九章为心身疾病,介绍了临床上的疑难杂症与心身疾病的关系、老年双心疾病、老年消化系统疾病患者的精神心理问题、老年呼吸系统疾病患者的精神心理问题及哮喘的脑机制等。

本书重点介绍了老年患者神经与精神系统疾病的研究进展及热点问题,旨在为老年医学工作者诊治老年脑病患者时提供借鉴,这是我们编写本书的目的。虽然在本书的编写过程中,我们力求尽可能反映国内外最新研究进展,但是随着医学的快速发展,书中内容难免有所疏漏,希望读者不吝指正。本书承蒙各有关专家及学者大力支持,在此一并致谢!

主编　许家仁

2018年5月

目 录

第一章　分水岭脑梗死

近年来，随着头颅计算机断层扫描（Computerized tomography，CT）和头颅磁共振成像（Magnetic resonance imaging，MRI）等影像学技术在脑血管病临床中的广泛应用，缺血性脑卒中的一个类型——分水岭脑梗死（Cerebral watershed infarction，CWI）逐渐被临床医生所熟悉、认识和接受，从而成为公认的一类脑梗死。CWI，也被称为边缘带脑梗死（Border zone infarction），是由于相邻的血管供血区交界处，即分水岭区局部缺血所致，约占全部脑梗死的10%[1]。CWI无论是从病因、发病机制、病理，还是临床特征上来讲，都不同于一般的脑梗死。及时将其从缺血性脑血管病中识别出来，对CWI患者临床的诊断、治疗用药、疗效评估、预后都有很好的指导意义。

CWI发病率约占缺血性脑血管病的10%。患者以年龄≥60岁的老年人居多（约占55.6%），无明显性别差异。发病前，患者可有高血压、动脉硬化、冠心病、糖尿病或低血压病史，部分患者有短暂性脑缺血发作（Transient ischemic attack，TIA）史。CWI发病机制中最主要的原因为体循环低血压、脑内大动脉狭窄或闭塞，以及血管微栓塞这3个方面，动脉粥样硬化是其重要的基础病因。

根据脑内血液循环的分布特点，可将CWI分为3个类型。①皮质前型：梗死位于大脑前动脉与大脑中动脉之间的边缘带，出现以上肢为主的中枢性偏瘫和偏身感觉障碍,可有情感障碍、强握反射和局灶性癫痫;主侧病变可出现运动性失语。②皮质后型:梗死位于大脑中动脉与后动脉或大脑前、中、后动脉间的边缘带,以偏盲最常见,多以下象限盲为主。③皮质下型:梗死位于大脑前、中、后动脉皮层支与深穿支,或大脑前动脉回返支与大脑中动脉豆纹动脉间的边缘带,可出现纯运动性轻偏瘫和(或)感觉障碍、不自主运动等。

脑CT扫描是CWI诊断的主要依据之一,影像学上表现为位于大脑主要动脉的边缘交界区,呈楔形,宽边向外(底部向软脑膜面),尖角向内(尖端向侧脑室)的低密度灶,其CT征象与一般脑梗死相同。脑MRI检查病灶显示较脑CT扫描清晰,可部分代替脑血管造影检查。尤其对于后颅窝病变,脑MRI检查明显优于脑CT扫描,并且MRI检查可以在轴面、冠面与矢状面上显示病灶,有助于更准确地判断其位置与形状。功能磁共振扩散加权成像(Diffusion weighted imaging, DWI)和灌注加权成像(Perfusion weighted imaging, PWI)能发现缺血损伤的程度和分布,并显示低灌注区域的范围。经颅多普勒(Transcranial doppler, TCD)超声可发现狭窄的脑动脉,并可进行微栓子的检测。通过数字减影血管造影(Digital subtraction angiography, DSA)、磁共振血管造影(Magnetic resonance angsiography, MRA)检查,可发现颈内动脉或其他脑内大动脉有严重狭窄或闭塞。

对于CWI患者应注意寻找病因。对所有CWI患者都应注意血压的检查,必要时行24h动态血压监测、心电图、心脏超声和血液流变学等各项检查,以便明确病因,预防复发。

CWI与急性脑梗死都是神经内科的急症,治疗原则相同,都以综合治疗和个体化治疗为主。在疾病发展的不同时期,针对不同病情、病因采取不同的措施。积极改善和恢复缺血区的血液供应,促进脑微循环,阻断和终止脑梗死的病理进程。同时还要注意防止因血压过低而加重CWI的情况。另外,多数病例不只具有1种病因,往往合并2种及以上的病因,所以在治疗CWI时,要兼顾对因治疗。

CWI因病变部位神经纤维相对稀疏，对神经功能影响较小，故临床症状相对较轻，预后良好，患者死亡率极低。如能发挥中医（如针灸、中药）在治疗脑血管疾病方面的优势，配合现代康复等综合手段，治疗效果会较令人满意，患者症状多数会逐渐消失，部分患者甚至能恢复到发病前水平。

第一节　分水岭脑梗死的诊断与鉴别诊断

分水岭脑梗死（CWI）是一个不可忽视的脑梗死类型，提高对它的认识，对于作出正确的病因诊断，具有重要的临床意义。

一、CWI的临床类型

CWI的临床分型主要分为两大类型：外分水岭脑梗死（External watershed infarction）（皮质前型、皮质后型）和内分水岭脑梗死（Internal watershed infarction）（皮质下型）[2]。内分水岭脑梗死约占所有CWI的37.5%。

二、CWI的临床表现

CWI的临床表现取决于梗死的部位和程度。①皮质前型：临床表现为以上肢为主的中枢性偏瘫和偏身感觉障碍，可伴有额叶症状，优势半球受累时还有运动性失语。②皮质后型：以偏盲最常见，可有皮质感觉障碍、轻偏瘫等，优势半球受累还有感觉性失语，非优势半球受累有体像障碍。③皮质下型：可累及基底核、内囊及侧脑室体部等，主要为偏瘫及偏身感觉障碍。有报道称，CWI呈反复发作性症状，数次发作后病情加重[3]。

与局灶性脑梗死相比，CWI患者一般有TIA病史。同时，CWI患者早期的癫痫发病率高于局灶性脑梗死[4]。内分水岭梗死多见于大脑中动脉或颈内动脉狭窄或闭塞,而外分水岭梗死更易伴发小的皮质梗死[5]。研究表明,CWI的首次发作可无临床症状或仅表现为TIA;有临床症状者多为轻度神经功能缺损,美国国立卫生研究院卒中量表(National Institute of Health stroke scale,NIHSS)评分仅为(1.9±0.9)分,而再次发作的临床症状往往比第一次重,大多呈中等程度的神经系统功能缺损,NIHSS评分为(4.8±3.1)分,且临床症状复杂多样。

三、CWI的疾病过程

内分水岭脑梗死和外分水岭脑梗死患者发病时的临床症状、体征及NIHSS评分并无明显差异,但后者预后较好。外分水岭梗死接近皮层,故更有机会建立来自软脑膜或硬脑膜上的侧支循环。然而,当外分水岭梗死与内分水岭梗死并存时,很有可能存在脑低灌注损伤,其预后往往不良[6]。

内分水岭脑梗死患者预后常较差,常伴有临床症状的恶化,多留有不同程度的残障。在内分水岭脑梗死发生的数日内,患者极易再发新的脑卒中[7]。故内分水岭脑梗死多被比喻为“冰山一角”,因其往往提示颅内存在严重的血管狭窄或血流动力学异常[8]。

四、CWI的影像学表现

神经影像学检查有益于CWI的病因诊断,特别是对内分水岭脑梗死的病因诊断具有重要的意义。内分水岭脑梗死常伴有脑血流量下降、脑灌注不足、脑血管舒缩功能受损、氧摄取指数升高等变化。

(一)头颅CT及MRI

CT、MRI是CWI的主要检查手段,具有特征性改变,包括梗死的部位及形态。头颅MRI较CT的诊断价值更大,其中DWI对急性梗死最为敏感。

外分水岭脑梗死常位于大脑前动脉、大脑中动脉以及大脑后动脉的皮质支交界区,常表现为楔形或卵圆形病灶[9]。然而,其病灶位置随供血动脉位置的不同而变异较大，有时候很难根据头颅CT或MRI上梗死病灶的位置来判断其是否为CWI。因皮层的边缘带解剖结构复杂，故个体间颅内大动脉支配区域亦存在显著差异。近年来的研究显示，孤立的外分水岭脑梗死往往为栓塞所致，很少合并有血流动力学异常和脑低灌注[10]。内分水岭脑梗死常表现为多发的串珠样改变[11]。有报道称，此类型的脑梗死多为3个及以上的脑梗死病灶，每个病灶直径≥3mm，位于半卵圆中心或放射冠，平行于侧脑室，呈线样排列。内分水岭脑梗死根据其病灶特点，分为融合或孤立的病灶[10]。孤立的病灶常较大，呈雪茄形状，串珠样平行于侧脑室分布，发病过程多不关联或进行性加重，预后相对较好。融合的病灶常伴有逐步加重的对侧偏瘫，预后相对较差[5]（见图1-1-1）。小脑的分水岭梗死病灶直径常小于2cm，多位于小脑前下动脉、小脑上动脉、小脑后下动脉和它们的分支。梗死可为血管的重度狭窄或栓塞所致。栓子可来源于动脉粥样硬化或椎基底动脉夹层或心脏。

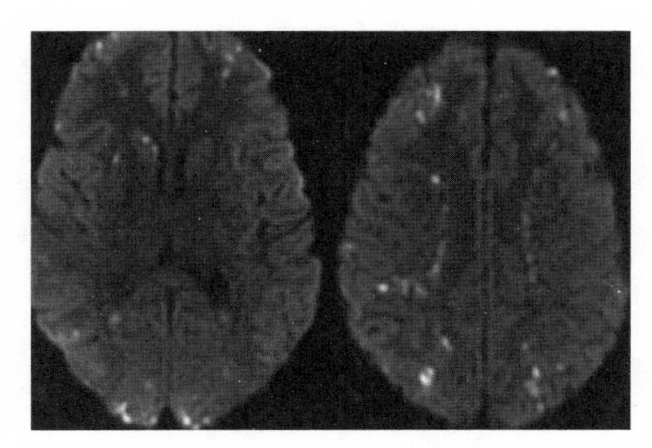

左侧为孤立病灶，右侧为融合病灶

图1-1-1　内分水岭脑梗死头颅MRI DWI像

头颅MRI的灌注像及DWI有助于判断CWI的发病机制[12]。根据灌注情况，灌注像主要分为3种类型：正常灌注（短暂低灌注）、局灶低灌注和广泛低灌注。正常灌注像可见于低血压所致的短暂低灌注损伤患者，而不伴有大血管病变。与弥散像匹配的局灶性低灌注损伤多见于栓塞患者。与弥散像不匹配的严重低灌注损伤常涉及一根或多根血管的重度狭窄或闭塞,这类患者易形成CWI,且临床症状多为进展性,预后不良。

(二) 彩色多普勒血流图、经颅多普勒超声、头颅CT血管造影、磁共振血管造影及数字减影血管造影

彩色多普勒血流图(Color doppler flow imaging,CDFI)是应用最广泛的颈动脉粥样硬化评价方法,除可用于判断颈动脉狭窄程度外,还可以对动脉内膜厚度、斑块内部成分、表面形态结构以及血流动力学变化进行检查和评价。将经颅多普勒(TCD)超声联合CDFI用于CWI的早期病因诊断,结果发现,两者联合检查均提示有血管狭窄或闭塞者,急性期即可发现狭窄动脉丛,从而进行病因诊断。头颅CT血管造影(Computerized tomographic arteriography,CTA)、磁共振血管造影(MRA)或数字减影血管造影(DSA)判断血管狭窄具有更高的敏感性和准确性。

(三) 单光子发射计算机断层扫描

单光子发射计算机断层扫描(Single-photon emission computerized tomography,SPECT)对脑灌注或血流动力学状态分别进行基线检测和乙酰唑胺及高碳酸血症刺激后检测,结果显示:多数脑血管活性下降的患者伴有皮层血管的狭窄,且多为内分水岭脑梗死[13]。

(四) 正电子发射计算机断层扫描

用正电子发射计算机断层扫描(Positron emission computerized tomography,PET)可检测出脑血流动力学异常所导致的氧摄取指数和脑血流这两个重要参数的异常改变。研究显示,PET检查表现为低灌注的患者,易发生相应区域的脑梗死。放射冠或半卵圆中心多发性呈串珠样分布的内分水岭脑梗死,多伴相应区域的氧摄取指数升高,同时预示着更严重的脑低灌注损伤[14]。

五、CWI的诊断

依靠头颅CT/MRI和临床表现，诊断CWI并不困难。根据影像学特征对CWI进行临床分型，可将其确定为外分水岭脑梗死或内分水岭脑梗死。而CWI的病因诊断则较为复杂，也更重要。目前，大量研究表明，CWI是脑低灌注和微栓塞共同作用的结果（见图1-1-2）。血清学检查包括血常规、血生化，必要时需进行血管炎性指标的检查，及结合心脏彩超、颈动脉彩超和TCD等检查做出临床诊断。

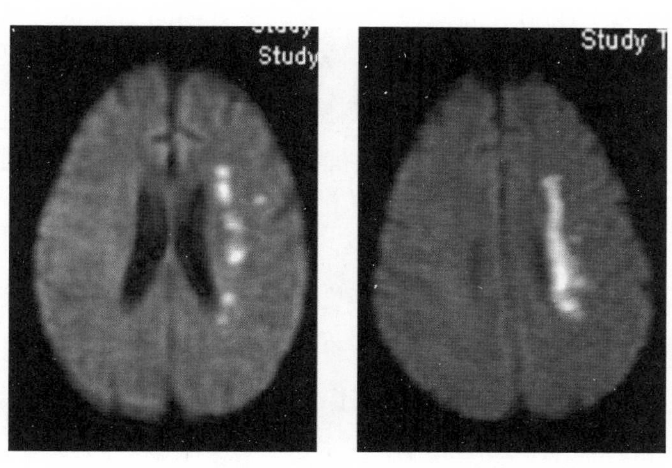

图1-1-2 分水岭区多发急性脑梗死病灶（MRI）

（一）脑低灌注

1. 低血压：对所有患者都应注意检测血压，必要时行24 h动态血压检测。积极寻找低血压的原因，如液体摄入不足或排泄过多、呕吐腹泻病史、过多摄入降压药、不恰当地使用利尿剂、休克、血液透析后等。

2. 心源性低血容量：心功能不全、心律失常、心脏瓣膜病等器质性心脏病可能发生心脏收缩或舒张功能异常，导致心脏泵血能力下降。心脏检查主要包括心电图、心脏超声检查等。部分患者有心电图的异常表现，如冠状动脉供血不足、左室肥厚、房室传导阻滞、心肌梗死、阵发性心动过速或心房纤颤等。

3. 颅内外大动脉狭窄或闭塞:颈内动脉或大脑中动脉的狭窄均有可能导致CWI,这可能与严重狭窄伴随血流动力学障碍或炎性斑块继发微栓塞有关,梗死发生在狭窄或闭塞血管同侧。颈动脉彩超、TCD为最基本的血管筛查,必要时需选择头颅CTA、MRA或DSA进一步明确诊断。

(二) 微栓塞

微栓塞为多个微栓子同时脱落所致。①心源性栓子:包括心脏瓣膜病、心律失常等。②血管源性栓子:主要为血管壁的不稳定斑块。③结缔组织病导致的广泛的血管炎等病变:对于年龄相对较轻的患者,特别是女性患者,在缺乏心源性栓子和血管源性栓子的证据时,需考虑此病变。完善相关血清学检查,包括自身抗体、抗中性粒细胞抗体、抗心磷脂抗体、类风湿因子等。

(三) 其他少见原因

脑低灌注其他少见的原因如下。①偏头痛:为脑卒中发病的一个危险因素。有报道称,偏头痛数次发作后,可合并CWI。这多见于青年女性,特别是妊娠后,提示可能与激素水平有关。其机制不明,可能为可逆性节段性脑动脉收缩(Segmental cerebral arterial narrowing,SCAN)所致。血管收缩可持续1 h至2周,但在偏头痛发作期间或发作后,脑血管造影均可能显示阴性[15]。②特发性嗜酸性粒细胞增多症:多发性急性脑梗死为嗜酸性粒细胞增多症的罕见并发症,可能是由该病本身或者寄生虫感染(丝虫病、旋毛虫病或血吸虫病)所致。梗死部位可位于皮质或皮质下。梗死可能是由于心内膜纤维化或嗜酸性粒细胞对血管内皮毒性作用导致的栓塞所致[16,17]。③血管畸形:有报道称,CWI还可见于烟雾病[18]。这可能与烟雾病导致的多血管病变而使颅内多处血供受累有关。④缺血缺氧性脑病:围产期新生儿因缺氧引起的脑部病变,主要由宫内窘迫、新生儿窒息缺氧引起,可出现CWI[19]。

（四）不明原因

少部分患者经详尽的检查仍未找到病因，应属于不明原因的缺血性脑卒中。

六、CWI的鉴别诊断

（一）脑出血

脑出血多在患者活动时或情绪激动时发病，患者多数有高血压病史且血压波动较大，起病急，头痛、呕吐、意识障碍较多见，脑CT扫描可见高密度出血灶。

（二）脑肿瘤

缓慢进展型脑梗死应注意与脑肿瘤相鉴别。原发性脑肿瘤发病缓慢；但脑转移肿瘤发病有时与急性脑血管病相似，应及时做脑CT或MRI检查，以明确诊断。

（三）其他类型脑梗死

内分水岭脑梗死需与表浅穿支动脉梗死相鉴别，后者具有类似的影像学特点。表浅穿支动脉梗死是由于软脑膜的髓质动脉闭塞所致，其病灶更小、更表浅，散在分布；且其临床症状较轻，预后较好[20]。

参考文献

［1］ Torvik A. The pathogenesis of watershed infarcts in the brain［J］. Stroke, 1984, 15(2):221-223.

［2］ Mangla R, Kolar B, Almast J, et al. Border zone infarcts: pathophysiologic and imaging characteristics［J］. Radiographics, 2011, 31(5):1201-1214.

［3］ Kleinschmidt G, Read S, Henderson R. Watershed infarction presenting as a head injury with fluctuating neurological signs[J]. J Clin Neurosci, 2009, 16(11): 1514-1546.

[4] Denier C, Masnou P, Mapoure Y, et al. Watershed infarctions are more prone than other cortical infarcts to cause early-onset seizures[J]. Arch Neurol, 2010, 67(10):1219-1223.

[5] Yong SW, Bang OY, Lee PH, et al. Internal and cortical border-zone infarction: clinical and diffusion-weighted imaging features[J]. Stroke, 2006, 37(3): 841-846.

[6] Moriwaki H, Matsumoto M, Ha-shikawa K, et al. Hemodynamic aspect of cerebral watershed infarction: assessment of perfusion reserve using iodine-123-iodoamphetamine SPECT[J]. J Nucl Med, 1997, 38(10):1556-1562.

[7] Krapf H, Widder B, Skalej M. Small rosarylike infarctions in the centrum ovale suggest hemodynamic failure[J]. AJNR Am J Neuroradiol, 1998, 19(8):1479-1484.

[8] Bang OY, Lee PH, Heo KG, et al. Specific DWI lesion patterns predict prognosis after acute ischaemic stroke within the MCA territory[J]. J Neurol Neurosurg Psychiatry, 2005, 76(9):1222-1228.

[9] van der Zwan A, Hillen B. Review of the variability of the territories of the major cerebral arteries[J]. Stroke, 1991, 22(8):1078-1084.

[10] Momjian-Mayor I, Baron JC. The pathophysiology of watershed infarction in internal carotid artery disease: review of cerebral perfusion studies [J]. Stroke, 2005, 36(3):567-577.

[11] Derdeyn CP, Khosla A, Videen TO, et al. Severe hemodynamic impairment and border zone-region infarction[J]. Radiology, 2001, 220(1):195-201.

[12] Chaves CJ, Silver B, Schlaug G, et al. Diffusion-and perfusion-weighted MRI patterns in borderzone infarcts [J]. Stroke, 2000, 31(5):1090-1096.

[13] Ozgur HT, Kent Walsh T, Masaryk A, et al. Correlation of cerebrovascular reserve as measured by acetazolamide-challenged SPECT with angiographic flow patterns and intra-or extracranial arterial stenosis[J]. AJNR Am J

Neuroradiol, 2001, 22(5):928-936.

[14] Yamauchi H, Fukuyama H, Nagahama Y, et al. Significance of increased oxygen extraction fraction in five-year prognosis of major cerebral arterial occlusive diseases[J]. J Nucl Med, 1999, 40(12):1992-1998.

[15] Jackson M, Lennox G, Jaspan T, et al. Migraine angiitis precipitated by sex headache and leading to watershed infarction[J]. Cephalalgia, 1993, 13(6):427-430.

[16] Sarazin M, Caumes E, Cohen A, et al. Multiple microembolic borderzone brain infarctions and endomyocardial fibrosis in idiopathic hypereosinophilic syndrome and in Schistosoma mansoni infestation[J]. J Neurol Neurosurg Psychiatry, 2004, 75(2):305-307.

[17] 钟利群,贾茜,慎宰莹,等. 嗜酸性粒细胞综合征伴发脑分水岭梗死一例[J]. 中国脑血管病杂志, 2013,10(6):322-324.

[18] 陈玉辉,王戈鹰,聂志余. 成人Moyamoya病导致皮质下型脑分水岭梗死[J]. 中国卒中杂志,2006,1(4):295-297.

[19] van der Aa NE, DeBode S, van Diessen E, et al. Cortical reorganisation in a preterm born child with unilateral watershed infarction [J]. Eur J Paediatr Neurol, 2011, 15(6):554-557.

[20] Lee PH, Bang OY, Oh SH, et al. Subcortical white matter infarcts: comparison of superficial perforating artery and internal border-zone infarcts using diffusion-weighted magnetic resonance imaging [J]. Stroke, 2003, 34 (11) : 2630-2635.

（丁新生　符晓苏）

第二节　分水岭脑梗死的影像学诊断

分水岭脑梗死(CWI)的发生多伴有头颈部动脉狭窄或闭塞,根据患者侧支循环代偿能力,可引起不同程度脑血流动力学异常,当侧支代偿不足以维持正常脑血流时,脑血流灌注严重受损,将导致CWI的发生。此外,微栓塞也是一个主要因素。在多种因素的作用下,心源性栓子或来源于血管本身的动脉硬化斑块形成的微栓子随血流流向远端动脉,在血液灌注不足的状态下,血液清除微栓子的能力减弱,而脑分水岭区是微栓子最易滞留的部位,从而导致CWI的发生。因此,CWI的发生是脑血流动力学损伤和微栓塞共同作用的结果[1-3]。

随着神经影像学技术的迅速发展,CWI的研究取得了新的进展。多种影像技术的应用可为CWI的早期诊断、预测发生、严重程度及疗效评估提供相应的影像学依据。

一、早期诊断

常规CT/MRI临床应用广泛,多用于CWI的诊断、定位和分型。头颅CT平扫是急性脑卒中患者的紧急评价方法,具有广泛的普及性和有效性,多用于急诊中缺血性脑卒中与脑出血的鉴别。在急性CWI发生的24 h内,常规CT多无阳性发现或仅显示模糊低密度影;而常规MRI较CT更敏感,由于血管源性水肿,MRI可表现为T1、T2弛豫时间延长,但是对于梗死时间<6 h的患者,常规CT/MRI通常表现为正常。此外,常规CT/MRI的轴位图像常被用于CWI定位和分型:累及大脑中动脉、大脑前动脉、大脑后动脉皮质支者为皮质前型和皮质后型,表现为扇形或三角形尖端朝向脑室、底朝向脑凸面的病灶;累及大脑中动脉的深穿支和髓支之间的地带者为皮质下型,病灶位于放射冠或半卵圆中心,沿侧脑室或在稍高水平的白质内,可为单个病灶、“串珠状”多个病灶甚至条带状大块融合的病灶[4]。

对于梗死时间<6h或更早期的CWI,MRI DWI及CT/MRI灌注成像具有重要的诊断价值。DWI能够检测活体组织内水分子的扩散运动,在已知扩散敏感系数(b值)的情况下,可以计算组织的表观扩散系数(Apparent diffusion coefficient,ADC),用于协助诊断。急性CWI早期由于

细胞毒性水肿，使水分子活动受限，DWI呈高信号，因此，DWI不仅能够较常规CT/MR更敏感地诊断梗死时间<6 h的CWI，还能有效地区分陈旧性和急性CWI病灶，结合ADC图可预估急性CWI的动态演变过程。CT/MRI灌注成像能够得到单位体积脑组织内脑血流量（Cerebral blood flow，CBF）、脑血容量（Cerebral blood volume，CBV）、达峰时间（Time to peak，TTP）和平均通过时间（Mean transit time，MTT）等一系列参数进行血流动力学评价[5]，其早期诊断的敏感性明显高于常规CT/MRI及DWI[6,7]，在脑缺血症状出现30 min后即可发现灌注异常。通常梗死区域脑组织表现为CBF、CBV下降，TTP或MTT延长，而周围缺血脑组织表现为CBF下降、TTP或MTT延长，但CBV正常或轻度升高，通过血流灌注的改变可以诊断超早期CWI，还能够在一定程度上评估缺血半暗带的存在，指导临床治疗。

随着高场强MRI的应用，MRI新技术及数据分析方法的研发，近几年，磁敏感加权成像（Susceptibility weighted imaging，SWI）或磁敏感加权血管造影（Susceptibility weighted angiography，SWAN）、扩散峰度成像（Diffusion kurtosis imaging，DKI）、酰胺质子转移这些新的技术逐渐被应用于缺血性卒中的实验和临床研究中，为CWI的早期诊断提供了新的影像学评估模式。SWI或SWAN对含铁血黄素、去氧血红蛋白等顺磁性成分敏感，在显示静脉、微出血、铁沉积等方面有优势，运用SWI相位成像可绘制脑氧摄取分数变化图，可用于评价缺血性卒中，包括CWI引起的脑氧代谢的变化[8,9]。DKI可定量分析高斯分布下的水分子扩散偏差，在早期脑梗死患者中，DKI的平均扩散峰度较DWI图早出现下降，表明早期梗死组织轴突内扩散存在较大改变，运用DKI将得到超早期CWI患者梗死脑组织的更多信息[10]。酰胺质子转移是用来检测酰胺质子的一种对特定化学物质交换饱和成像技术，动物实验发现，酰胺质子转移可检测急性脑梗死区域的pH变化，但是目前尚未经过临床研究证实[11]，期待将来酰胺质子转移能够用于评估CWI患者梗死脑组织的pH改变。

二、预测发生

由于CWI的发生是脑血流动力学损伤和微栓塞共同作用的结果,因此,可通过影像技术评估患者头颈部血管情况,评价血管病变造成血流动力学损伤的程度以及预测不稳定斑块的存在来预测CWI的发生。

CWI的发生不仅与头颈部血管狭窄程度及侧支代偿相关,还与Willis环的发育完整性相关。Willis环前、后交通动脉的缺失不利于侧支代偿的建立,此类患者较易发生CWI[4]。因此,利用无创性血管成像方法,如TCD及CT/MRI血管成像准确定位头颈部血管狭窄的部位,评估狭窄程度,显示Willis环的发育情况,评价侧支代偿能力,对CWI发生的预测及治疗方案的选择具有重要意义。TCD是检测颈动脉颅外段狭窄闭塞性疾病的常用方法,具有经济、简便、可重复的优点,能够对血管狭窄部位进行初步定位和判断[4]。但是由于TCD与操作者的经验密切相关,并且在显示颅内血管方面具有一定的局限性,因此,可利用CT/MRI血管成像作为进一步检查手段,通过"一站式"扫描,不仅能够得到颈动脉、椎-基底动脉及颅内血管情况,准确定位责任血管,评估Willis环发育情况,而且能够结合灌注成像进一步评估血流动力学受损状况。

脑血流动力学受损是导致CWI发生的主要原因。当头颈部动脉发生狭窄闭塞后,由于脑血管具有自身调节能力,所以机体可以通过小动脉和毛细血管平滑肌的代偿性扩张或收缩来维持脑血流相对动态稳定,不会立即导致CWI的发生。按脑血管自身调节能力的改变,这个过程可分为3个阶段:①通过小血管反射性扩张及侧支代偿,相对增加狭窄侧的脑血容量而维持正常的血流,灌注成像可见CBF正常,CBV正常或轻度升高,TTP或MTT延长。②当血管自身调节能力发生可逆性的损伤时,小血管扩张达到极限,不能够维持局部血流量的稳定,此时,CBF开始发生下降,而CBV升高,TTP或MTT明显延长。③当损伤达到一定程度时,脑血管储备能力耗竭,"恶性灌注损伤"状态发生,此时,CBF与CBV均明显下降,TTP或MTT进一步延长,脑组织发生急性梗死。因此,当患者血流灌注表现为CBF下降，而CBV升高或下降，TTP及MTT明显延长，甚至TTP延长超过3.5～4.0 s时[12]，代表患者血流动力学受损严重，需要进行积极治疗，预防CWI的发生。

此外，颈动脉不稳定斑块导致微栓子的形成也是导致CWI发生的另一个主要原因。利用多种影像技术对颈动脉斑块进行分析，预测不稳定斑块的存在，对筛选CWI的高危患者同样具有重要意义。超声造影能够显示颈动脉粥样硬化斑块内的新生血管及外膜部位增生的滋养血管，对斑块易损性进行评估；而利用超声的弹性成像技术能够评估颈动脉斑块的软硬程度，间接反映斑块的稳定性，从而协助筛选出CWI的高危人群[13]。CT斑块分析有助于判定颈动脉斑块的存在，评价斑块的形态、组成成分。并根据表面情况及CT值，斑块分为钙化性斑块、非钙化性斑块和混合斑块。通常认为，CT值越低，斑块表面越不光整，溃疡的发生率越高，斑块就越不稳定；而钙化性斑块多为稳定性斑块。但是，CT对斑块内脂质坏死核、纤维成分和出血的显示能力有限，不能准确判断纤维帽的厚度及溃疡形成情况[14]。而高分辨MRI配合特定的颈动脉表面线圈的应用，不仅可以显示斑块内的脂质含量和胶原组织，定量测量斑块纤维帽和脂质，而且对脂质坏死核心及斑块内出血敏感，可以区分斑块内新鲜出血、亚急性出血以及陈旧性出血，对评判斑块的稳定性具有独特价值[15]。

三、严重程度评估

根据发生机制的不同（低血压、微栓塞或血流动力学损伤），CWI患者的灌注成像分为3种不同的表现模式，其代表的严重程度及预后也不同[4,16]。①正常的灌注表现：此类CWI患者多由于全身低血压导致的一过性血流灌注不良引起，不存在微栓塞及头颈部血管狭窄闭塞导致的血流动力学损伤，此类预后最好，可以通过补充血容量、维持血压稳定、纠正低灌注状态进行治疗。②局部灌注异常表现：此类CWI患者多由心脏或不稳定斑块形成的微栓塞阻塞相应供血血管引起，这类灌注异常与DWI显示弥散异常的范围相匹配，部分患者在随访中可发生缺血再灌注，通常这种灌注模式的预后较好,对于此类患者使用小剂量溶栓药物及抗血小板聚集药物即能稳定斑块,保护血管内膜,清除微栓子并预防微栓子进一步形成。③广泛的灌注异常表现:多为涉及1个或多个血管供血区的大范围灌注异常,灌注异常范围大于DWI显示的异常范围,此类CWI患者多合并头颈部动脉狭窄或闭塞,存在侧支代偿不良,导致血流动力学严重损伤。这种灌注模式通常预后不良,对此类患者应积极行颈动脉内膜剥脱术或头颈部血管支架成形术进行治疗,改善脑血流灌注,防止大面积脑梗死的进一步发生。

四、疗效评估

对于需要接受外科手术或介入治疗的CWI患者,术后复查CT/MRI灌注成像可以观察脑血流动力学改善情况,评估疗效并预测术后过度灌注综合征的发生。颈动脉内膜剥脱术或支架成形术后,狭窄血管管径增大,血流速度增加,脑组织灌注压较术前降低,相应的侧支循环就会关闭或流量减低,使术后的血流动力学发生相应的改变[17]。有研究报道,颈动脉支架术后,与对侧脑血流灌注相比,手术侧CBV与MTT、TTP值均有明显下降。与术前相比,术后3 d,75%的患者血流灌注恢复正常;术后6个月,仅有6%的患者还存在轻度灌注不良[18]。因此,CT/MRI灌注成像不仅能够在术后短期内进行疗效评估,还适用于远期随访观察。

此外,由于严重颈动脉狭窄促使颅内动脉长期最大限度地扩张以适应较低的血流量,导致血管重建术后,血管床不能立即适应增加的灌注压,而发生过度灌注综合征这一严重并发症,发生脑肿胀及脑出血。临床主要根据头痛、呕吐、癫痫发作等症状进行判断,而通过术后复查脑血流动力学情况能够早期预测过度灌注综合征的发生。SPECT发现,术后过度灌注的发生与术前CBF严重下降显著相关,认为术前血流动力学评估可发现脑动脉血流与脑血管反应性的异常,对术后发生过度灌注综合征的危险性作出评估。有研究利用MRI灌注成像对颈动脉血运重建术后患者进行评估,术后15例患者存在CBF较术前升高大于100%而被诊断为过度灌注综合征，其中有7例患者存在术前CBV升高的征象，因此认为，术前CBV升高是术后发生过度灌注综合征的危险征象[19]。

综上所述，随着医学影像检查技术的不断发展，神经成像技术为CWI的早期诊断、高危患者筛查、严重程度及疗效评估等提供了大量的影像学依据，但每一种技术都有其优点和不足，临床实践中需按照患者个体情况选择合适的影像学手段，必要时可联合应用多模态的神经成像技术。现有技术在诊断评估中尚存在一些挑战，如如何准确区分梗死与缺血。新技术如DKI、酰胺质子转移的研发应用对解决这些问题可能有一定的价值。未来研究将把预防CWI的发生放在首位，利用多模态神经影像技术对CWI高危人群的病因及发病机制进行研究，争取在尚未出现CWI前给予干预。

参考文献

[1] Renard D, Thouvenot E, Ratiu D, et al. Middle cerebral and anterior choroidal artery watershed infarction[J]. Acta Neurol Belg, 2014, 114(1):67-68.

[2] Momjian-Mayor I, Baron JC. The pathophysiology of watershed infarction in internal carotid artery disease: review of cerebral perfusion studies[J]. Stroke, 2005, 36(3):567-577.

[3] Moustafa RR, Izquierdo-Garcia D, Jones PS, et al. Watershed infarcts in transient ischemic attack/minor stroke with > or =50% carotid stenosis: hemodynamic orembolic?[J]. Stroke, 2010, 41(7):1410-1416.

[4] Mangla R, Kolar B, Almast J, et al. Border zone infarcts: pathophysiologic and imaging characteristics[J]. Radiographics, 2011, 31(5):1201-1214.

[5] Murphy BD, Fox AJ, Lee DH, et al. Identification of penumbra and infarct in acute ischemic stroke using computed tomography perfusion-derived blood flow and blood volume measurements[J]. Stroke, 2006, 37(7):1771-1777.

[6] Latchaw RE, Yonas H, Hunter GJ, et al. Guidelines and recommendations for perfusion imaging in cerebral ischemia a scientific statement for healthcare

professionals by the writing group on perfusion imaging, from the Council on Cardiovascular Radiology of the American Heart Association[J]. Stroke, 2003, 34(4):1084-1104.

[7] Kim SJ, Lee CW, Kim HJ, et al. Acute - stage evolution of watershed infarction assessed on diffusion-weighted MR imaging[J]. Cerebrovasc Dis, 2006, 21(5/6):357-362.

[8] Martín A, MacéE, Boisgard R, et al. Imaging of perfusion, angiogenesis, and tissue elasticity after stroke[J]. J Cereb Blood Flow Metab, 2012, 32(8):1496-1507.

[9] Zaitsu Y, Kudo K, Terae S, et al. Mapping of cerebral oxygen extraction fraction changes with susceptibility - weighted phase imaging[J]. Radiology, 2011, 261(3):930-936.

[10] Grinberg F, Ciobanu L, Farrher E, et al. Diffusion kurtosis imaging and log-normal distribution function imaging enhance the visualisation of lesions in animal stroke models[J]. NMR Biomed, 2012, 25(11):1295-1304.

[11] Sun PZ, Murata Y, Lu J, et al. Relaxation - compensated fast multislice amide proton transfer (APT) imaging of acute ischemic stroke[J]. Magn Reson Med, 2008, 59(5):1175-1182.

[12] Kajimoto K, Moriwaki H, Yamada N, et al. Cerebral hemodynamic evaluation using perfusion - weighted magnetic resonance imaging: comparison with positron emission tomography values in chronic occlusive carotid disease [J]. Stroke, 2003, 34(7):1662-1666.

[13] Feinstein SB. Contrast ultrasound imaging of the carotid artery vasa vasorum and atherosclerotic plaque neovascularization[J]. J Am Coll Cardiol, 2006, 48(2):236-243.

[14] Vukadinovic D, Rozie S, van Gils M, et al. Automated versus manual segmentation of atherosclerotic carotid plaque volume and components in CTA: associations with cardiovascular risk factors[J]. Int J Cardiovasc Imaging, 2012, 28(4):877-887.

［15］ Narumi S, Sasaki M, Ohba H, et al. Prediction of carotid plaque characteristics using non-gated MR imaging: correlation with endarterectomy specimens [J]. AJNR Am J Neuroradiol, 2013, 34(1): 191-197.

［16］ Chaves CJ, Silver B, Schlaug G, et al. Diffusion-and perfusion-weighted MRI patterns in borderzone infarcts[J]. Stroke, 2000, 31(5): 1090-1096.

［17］ Ko NU, Achrol AS, Martin AJ, et al. Magnetic resonance perfusion tracks 133Xe cerebral blood flow changes after carotid stenting[J]. Stroke, 2005, 36(3): 676-678.

［18］ Trojanowska A, Drop A, Jargiello T, et al. Changes in cerebral hemodynamics after carotid stenting: evaluation with CT perfusion studies [J]. J Neuroradiol, 2006, 33(3): 169-174.

［19］ Fukuda T, Ogasawara K, Kobayashi M, et al. Prediction of cerebral hyperperfusion after carotid endarterectomy using cerebral blood volume measured by perfusion-weighted MR imaging compared with single-photon emission CT[J]. AJNR Am J Neuroradiol, 2007, 28(4): 737-742.

（卢光明　符晓苏）

第三节　分水岭脑梗死的治疗

由于医学和影像学技术的不断进步，现在人们对CWI的认识已发生了新的变化，临床上对CWI的诊断变得更容易，导致其在脑梗死中所占的比例有所增高。本节结合国内外最新研究进展，对CWI的病因及治疗进行阐述，以期为降低CWI患者的致残率、提高CWI患者的生活质量提供依据。

一、发病机制和病因

关于CWI的发病机制一直存在争论,新的观点倾向于认为其由颅内外供血动脉严重狭窄或闭塞、局部脑低灌注与微栓塞清除功能障碍共同作用所致。在颅内外供血动脉严重狭窄或闭塞的基础上,发生血流动力学异常,如血容量减少、体循环低血压及血液流变学异常等情况时,均可引起脑灌注压的下降,此时如果代偿机制不能满足需要就会发生CWI[1,2]。同时,脑灌注压下降,脑血流的方向和速度会发生改变,易使微栓子到达血管分支末端,导致血流瘀滞,而低灌注又不易使微栓子被冲刷走,即栓子清除功能障碍,从而导致CWI发生[3,4]。通常认为,微栓子主要随着动脉血流方向流动,因而较易栓塞脑皮层支小动脉,导致皮质CWI;而皮质下分水岭区供血动脉多由动脉主干上垂直发出的深穿支动脉供血,微栓子不易到达,该区域CWI多由低灌注导致[3]。

侧支循环异常是引起CWI的另一个重要因素。在大脑的主要供血动脉之间,存在着三大侧支循环体系。①Willis脑底动脉环:在双侧大脑前、中、后动脉起始段间提供低阻力连接。②软脑膜侧支循环:在脑血管远端分支之间连接。③脑动脉严重狭窄或闭塞后形成的新生血管。当供血大动脉发生慢性狭窄或闭塞时,上述三大侧支循环系统逐渐增生、加强,以代偿狭窄血管所致的局部脑血流减少,使脑供血发生再分配。因此,在颈内动脉和大脑中动脉狭窄的情况下,侧支循环缺乏或不足有可能导致较大面积的局灶性梗死;而在大血管闭塞的情况下,相对保存的侧支血流可以有效地局限CWI的范围[5-7]。

颈动脉粥样硬化性斑块性质亦可能与CWI的发生有关,不稳定的颈动脉斑块脱落的微小栓子容易阻塞大脑前动脉或大脑中动脉远端的细小分支,或通过前后交通动脉阻塞对侧大脑前动脉、大脑中动脉或大脑后动脉远端的细小分支导致CWI。通常认为,CWI与颈内动脉系统粥样硬化斑块的大小、增大速度(如斑块内出血导致斑块迅速增大)及性质密切相关,与颈内动脉的狭窄率呈正相关。并存的低灌注相关因素是诱发CWI

的主要原因[7]，因此，CWI较少发生于侧支循环丰富的患者。

体循环低血压的因素有：服用过量降压药物、不适当使用降压药、夜间生理性低血压、心率过慢、心脏外科手术、失血性休克、严重的心律失常及心脏骤停等。临床上低血容量因素较为多见，分为血容量绝对不足和相对不足，大量出汗、腹泻、利尿、缺水、大量失血等常导致体内血容量绝对不足，发热、环境温度过高如洗热水澡等、剧烈运动、饱餐后等常导致机体皮肤、肌肉、胃肠道血管舒张，引起体内血容量相对不足，这些均可在合并脑供血动脉狭窄或闭塞基础上诱发CWI[8,9]。

二、CWI的治疗

CWI的治疗与其他脑梗死的治疗方法基本相同，均以内科保守治疗为主，主要为改善脑循环、增加脑血流供应，但应特别注意基础病因的治疗。

（一）合理的血压管理

对于CWI的患者，合理的血压管理尤为重要。

CWI多与体循环低血压有关，因此一定要认真对待血压管理。对于CWI患者的血压调控，目前没有统一的标准，大多数文献认为，患者血压保持在150/90 mmHg左右或比平时血压稍高的水平较为合适。血压控制应遵循慎重、适度的原则，甚至适当维持稍高血压，以保证分水岭区足够的脑血流灌注。在CWI急性期，血压不高或稍低时可考虑给予适当的升压药物或及时补充液体以保证脑的血液供应，防止病情的加重。对于血压稍增高的患者，大部分无须急于进行降血压治疗，而是应严密观察病情变化。血压过高的患者，降压治疗应缓慢进行，一般以第一个24 h使平均血压降低10%～20%为宜。如急速大幅度的降压必然会加重脑缺血损害的后果[5,8]。使血压在24 h内维持稳定，对于缓解病情和防止复发有重要意义。同时要注意对靶器官的保护性治疗，如出现低血压时，必须及时纠正以保证脑血流灌流，可选用小剂量多巴胺或参麦注射液等药物进行治疗。总之,血压的调控应以个体化为原则。

(二) 扩容治疗

扩容治疗在临床上使用仍有争议,理论上增加血容量可明显改善脑血流灌注。应用羟乙基淀粉、低分子右旋糖酐、羟乙基淀粉等行高容血液稀释治疗,可以扩充CWI患者的血容量,提升血压,改善由于低血压和低血容量引起的脑分水岭区血流灌注不足;同时,扩容稀释血液,可改善血液高黏状态,降低红细胞聚集能力,从而改善脑组织微循环。羟乙基淀粉130/0.4氯化钠注射液能够减少首过肾脏排泄量,降低肾损伤,减少过敏反应的发生率。其合理的羟乙基化比例及羟乙基化位置使其在体内存留的时间也较长,能较长时间维持高血容量及高胶体渗透压,从而改善脑血流灌注、降低脑水肿,明显改善CWI的症状[9],但需注意避免诱发患者发生心力衰竭、脑水肿等情况。中、重度贫血患者进行扩容治疗可能进一步降低血细胞比容,导致血液携氧量下降,使单位时间内分水岭区供氧量下降,加重脑梗死。生理盐水能降低血液胶体渗透压,但仅能短时间维持血容量易加重梗死区脑细胞水肿坏死。人血白蛋白费用较高,且来源受限。因此,当血液检测提示高凝状态时,可应用蛇毒类降纤酶注射剂,降低血黏度,抑制红细胞聚集,增强红细胞的血管通过性及变形能力,降低血管阻力,改善微循环。

(三) 增加侧支循环

CWI与侧支循环不足有关,故增加侧支循环可改善患者预后。加强一级侧支循环方法有颅外-颅内动脉搭桥术,即将颞浅动脉与大脑中动脉吻合。随着影像学技术的发展,我们可以利用定量的正电子发射断层扫描,通过氧摄取指数来评价脑侧支循环及血流灌注。有研究证实,实施手术后的患者患侧大脑半球氧摄取指数有显著改善。增加二级和三级侧支循环的主要方法为使用药物，目前有效的药物有尤瑞克林，是从人尿中分离精制的高纯度激肽原酶。激肽原酶能水解体内的激肽原，产生激肽，激肽作用于血管内皮细胞上的激肽受体后，通过第二信使转导途径生成一氧化氮和前列环素，在机体内产生广泛的生物学效应，如舒张缺血区皮质软脑膜血管，改善二级侧支循环；促进血管新生、提高皮层梗死周围的血管密度，提高缺血侧脑血流储备能力，促进三级侧支循环[10,11]。

（四）稳定动脉粥样硬化斑块

由动脉粥样硬化易损斑块引起的动脉到动脉的栓塞，如皮质型CWI患者，则需要行稳定斑块治疗，包括足量的抗血小板聚集药物和他汀类药物。此外，需合理应用抗凝治疗，防止脑梗死的进一步形成或加重，治疗药物有华法林、低分子肝素、重组水蛭素（来皮卢定）、比伐卢定、阿加曲班、希美拉加群、美拉加群、达比加群酯、磺达肝葵钠、依达肝素钠以及利伐沙班等[8]。

（五）血管内治疗

针对大动脉狭窄者，在扩容、抗血小板聚集等药物治疗的同时，如果有条件可进行血管内介入治疗，可以在一定程度上改善患者的神经功能缺损及长期预后，对预防再次发病具有重要意义。对颈动脉高度狭窄患者，可选择颈动脉内膜切除术、支架置入术。颈动脉内膜切除术的主要风险是术中的卒中，由于其手术的复杂性、高风险性而受到一定的限制。支架置入可降低有症状和无症状脑血管狭窄患者的缺血性卒中风险，其有效性和安全性已逐渐被证实。但需要注意的是，多血管重度狭窄合并颈动脉球部狭窄患者进行颈动脉球部支架置入手术后，由于颈动脉窦压力感受器反应，会导致血压及心率下降，或者为预防灌注压突破而采取诱导性降压时，易诱发未处理狭窄血管相关区域发生CWI[9,12]。

(六) 去除诱因及控制危险因素

CWI的发生常有诱因,因此,在病因未去除前或病因无法去除的患者中,消除诱因也很重要。患者出现失血、腹泻、呕吐等体液丢失、低血容量的情况时要及时补充液体,手术、透析过程中应严密监测血压及出入量,避免出现因血压下降明显及体循环严重不足而诱发的CWI。对于心功能不全、心律失常的患者,积极给予抗心律失常、纠正心力衰竭等治疗[6]。

(七) 溶栓治疗

对经过严格选择的发病时间<3 h的急性缺血性脑卒中患者应积极采用静脉溶栓治疗,发病时间<6 h的患者可采用动脉溶栓治疗。首选重组组织型纤溶酶原激活剂(Recombinant tissue Plasminogen activator,rt-PA),无条件采用rt-PA时,可用尿激酶替代。但临床上CWI的诊断往往依赖于影像学检查结果,此时,脑组织已出现不可逆转的坏死,因此,溶栓治疗的疗效往往有限[4]。

总之,针对不同病因采取个体化的治疗措施及治疗时间窗的把握是决定CWI预后最关键的两个因素。动脉粥样硬化是CWI所有病因中最为基础的病因,对于有动脉粥样硬化危险因素的患者,应改变生活方式、调整饮食,进行抗血小板聚集,控制血压、血糖、血脂等治疗。同时,要避免大量出汗、血压骤降等诱因发生。对于老年人,特别是有大脑中动脉狭窄者,应遵循缓慢降压、数周内达到目标值的原则。对于已发生CWI的患者,需要停用一切可能使血压下降的药物,包括降压药物和血管扩张药物;同时给予扩容治疗,使用血管成形术、内膜剥脱术等解除血管狭窄。如果以微栓子为发病机制的,大多数是动脉粥样硬化易损斑块引起的动脉到动脉的栓塞,则需要进行稳定斑块的治疗,包括足量的抗血小板聚集药物和他汀类药物。如果患者发病机制很清楚,可以采用针对性治疗,如果不能区分是血流动力学机制还是微栓子机制,则应采用联合治疗措施。另外,在早期影像学检查证实前,准确预判CWI尤为重要。糖尿病患者有较多颅内外动脉多处狭窄，较易发生CWI；发病前有诱发脑血流灌注降低的因素存在者往往也提示发生CWI的可能性较大，针对此类患者，临时静脉输注羟乙基淀粉，待影像学检查排除CWI之后再停用，往往可以以较小的经济学代价获得更高的临床获益。

参考文献

［1］ Moustafa RR, Izquierdo-Garcia D, Jones PS, et al. Watershed infarcts in transient ischemic attack/minor stroke with > or =50% carotid stenosis: hemodynamic or embolic?[J]. Stroke, 2010, 41(7):1410-1416.

［2］ Derdeyn CP, Carpenter DA, Videen TO, et al. Patterns of infarction in hemodynamic failure[J]. Cerebrovasc Dis, 2007, 24(1):11-19.

［3］ Moustafa RR, Momjian Mayor I, Jones PS, et al. Microembolism versus hemodynamic impairment in rosary-like deep watershed infarcts: a combined positron emission tomography and transcranial Doppler study[J]. Stroke, 2011, 42(11):3138-3143.

［4］ Momjian-Mayor I, Baron JC. The pathophysiology of watershed infarction in internal carotid artery disease: review of cerebral perfusion studies[J]. Stroke, 2005, 36 (3):567-577.

［5］ Immink RV, van Montfrans GA, Stam J, et al. Dynamic cerebral autoregulation in acute lacunar and middle cerebral artery territory ischemic stroke [J]. Stroke,2005, 36(12):2595-2600.

［6］ Gottesman RF, Sherman PM, Grega MA, et al. Watershed strokes after cardiac surgery: diagnosis, etiology, and outcome[J]. Stroke, 2006, 37 (9):2306-2311.

［7］ Birschel P, Ellul J, Barer D. Progressing stroke: towards an internationally agreed definition[J]. Cerebrovasc Dis, 2004, 17(2/3):242-252.

［8］ Yong SW, Bang OY, Lee PH, et al. Internal and cortical border-zone infarction: clinical and diffusion-weighted imaging features[J]. Stroke, 2006, 37(3): 841-846.

[9] Katsogridakis E, Dineen NE, Brodie FG, et al. Signal to noise ratio of bilateral nonimaging transcranial Doppler recordings of the middle cerebral artery is not affected by age and sex[J]. Ultrasound Med Biol, 2011, 37(4):530-538.

[10] Kapiotis S, Quehenberger P, Eichler HG, et al. Effect of hydroxyethyl starch on the activity of blood coagulation and fibrinolysis in healthy volunteers: comparison with albumin[J]. Crit Care Med, 1994, 22(4):606-612.

[11] 石秦东,张军峰,张蓬勃,等. 尤瑞克林对大鼠局灶性脑缺血半暗带脑血流量影响的研究[J]. 中国神经精神疾病杂志, 2008, 34(7):413-416.

[12] 高俊峥,高原. 尤瑞克林诱发分水岭脑梗死形成的风险评估[J]. 药物与临床, 2010, 17(15):55.

（姜亚军　符晓苏）

第二章　脑卒中后遗症的康复

脑卒中包括脑出血、脑梗死、蛛网膜下腔出血等一系列脑血管病，是老年人的常见病。据统计，中国每年新发脑卒中近200万例，每年死于脑血管病的患者约150万人；存活的患者（包括已痊愈者）有600万～700万，而75%的存活者残留后遗症。如今脑血管病已成为我国人口的第一位致残和第一位死亡原因，且其发病率仍呈逐年增多的趋势。

高发病率、高致残率、高死亡率、高复发率、高经济负担的“五高”已成了这类疾病最典型的特征。大约30%的存活者不能达到完全恢复，尽管他们日常活动不需要帮助；另外，20%的存活者至少有一项活动需要接受帮助，多数存活者（60%）需要接受医疗机构的帮助。由于急性治疗和康复治疗的费用非常昂贵，并且患者劳动能力丧失还会影响其家庭收入，使得脑卒中疾病的治疗代价相当高。2003年卫生部国家卫生服务总调查表明，卒中患者的直接住院费用达195.95亿元，加上门诊及自购药费用，卒中患者的直接医疗费用达到374.52亿，占我国同期医疗总费用和卫生总费用的比例分别为6.52%和5.68%。1993—2003年，卒中患者的直接医疗费用年平均增长幅度为18.04%，超过同期GDP 8.95%的增长幅度。

偏瘫、吞咽困难、语言障碍、认知功能障碍等都是常见的脑卒中后遗症，其中卒中后偏瘫的发生率约为75%。因偏瘫造成躯体平衡功能障碍、步行困难，加上偏瘫所致的肩手综合征等，导致患者肢体运动功能部分或全部丧失,严重地影响到患者的日常生活和自理能力,增加了家庭的护理负担。目前,对这些后遗症唯一有效的治疗方法就是综合康复治疗,早期、正规、全面的康复治疗,不仅能够最大限度地恢复患者的肢体功能和语言功能,而且能够最大限度地提高患者的日常生活能力,减轻家人护理负担,恢复患者的工作能力,最终使患者回归家庭、回归社会。

平衡功能障碍是脑卒中患者最常见的功能障碍之一,直接影响到患者的转移和移动能力,增加患者跌倒的风险。了解脑卒中患者平衡功能障碍的特点及相关的评估方法,制定针对性的训练方案具有重要的意义。据统计,1/3～1/2脑卒中患者出院后3个月内仍不能独立行走。步行障碍除了受肌力、肌张力、平衡功能等因素影响外,还与异常运动模式和感知觉障碍有关,优化和整合训练方案可以帮助患者尽快恢复独立步行能力。肩手综合征发生率在20%左右,74.1%在卒中后3个月内发生,表现为肩部疼痛性运动障碍、同侧手肿痛和肢体运动障碍,肩手综合征严重妨碍偏瘫上肢功能的恢复,导致上肢功能失用,对脑卒中患者生活质量及预后造成了严重影响。了解其发病机制,适时的评估,并进行有效的综合治疗,可以减少致残率,提高康复疗效。

第一节　脑卒中患者步态训练

据报道,约有65%的脑卒中患者有不同程度、不同类型的运动感觉功能障碍[1,2]。如何提高患者瘫痪下肢的步行能力,一直是康复治疗中较为棘手的问题[3]。据统计,约有1/3～1/2脑卒中患者出院后3个月内仍不能独立行走[4]。脑卒中患者的康复目标就是提高患者的日常生活活动(Activity of daily living,ADL)能力,提高生存质量。单一动作训练及神经肌肉促进技术对改善肌力、肌张力和运动功能等确有效果[5]。而传统运动或步行训练强调诱发下肢各关节产生分离运动,主张对步行各成分(如负重、迈步、平衡等)单独进行训练,而这些成分性因素与患者在真实步行有所不同,故临床治疗有时出现患者分离运动较充分,但实用性不佳的情况[6]。

一、脑卒中偏瘫患者异常运动模式及原因

偏瘫是运动系统失去高位中枢神经系统的调控,导致肢体肌群间协调紊乱,肌张力异常而产生的运动障碍。偏瘫患者下肢异常运动模式主要有联合反应、共同运动、紧张性反射、异常肌张力等。联合反应是指在低级中枢的控制下,患侧肢体异常的反射活动,在下肢屈伸时表现为对侧相反性联合反应。共同运动是粗大原始的反射活动,由于肌张力异常,在进行某项活动时,虽有一定随意性,却没有选择性,而是以一种固定的、含多余动作的模式运动,在下肢表现为屈肌及伸肌模式[7]。这些异常运动模式的存在导致肌痉挛和平衡失调,阻碍运动功能的恢复。对偏瘫患者而言,运动障碍存在的同时,常伴有下肢感觉障碍。视空间觉、轻触觉及本体感觉受损的患者步行速度慢于健康成人,而下肢感觉功能的改善有助于提高偏瘫患者的步行速度[8]。肌力也是影响步行的主要决定因素,Nadeau 等[9]认为,患侧膝关节伸肌力量是快速步行最重要的决定因素。偏瘫患者小腿三头肌力量减弱,膝关节不稳,关节活动度差,同时下肢肌肉痉挛、失衡,导致患者推离地面和推动能力下降,最终导致行走异常。躯干肌肌力对步行功能也有影响,躯干肌接受双侧大脑半球控制,单侧脑卒中也会导致躯干肌肌力减弱。

二、脑卒中偏瘫步态特点

(一) 足内翻

足内翻常合并足下垂和足趾卷屈。步行时足触地部位主要是足前外侧缘,特别是第五跖骨基底部,患者常因承重部位疼痛,导致踝关节不稳,进而影响全身平衡。支撑相早期和中期由于踝背屈障碍,造成支撑相末

期膝关节过伸。髋关节可发生代偿性屈曲,患肢摆动相地面廓清能力降低。

(二) 足下垂

足下垂常与足内翻同时存在,可导致廓清障碍。代偿机制包括摆动相增加同侧屈髋、屈膝,下肢划圈行进,躯干向对侧倾斜。

(三) 足趾蜷曲

足趾蜷曲表现在支撑相,穿鞋步行时足趾关节和关节背面常有疼痛,表现为疼痛步态。

(四) 拇趾背伸

支撑相和摆动相拇趾均背屈。支撑相拇趾和足底关节处疼痛,表现为疼痛步态。

(五) 膝僵直

膝僵直表现为支撑相晚期和摆动初期的关节屈曲角度<40°(正常为60°),同时髋关节屈曲程度及时相均延迟。摆动相膝关节屈曲是由髋关节屈曲带动的,髋关节屈曲障碍会减少膝关节屈曲度,造成膝僵直。

(六) 膝过伸

膝过伸常见于支撑相中末期,是痉挛性足下垂的代偿性改变。

(七) 髋内收过度

髋内收过度表现为剪刀步态。脑卒中患者较少见。患者摆动相髋关节内收,与对侧下肢交叉,步宽或足支撑面缩小,致使平衡困难,同时影响摆动相地面廓清和肢体前向运动。此外,还干扰生活活动,如穿衣、如厕等。

三、步态恢复机制

（一）神经再生

中枢神经系统具有再生的潜力，动物实验表明移植或使用神经营养因子具有促进神经再生的功能[10]。

（二）神经结构重组

从神经组织的生理学角度来理解，在中枢神经系统中，当某一部位损伤后，该部位所支配的功能可由另一部分完好的但与损伤区功能无关的区域来替代，即与病灶相联系的区域或者健侧半球与病灶对称的区域的神经组织发挥其功能[11]。

（三）运动通路变化

研究证实，神经发育学和神经生理学技术对脑卒中后的运动功能恢复具有双相调控效应，既有能激活运动单位募集的生理效应，也有对收缩肌过强收缩而产生疲劳的抑制效应。还有些研究结果表明，在脑卒中后运动功能恢复过程中，通过多种刺激可激活本体感觉神经的牵张反射，从而引起偏瘫侧相应的拮抗肌收缩，使锥体束受损后所致骨骼肌的痉挛状态缓解，肌张力降低[12]。这些研究表明，脑的可塑性是以维持神经元的存活和促进神经轴突的生长为基础的，即脑运动功能恢复机制可能是脑内固有的神经传导通路受刺激与脑血管的自动调节功能相互作用的结果。它是多种刺激能量信息经不同的感觉神经传入，在中枢神经系统内整合，从而产生更具有靶器官效能的运动单位募集，促进脑的可塑性[13]。

（四）中枢模式发生器理论

脊髓步行中枢模式发生器（Central pattern generator，CPG）的位置接近于脊髓表面[14]，主要由兴奋、侧抑制、末端交叉抑制三种基本中间神经元构成,排列成链式和阵列式两种网络模型[15,16]。CPG是耦合振荡系统,能在缺乏高级中枢控制信号和外部反馈信息的情况下,产生稳定的振荡行为,通过神经元之间的相互抑制产生稳定的相位互锁,并通过自激振荡激发肢体的节律运动,而且一旦与输入信号耦合后,还可根据输入信号的波幅、频率以及多个信号之间的相位关系决定输出的运动模式[15,16]。步行可引发CPG产生节律性交替模式运动,即典型的假想运动[17]。运动行为的产生需要运动神经元和CPG网络神经元的相互协调,化学突触与神经缝隙连接与之密切相关[18]。CPG网络具有多功能性,网络的边界是灵活的,可以实现网络重组[19]。突触可塑性(短时抑制和易化效应)不仅在运动程序的起始、保持和调节中起着重要作用,并且对运动环路稳定和重组的意义也很大。在节律运动时,短时突触抑制作用能控制CPG网络的频率,将保持内在神经元活性功能切换为维持突触的动态平衡[20]。而在这一过程中,受各自基因调控的离子电流所起的作用各不相同,持续的钠电流是神经元节律激发的基础,能控制峰值波宽和激发持续时间;电压敏感的离子电流对CPG内可塑神经元的激发特性和突触整合起驱动作用;钙电流自上而下通过脊髓可在运动神经元内产生动作电位[21]。

四、步态训练相关研究

训练任务依赖性、可塑性是中枢神经系统的独特表现。这种可塑性依赖于特殊的训练方式启动,并需要持续不断的刺激维持。节律性交互刺激、减重步行训练(Body weight support training,BWST)、机器人辅助训练(Robot-assisted gait training,RAGT)、功能性电刺激(Functional electrical stimulation,FES)等均显示出启动任务依赖性、可塑性的特征。

(一) BWST

BWST是最有效的脑卒中步态训练技术。研究显示,9例脑卒中后129 d仍然不能步行的患者,行常规脑卒中康复治疗3周以上步态无显著改善,但经过25周BWST,步态功能(满分5级)增加2.2级,Riveimead总体运动功能评估增加3.9分，腿和躯干功能增加3.2分，步态参数也显著改善，而瘫痪下肢的肌肉张力和肌力无显著改变，提示这些患者的步态改善有肌肉张力和肌力之外的因素参与[22,24]。此外，针对14例无步行能力的慢性期脑卒中患者的研究发现，BWST可以使患者步行对称性改善，髋关节摆动相的伸展能力提高，抗重力肌肉的兴奋性增高，股二头肌活动增加，同时非受累侧胫前肌活动降低，需帮助进行步态训练的治疗师由2人减少为1人[25]。BWST对于行走的意义重大，Schwartz等[24]对一组脑卒中患者进行6周减重50%的步行训练，步行速度达0.38 m/s；另一组行同样训练，但是不采用BWST，步行速度达0.27 m/s。停止治疗3个月以后，两组地面行走速度分别为0.52 m/s和0.30 m/s，这说明BWST能使患者的行走速度进一步得到提升。Hesse等[22]认为，应用减重15%的滑动平板可以使步行更加协调、有力，而使痉挛减轻。关于减重比例，Hesse认为减重不应大于30%，否则抗重力肌得不到有效刺激及锻炼。但有学者认为，逐渐提高训练速度效果更好，训练速度可能影响慢性脑卒中患者步行功能的恢复。对于不同时期脑卒中患者，应选择多大的减重比例及训练速度，仍需进一步探讨。

（二）FES

从动力上讲，FES装置属于有动力器械。FES利用外加电流刺激肌肉收缩，增加肌力，帮助稳定关节，故称为生理性矫形器。FES还能模仿人体正常行走模式下的肌肉协同运动，带动下肢各关节的屈伸，实现两腿交替式行走。FES具体模式为利用一定强度的低频脉冲电流，根据预先设计的程序来刺激一组或多组肌肉诱发其收缩，以模拟正常运动模式，从而改善肌肉功能，加速患者运动功能的恢复。国内有研究将FES用于改善脑卒中患者偏瘫侧下肢摆动相中，由于足下垂所引起的足廓清不足，发现FES不仅能模拟正常运动模式，而且不影响足离地时踝趾屈动作，提高了步行效率，有助于患者恢复治疗信心，提高康复训练积极性，促进患者早日获得独立步行能力。在Brunnstrom运动功能评价方面，治疗后FES组疗效改善幅度较踝足矫形器组更显著,表明FES治疗能更显著改善脑卒中患者下肢运动功能,促进分离运动产生[26]。Sabut等[27]通过对脑卒中后3个月的患者开展为期12周的FES治疗后证实,与常规康复治疗组相比,FES组患者在步行速度、生理消耗指标、胫前肌最大收缩能力、腓肠肌痉挛程度等方面均优于常规康复治疗组。在影像学方面,Francis等[28]证实,由单通道FES介导的足踝背伸运动在大脑感觉运动区上的投影区域明显大于由常规治疗引起被动运动的投影区域。FES建立在运动控制的理论基础上,这种治疗方法取得了显著的临床疗效,纠正了患肢在摆动期的足下垂问题[29],但同时也存在缺点,如摆动期膝关节屈曲不足、踝足趾离地时,踝跖屈力量减弱等[30]。

(三) RAGT

机器人可辅助下肢运动功能障碍的患者在活动平板上进行步行训练。国际上类似的产品有Altaco、Reo、Lokahelp等下肢康复机器人,该类机器人可通过机械手、外骨骼或者椭圆机结构踏板方式与患者大腿、小腿相连,使之协调摆动从而完成整个或部分的步态轨迹训练[31,32]。Fisher等[33]将20例病程在12个月内的脑卒中患者分为两组,对照组采用牵张及肌力训练联合地面步行训练,治疗组则采用牵张及肌力训练联合RAGT,时间均为30 min,治疗后对两组患者的8 m步行所需时间、3 min步行距离及Tinetti平衡量表评分进行比较,发现两组患者治疗前后各项指标均有不同程度提高,但组间差异无统计学意义。德国一项研究选取155例不能行走的急性脑卒中患者,将其分为A、B两组,患者的循环状态均保持稳定,A组采用每天20 min的RAGT和25 min的物理训练,B组只采用45 min的物理训练,共4周,治疗后A组53%的患者重获了独立步行能力,B组仅为22%;A组Bathel指数评分>75分的患者共44例,B组仅21例。Coenen等[34]为了评定患者RAGT与地面步行的肌肉活动情况,采用肌电图对10名脑卒中患者及10名健康人下肢的7块主要肌肉(腓肠肌、胫前肌、半腱肌、股直肌、长收肌、臀大肌、臀中肌)进行分析,入选患者的步行功能分级均为5级，即可独立步行和上下楼梯，脑卒中患者先进行RAGT，休息10 min后再进行地面步行训练，健康人作为对照组，按照平台设定的2.2 km/h速度行走，采用肌电图收集7块主要肌肉的活动信息，测定后发现地面步行组患者的支撑期比值为0.9，与RAGT组患者相比，地面步行组患者患肢中股直肌、半腱肌、臀中肌和胫前肌均有较高频率的肌肉活动，且RAGT组除长收肌以外所有肌肉的振幅均小于地面步行组，原因可能与机器设备的支持作用相对较强有关。

因此，随着对脑卒中步态康复的深入探索，将有助于优化现有治疗方案或研究新的治疗策略，进一步促进患者康复。有效的治疗策略应该是将增强中枢神经可塑性和训练任务依赖性相结合，将不同再生策略有机结合，进一步促进轴突再生。探索提供合适的感觉输入促进脊髓神经元回路重组的康复措施以及将再生治疗和康复训练相结合等，是本领域的重要研究方向。

参考文献

[1] 谭永霞，戚晓昆. 脑卒中偏瘫患者肢体运动功能康复对肢体感觉恢复的影响[J]. 中华神经科杂志，2009，42(8)：538-539.

[2] 姚波，黄晓明，蒋小毛，等. 脑卒中后感觉障碍的康复[J]. 中华物理医学与康复杂志，2007，29(5)：314-316.

[3] Baer G，Smith M. The recovery of walking ability and subclassification of stroke[J]. Physiother Res Int，2011，6(3)：135-144.

[4] Hesse S，Bertelt C，Jahnke MT，et al. Treadmill training with partial body weight support compared with physiotherapy in nonambulatory hemiparetic patients [J]. Stroke，2012，36(5)：976-981.

[5] Wickelgren I. Teaching the spinal cord to walk [J]. Science，1998，279 (6)：319-321.

[6] 钟杰，鲁凤琴，王高岸. 减重步行训练对脑卒中患者下肢运动功能的影响[J]. 中华物理医学与康复杂志，2008，30(7)：489-490.

[7] 武行华,倪朝民.脑卒中偏瘫步态的运动控制特点与预防[J].中国临床康复,2005,29(9):140-143.

[8] Hsu AL, Tang PF, Jan MH. Analysis of impairments influencing gait velocity and asymmetry of hemiplegic patients after mild to moderate stroke[J]. Arch Phys Med Rehabil, 2013, 84(8):1185-1193.

[9] Nadeau S, Arsenault AB, Grave ID, et al. Analysis of the clinical factors determining natural and maximal gait speeds in adults with a stroked[J]. J Phys Med Rehabil, 2009, 78(2):123-130.

[10] 曾彪枚,邬明,唐忠志,等.大鼠自体神经移植与外周神经挤压再生模型脊髓背角c-fo表达的比较研究[J].临床军医杂志,2009,5(7):745-747.

[11] 周士枋.脑卒中后大脑可塑性研究及康复进展[J].中华物理医学与康复杂志,2002,24(7):437-439.

[12] Prabhakaran S, Zarahn E, Riley C, et al. Inter-individual variability in the capacity for motor recovery after ischemic stroke[J]. Neurorehabil Neural Repair, 2008, 22(1):64-71.

[13] Sheffler L, Chae J. Neuromuscular electrical stimulation in a neurorehabilitation[J]. Muscle Nerve, 2012, 35(5):562-590.

[14] Wilson RJA, Chersa T, Whelan PJ. Tissue PO2 and the effects of hypoxia on the generation of locomotor-like activity in the in vitro spinal cord of the neonatal mouse[J]. Neuroscience, 2013, 117(1):183-196.

[15] Szucs A, Varona P, Volkovskii AR, et al. Interacting biological and electronic neurons generate realistic oscillatory rhythms[J]. Neuroreport, 2000, 11(3):563-569.

[16] Hooper SL. Movement control: dedicated or distributed?[J]. Curr Biol, 2012, 15(21):878-880.

[17] Marchetti C, Beato M, Nistri A. Evidence for increased extracellular K+ as an important mechanism for dorsal root induced alternating rhythmic activity in the neonatal rat spinal cord in vitro[J]. Neurosci Lett, 2014, 304(1/2):77-80.

[18] Kiehn O, Tresch MC. Gap junctions and motor behavior[J]. Trends

Neurosci, 2009, 25(2):108-115.

[19] Hooper SL. Behavioral plasticity: modulation occurs across time [J]. Curr Biol, 2004, 14(5):190-191.

[20] Nadim F, Manor Y. The role of short-term synaptic dynamics in motor control[J]. Curr Opin Neurobiol, 2010, 20(6):683-690.

[21] Harris-Warrick RM. Voltage-sensitive ion channels in rhythmic motor systems[J]. Curr Opin Neurobiol, 2012, 22(6):646-651.

[22] Hesse S, Bertelt C, Jahnke MT, et al. Treadmill training with partial body weight support compared with physiotherapy in nonambulatory hemiparetic patients [J]. Stroke, 1995, 26(6):976-981.

[23] Wickelgren I. Teaching the spinal cord to walk [J]. Science, 1998, 279 (1):319-321.

[24] Schwartz I, Sajin A, Fisher I, et al. The effectiveness of locomotor therapy using robotic-assisted gait training in subacute stroke patients: a randomized controlled trial[J]. PMR, 2014, 13(5):516-523.

[25] Hesse S, Bertelt C, Schaffrin A, et al. Restoration of gait in nonambulatory hemiparetic patients by treadmill training with partial body-weight support[J]. Arch Phys Med Rehabil, 1994, 75(10):1087-1093.

[26] 伦亿禧,王强,张永祥. 功能性电刺激与踝足矫形器改善脑卒中偏瘫患者步行功能的疗效对比[J]. 中华物理医学与康复杂志, 2014, 36(5):357-360.

[27] Sabut SK, Sikdar C, Mondal R, et al. Restoration of gait and motor recovery by functional electrical stimulation therapy in persons with stroke[J]. Disabil Rehabil, 2010, 32(19):1594-1603.

[28] Francis S, Lin X, Aboushoushah S, et al. fMRI analysis of active, passive and electrically stimulated ankle dorsiflexion[J]. Neuroimage, 2009, 44(2):469-479.

[29] Burridge JH, Haugland M, Larsen B, et al. Phase Ⅱ trial to evaluate the ActiGait implanted drop-foot stimulator in established hemiplegia[J]. J Rehabil Med, 2013, 41(3):212-218.

[30] Kesar TM, Perumal R, Jancosko A, et al. Novel patterns of functional electrical stimulation have an immediate effect on dorsifexor muscle function in gait for people post-stroke[J]. Phys Ther, 2013, 90(1):55-66.

[31] Hesse S. Locomotor therapy in neurorehabilitation[J]. Neuro Rehabilitation, 2001, 16(1):133-139.

[32] 吴涛,顾捷,李建华,等. 下肢外骨骼机器人辅助步行训练系统的研发及临床康复应用进展[J]. 中华物理医学与康复杂志, 2014, 36(12):960-962.

[33] Fisher S, Lucas L, Thrasher TA. Robot-assisted gait training for patients with hemiparesis due to stroke[J]. Top Stroke Reeabil, 2011, 18(3):269-276.

[34] Coenen P, van Werven G, van Nunen MP, et al. Robot-assisted walking vs overground walking in stroke patients: an evaluation of muscle activity [J]. J Rehabil Med, 2012, 44(4):331-337.

(顾旭东)

第二节　脑卒中患者平衡功能的评估和训练

平衡功能障碍是脑卒中患者最常见的功能障碍,存在平衡功能障碍的患者常伴随着较差的日常生活活动能力和移动能力,同时其跌倒的风险增加[1]。平衡功能训练是脑卒中患者康复训练的重点之一。了解脑卒中患者平衡功能障碍的特点及相关的评估方法,对制订针对性的训练方案有重要的意义。

一、基本概念

(一) 平衡

平衡是指在支撑面或者稳定极限内保持一定姿势的能力[2]。平衡控制通常与以下三类活动相关:①维持特定的姿势,如坐或者站;②自发的运动,如不同姿势间的转换;③对抗外界的干扰,如跌倒或者推物品时[3]。

(二) 平衡的分类

①静态平衡:是指身体不动时,维持某种特定姿势的能力,包括坐位、站立时处于稳定的状态。②动态平衡:指身体移动时,控制身体姿势的能力。动态平衡包括自动态平衡和他动态平衡。自动态平衡是身体在主动运动时,通过不断地调整,维持重心在支撑面之内的能力,包括从坐到站以及步行、够物等主动活动时的平衡。他动态平衡是在受到外力干扰时,身体主动调整重心至支撑面之内的能力,如在被推、拉时维持平衡。

二、脑卒中患者平衡功能障碍的特点

(一) 半球性平衡障碍

半球性平衡功能障碍因病灶的位置不同而有不同的表现,一般症状出现在对侧的肢体。额叶损伤时,表现为步态不稳,向后或者向一侧倾倒,且伴有肌张力增高、精神症状和强握反射等额叶症状。顶叶受损时,平衡障碍常因深感觉障碍引起,闭眼时症状明显。枕叶受损时,平衡障碍常因视觉障碍引起。

(二) 小脑性平衡功能障碍

小脑的中线部位主要负责运动中平衡的调节。小脑中线部位的损伤可能会导致步行困难,躯干不平衡,异常的头部姿势及眼球运动障碍,步行时可能向左右前后倾倒。坐位时,患者表现为向一侧倾斜,倾倒一般向病灶部位的方向。步态的异常被描述为步态共济失调,表现为宽基底,站立不稳,步态蹒跚[4]。

(三)脑干性平衡障碍

发生在延髓背外侧、脑桥被盖的卒中可能累及前庭神经核而出现脑干性平衡功能障碍,常同时伴有眩晕、恶心、呕吐及眼球震颤等症状。

三、平衡功能的评估

(一)姿势控制的系统框架

目前的姿势控制理论把平衡视为在不断改变的环境中,身体是由机械系统和神经系统相互作用,综合输入信息后的产物。在这个理论的基础上提出了姿势控制的系统框架。此框架认为姿势的维持需要六个主要成分,分别是①生物力学系统的限制:包括自由度、力量和稳定极限。②运动策略:有反应性策略、前馈策略及自动策略。③感觉策略:包括对感觉信息的综合和重估,能够在输入改变时,重新评价感觉信息(视觉、前庭觉及本体觉)。④空间定位:感知重力和垂直度。⑤动态控制:步态和主动控制。⑥认知加工:注意力和学习。对这些成分的限制或者这些成分受损都会损害平衡功能。此框架强调对每个个体的各个成分进行评估,并在个体化的基础上进行治疗[5]。

(二)平衡功能的评估

对脑卒中患者平衡功能进行综合评估,有利于医生和治疗师了解患者平衡障碍的特点,这是制定针对性治疗方案的基础。一个综合评估应该包括对患者个体情况的调查、对患者功能性平衡的评估以及对平衡各主要成分功能的分析。以下主要阐述目前较常用和较新的临床功能性评估量表及针对平衡主要成分的评估方法。

1. Berg平衡量表(Berg balance scale)[6]:是目前临床上最常用的平衡量表之一。它包括14个项目,需要受试者在一系列不同难度的任务中保持平衡,例如从坐位到站立,根据受试者动作的完成情况、需要的时间或者距离限制对14个项目进行0～4分的评估，总分为56分。0～20分表示存在平衡障碍，21～40分代表平衡能力尚可，41～56分表示平衡能力良好。Berg平衡量表的测者间和测试者内在一致性都很高，同时和Barthel指数以及其他平衡量表具有良好的相关性。Berg平衡量表可以较好地预测住院天数、出院后的去处、卒中半年后的运动功能以及中风3个月时的残疾水平。但Berg平衡量表存在一定的天花板效应和地板效应，对于轻度的平衡障碍及卒中早期平衡障碍较严重的患者敏感性不高[7,8]。Berg平衡测试一般需要10～20 min完成，为了节省时间，目前有一个简略版本，仅包括手臂前伸、闭眼站立、一足置前站立、转头看后、从地板上拾物、单腿站立和从坐到站7个项目。现有的研究表明，修正版和原始的Berg评估具有高度的一致性[9,10]。

2. 起立-行走计时测试(Timed up and go，TUG)[11]：是临床上另一个常用的测试。TUG测试要求患者从一把带有扶手的椅子上站起，行走3 m，然后转身，回到椅子处，再坐下。测试的得分为时间。TUG的得分可以区分慢性卒中患者和正常老年受试者，研究显示慢性卒中患者的得分与其足部的力量、步态表现及步行的耐力等指标相关[12]。但是，对于身体比较虚弱的老年人和伴有认知功能障碍的个体，则存在较大的地板效应[8]。

3. 功能性前伸测试(Functional reach test，FR)[13]：这项测试要求受试者靠墙站立，同时身旁平行放置一把尺子，受试者尽量将手臂往前伸，测量手臂前伸的最大距离。FR简单易行，准确可靠，国外常用于对老年人平衡功能的评估。其缺点是仅能评估向前的能力。

4. 脑卒中患者姿势评估(Postural assessment scale for stroke，PASS)[14]：PASS包括12个项目，评估卒中患者维持特定姿势和改变姿势时的平衡能力。姿势维持包括5个项目：无支持下坐位保持、支持下站位保持、无支持下站位保持、非瘫痪侧下肢站立保持和瘫痪侧下肢站立保持。姿势变换包括7个项目：仰卧位向患侧翻身、仰卧位向健侧翻身、仰卧位翻身至床边坐位、从床边坐位至仰卧位、从坐位到站立位、从站立位到坐位、立位捡起地板上的铅笔。其中姿势保持按保持时间进行0～3分的评分；姿势变换按患者的完成情况分为0～3分,0分为不能完成,1分为需要较多的帮助,2分为需要少量的帮助,3分为独立完成。PASS和其他的功能量表如Fugl-Meyer量表及功能性独立评估量表具有很高的相关性,同时其评估时间仅需要10 min左右,便于临床使用。

5. Brunel平衡评估(Brunel balance assessment,BBA)[15]:BBA由一系列层级的功能测试组成,从有支持的坐位到步行。它的评估包括3个部分:坐位、站立位、步行,每个部分可以单独使用或者一起使用。每个部分被分为几个等级,等级根据平衡能力的增加而逐渐增高。它包括了12个等级:①上肢支撑下坐位静态平衡;②坐位静态平衡;③坐位动态平衡;④上肢支撑下站立位静态平衡;⑤站立位静态平衡;⑥站立位动态平衡;⑦双足支撑跨步静态平衡;⑧支撑下单腿站立;⑨双足支撑跨步动态平衡;⑩改变支撑面:双足站立和单足站立交替;⑪单腿站立保持静态平衡;⑫进一步改变支撑面。

6. 平衡评价系统测试(Balance evaluation systems test,BESTest)[16]:是目前最综合的一个平衡评估量表,它主要用于帮助治疗师寻找可能导致平衡功能障碍的姿势控制系统。BESTest测试有36项测试,分属于6个系统:生物力学系统的限制、稳定极限或垂直度、预期姿势反应、姿势反应、感觉定向和步态的稳定。BESTest具有良好的信度和效度,有望能成为用于临床的综合评估量表。

其他功能性的评估还有10 m步行测试、Fugl-Meyer评估中的平衡测试、功能性独立评估、动态步行指数、Rivermead运动指数等。

四、平衡功能的训练

平衡功能训练是脑卒中患者的基础训练之一。目前的证据表明,每次1 h,3～5次/周或者每次30 min,3～5次/周的针对性训练可以有效地改善平衡和步行功能[17]。平衡功能训练的方式多样,有常规的神经发育疗法,也有利用各种仪器的训练。

（一）运动干预

1. 任务为导向的训练：强调在自然的环境中进行目标明确的功能性活动，进行一系列练习以帮助患者在解决运动问题的过程中学习最优的运动控制策略[18]。在目标导向的训练中，强调将注意力集中于目标的完成而不是动作本身。Kim等[18]的研究表明，任务导向运动可以提高卒中患者的躯干控制能力、平衡和步态功能。Wevers等[19]对以任务为导向的序列训练的荟萃分析表明，以任务为导向的序列小组训练，对步行距离、步行速度和计时起立行走测试的效应量显著高于其他训练，但在台阶测试和平衡控制方面并没有显著优于其他治疗方案。对于慢性期脑卒中患者，基于现实环境的功能性训练比常规的室内任务导向性训练更有效[20]。

2. 躯干训练：Cabanas-Valdés等[21]把躯干训练定义为在治疗师的指导下，以坐位或者是仰卧位进行的，为了改善躯干功能和平衡功能的躯干部位的训练。目前，有证据表明躯干训练可以显著提高“改良的够物测试”中3个方向（前面、同侧和对侧）的最大距离[21]。Saeys等[22]采用对评估者设盲的随机对照研究，试验组和对照组分别在传统训练的基础上进行16 h的躯干训练和上肢运动（安慰治疗），结果表明躯干训练可以改善患者的躯干功能、站立位平衡能力和运动能力。Karthikbabu等[23]的研究暗示，在不稳定的表面进行躯干训练，比在稳定表面对改善躯干控制和提高平衡功能更有效。

（二）感觉训练

卒中后患者经常伴有感觉障碍（10%～60%），下肢的感觉障碍会影响平衡和移动能力[24]。然而，目前有关感觉功能训练对平衡功能恢复影响的文献很少。有研究报道，采用鉴别足底橡胶硬度的感觉训练可以减少姿势摆动，从而提高患者的平衡能力[25]。但其他的研究仅发现中风急性期后，感觉功能和平衡功能随着病程增加逐渐改善，接受感觉训练的患者和对照组的平衡功能预后的差别不显著[26]。感觉训练对平衡功能的恢复的影响尚需要更多的研究来证实。

(三)基于仪器的训练

1. 运动平板训练:分为减重训练和速度依赖的平板训练(非减重)。荟萃分析的结果表明,减重运动平板对平衡功能和步行能力的改善作用并不显著。速度依赖的平板训练对于改善姿势有效,但是仅对慢性期患者有显著效应[27]。

2. 虚拟现实训练:是可以提供视觉、听觉、触觉等感官的模拟的人机接口,给患者如同在真实环境中活动一样的体验。在治疗过程中,它还可以给患者和治疗师提供患者在运动中表现的反馈,增加患者的兴趣,动态地调整训练的难度[28]。虽然有研究表明,虚拟现实训练可以提高卒中患者的平衡功能[29],但目前的荟萃分析没有发现其优于传统的物理治疗[30]。

3. 骑马机训练:是近年来新出现的训练技术。它是一种重复性的节律运动,引起重心在前后、侧方和上下方向的移动,类似步行中躯干和骨盆的运动。由于其可以提高脑瘫患儿的姿势控制能力[31],而逐渐被用于脑卒中患者的平衡功能训练。Baek 等[32]将30例脑卒中患者随机分为骑马机治疗组和躯干训练组,训练8周后,骑马机组的平衡功能明显提高,偏瘫侧腹外斜肌的厚度有改变,而对照组则没有这些变化。骑马机训练在减少重心移动轨迹及长度、改善腹部肌肉的不对称性方面均较躯干训练更加有效。

4. 注意力的影响:根据Hughlings Jackson的平衡控制的层级理论,对步行和平衡控制的神经可以分为3个层次:低级、中级和高级。从“低级”到“高级”对应着更加复杂的神经加工。在低级或者中级水平的姿势和移动出现困难时,高级水平可能有补偿,以允许患者在由低级水平的功能障碍造成的限制中仍能步行。在这些情况下,大部分在潜意识水平的步行和平衡被提升至显意识水平,因而需要更多注意力控制。当个体尝试在步行的同时进行交谈或者搬运物品等任务时,平衡和步行功能恶化。Boyd 等[33]的研究表明,双任务会影响脑卒中患者的平衡功能,大量的直接指令并不利于运动的学习，而在目前的平衡治疗中往往提供大量的直接指令，这可能并不利于平衡功能的训练。

参考文献

[1] Tyson SF, Hanley M, Chillala J, et al. Balance disability after stroke[J]. Phys Ther, 2006, 86(1):30-38.

[2] Tyson SF, Connell LA. How to measure balance in clinical practice. A systematic review of the psychometrics and clinical utility of measures of balance activity for neurological conditions[J]. Clin Rehabil, 2009, 23(9):824-840.

[3] Pollock AS, Durward BR, Rowe PJ, et al. What is balance? [J]. Clin Rehabil, 2000, 14(4):402-406.

[4] Alberstone CD. Anatomic basis of neurologic diagnosis[M]. Thieme, 2009: 121.

[5] Sibley KM, Beauchamp MK, Van Ooteghem K, et al. Using the systems framework for postural control to analyze the components of balance evaluated in standardized balance measures: a scoping review[J]. Arch Phys Med Rehabil, 2015, 96(1):122-132.

[6] Berg K, Wood-Dauphinee S, Williams JI. The balance scale: reliability assessment with elderly residents and patients with an acute stroke [J]. Scand J Rehabil Med, 1995, 27(1):27-36.

[7] Blum L, Korner-Bitensky N. Usefulness of the Berg balance scale in stroke rehabilitation: a systematic review[J]. Phys Ther, 2008, 88(5):559-566.

[8] de Oliveira CB, De Medeiros IR, Frota NA, et al. Balance control in hemiparetic stroke patients: main tools for evaluation.[J]. J Rehabil Res Dev, 2008, 45(8):1215-1226.

[9] Chou CY, Chien CW, Hsueh IP, et al. Developing a short form of the Berg balance scale for people with stroke[J]. Phys Ther, 2006, 86(2):195-204.

[10] Wang CH, Hsueh IP, Sheu CF, et al. Psychometric properties of 2 simplified 3-level balance scales used for patients with stroke[J]. Phys Ther, 2004,

84(5):430-438.

[11] Mathias S, Nayak US, Isaacs B. Balance in elderly patients: the "get-up and go" test[J]. Arch Phys Med Rehabil, 1986, 67(6):387-389.

[12] Ng SS, Hui - Chan CW. The timed up & go test: its reliability and association with lower - limb impairments and locomotor capacities in people with chronic stroke[J]. Arch Phys Med Rehabil, 2005, 86(8):1641-1647.

[13] Duncan PW, Weiner DK, Chandler J, et al. Functional reach: a new clinical measure of balance[J]. J Gerontol, 1990, 45(6):M192-M197.

[14] Benaim C, Pérennou DA, Villy J, et al. Validation of a standardized assessment of postural control in stroke patients the postural assessment scale for stroke patients (PASS)[J]. Stroke, 1999, 30(9):1862-1868.

[15] Tyson SF, DeSouza LH. Development of the Brunel balance assessment: a new measure of balance disability post stroke[J]. Clin Rehabil, 2004, 18(7):801-810.

[16] Horak FB, Wrisley DM, Frank J. The balance evaluation systems test (BESTest) to differentiate balance deficits[J]. Phys Ther, 2009, 89(5):484-498.

[17] An M, Shaughnessy M. The effects of exercise - based rehabilitation on balance and gait for stroke patients: a systematic review[J]. J Neurosci Nurs, 2011, 43(6):298-307.

[18] Kim BH, Lee SM, Bae YH, et al. The effect of a task-oriented training on trunk control ability, balance and gait of stroke patients[J]. J Phys Ther Sci, 2012, 24(6):519-522.

[19] Wevers L, van de Port I, Vermue M, et al. Effects of task-oriented circuit class training on walking competency after stroke: A systematic review[J]. Stroke, 2009, 40(7):2450-2459.

[20] 朱经镇,邹智,王秋纯,等.基于现实环境的功能性训练对慢性期脑卒中患者的步行和平衡功能的影响[J].中国康复医学杂志,2014,29(5):427-432.

[21] Cabanas-Valdés R, Cuchi GU, Bagur-Calafat C. Trunk training exercises approaches for improving trunk performance and functional sitting balance in patients

with stroke: A systematic review[J]. Neuro Rehabilitation, 2013, 33(4):575-592.

[22] Saeys W, Vereeck L, Truijen S, et al. Randomized controlled trial of truncal exercises early after stroke to improve balance and mobility[J]. Neurorehabil Neural Repair, 2012, 26(3):231-238.

[23] Karthikbabu S, Nayak A, Vijayakumar K, et al. Comparison of physio ball and plinth trunk exercises regimens on trunk control and functional balance in patients with acute stroke: a pilot randomized controlled trial[J]. Clin Rehabil, 2011, 25(8):709-719.

[24] Tyson SF, Crow JL, Connell L, et al. Sensory impairments of the lower limb after Stroke: a pooled analysis of individual patient data[J]. Top Stroke Rehabil, 2013, 20(5):441-449.

[25] Veerbeek JM, van Wegen E, van Peppen R, et al. What is the evidence for physical therapy poststroke? A systematic review and meta-analysis[J]. PLoS One, 2014, 9(2):e87987.

[26] Lohse KR, Hilderman CGE, Cheung KL, et al. Virtual reality therapy for adults post-stroke: a systematic review and meta-analysis exploring virtual environments and commercial games in therapy[J]. PLoS One, 2014, 9(3):e93318.

[27] Cikajlo I, Rudolf M, Goljar N, et al. Telerehabilitation using virtual reality task can improve balance in patients with stroke[J]. Disabil Rehabil, 2012, 34(1):13-18.

[28] Booth V, Masud T, Connell L, et al. The effectiveness of virtual reality interventions in improving balance in adults with impaired balance compared with standard or no treatment: a systematic review and meta-analysis[J]. Clin Rehabil, 2014, 28(5):419-431.

[29] Morioka S, Yagi F. Effect of perceptual learning exercises on standing balance using a hardness discrimination task in hlemiplegic patients following stroke: a randomized controlled pilot trial[J]. Clin Rehabil, 2003, 17(6):600-607.

[30] Lynch EA, Hillier SL, Stiller K, et al. Sensory retraining of the lower limb after acute stroke: a randomized controlled pilot trial[J]. Arch Phys Med

Rehabil, 2007, 88(9):1101-1107.

[31] Borges MBS, Werneck MJS, Silva ML, et al. Therapeutic effects of a horse riding simulator in children with cerebral palsy [J]. Arquivos de neuro - psiquiatria, 2011, 69(5):799-804.

[32] Baek IH, Kim BJ. The Effects of horse riding simulation training on stroke patients' balance ability and abdominal muscle thickness changes [J]. J Phys Ther Sci, 2014, 26(8):1293-1296.

[33] Boyd LA, Winstein CJ. Explicit information interferes with implicit motor learning of both continuous and discrete movement tasks after stroke [J]. J Neurol Phys Ther, 2006, 30(2):46-57.

(江钟立)

第三节　脑卒中后肩手综合征的发病机制及综合康复治疗

肩手综合征(Shoulder-hand syndrome,SHS)是脑卒中后常见的并发症之一,是一种以肩部疼痛性运动障碍及同侧手肿痛和肢体运动障碍为主要表现的症候群,临床上早期患者会出现疼痛、感觉异常、血管功能障碍、水肿、出汗异常及营养障碍等症状,后期出现手部肌肉萎缩、手指关节挛缩畸形进而导致上肢功能受限[1,2]。根据病程可分为三期:Ⅰ期即急性期,是由于交感反射性营养不良或反射性神经血管性营养不良,而导致以肩关节部位的疼痛和手部的肿胀为主要表现,又由于肿胀手指多呈伸展位,屈曲的活动范围受限,而导致被动屈曲时引起强烈疼痛的特征,此期持续时间为3～6个月;Ⅱ期即进行性营养不良期,表现为肩、手自发性疼痛,手肿胀的程度逐渐减轻,而皮肤萎缩、手肌萎缩逐渐明显,且由于长期微循环障碍导致远端指间肌肉逐渐萎缩,手指挛缩,手指活动范围亦逐渐明显受限，此期持续时间为3～6个月；Ⅲ期即萎缩期，患者末梢神经完全迟钝，疼痛基本消失，由于长期废用，肌肉萎缩严重，手部的运动功能基本永久性丧失[3,4]。

SHS严重妨碍患者偏瘫侧肢体的康复，是影响瘫痪上肢功能恢复的重要原因，如果病情发展，治疗延误，将会导致上肢功能的失用，会对脑卒中患者生活质量和预后造成严重影响。

一、发病机制

脑卒中后SHS的发病机制尚不十分清楚，不同领域学者对SHS的发病机制的认识存在不同观点，目前更多学者认为脑卒中后SHS的发生发展是多种因素共同作用的结果，包括周围性损伤、交感神经作用、神经源性炎症及中枢神经系统的改变等神经源性损伤，而卒中后肩关节半脱位、误用综合征、关节炎性粘连等促使或加重了SHS的发生发展[5,6]。

（一）交感神经系统功能障碍

交感神经系统在脑卒中后SHS致病作用得到研究者的普遍认同，是导致疼痛的持续及患肢的自主神经功能障碍的关键。交感神经功能紊乱可表现为痛觉异常、血管运动障碍、排汗障碍及营养性障碍，导致皮肤潮红、皮肤温度改变、多汗及水肿、肌肉萎缩等病理生理变化，脑卒中后SHS的临床表现类似于交感神经紊乱的表现。中枢神经系统的实质性损伤可以对交感神经系统造成直接创伤或间接影响，导致交感神经功能紊乱症状的出现[7]。正常情况下，交感活动与周围的伤害感受神经元不会发生相互作用，然而在病理生理条件下，交感神经-传入神经偶联形成恶性循环，运动前区的皮质和皮质下传导束受损，血管运动神经麻痹，引发患肢的交感神经兴奋性增高及血管痉挛反应，末梢血流增加，产生局部组织营养障碍，营养代谢发生改变，从而出现肩手水肿、疼痛，而疼痛刺激又进一步经末梢感觉神经传至脊髓，引发脊髓中间神经的异常兴奋，形成血管运动性异常的恶性循环[8,9]。

(二) 肩-手泵功能障碍

脑卒中后肩-手泵功能的受损也可能是SHS的发病原因之一。静脉和淋巴管良好的瓣膜是正常血液循环的重要条件,肌肉的收缩形成的脉管舒缩泵机制是血液循环的重要动力,正常的肩-手泵功能对促进上肢的血液回流有重要的作用。正常情况下,血液在动脉依靠血管收缩的力量流向四肢末端,再通过静脉及淋巴管回流,而静脉血液回流的主要动力是肌肉的收缩,上肢的肌肉收缩促使静脉及淋巴管的收缩和舒张,促进血液及组织液回流[10]。脑卒中后患侧肢体瘫痪,患肢肌肉的舒缩功能退化,患侧肢体运动功能减弱或完全消失,使肌肉收缩减弱,造成上肢体液循环受阻,引起淤血水肿,水肿又进一步引起肩手关节活动障碍,使肌肉难以充分收缩,进而影响肩-手泵的作用,加重SHS的症状表现[11]。

(三) 炎症反应

周围炎性过程与脑卒中后SHS的发病机制有关。脑卒中后屈腕屈肘是上肢肌张力增高的典型表现,拮抗肌张力降低,腕部被迫处于掌屈位,腕关节长期被迫掌屈,使患者的上肢体液回流严重受阻,造成神经末梢缺血缺氧状态,从而导致炎性介质谷氨酸、前列环素、P物质等释放,参与不同的疼痛信号通路,作用于周围伤害感受器产生疼痛及各种感觉异常[7]。同时,在脑卒中后SHS早期存在局部的神经源性炎症,在交感神经病理改变作用下,神经冲动通过脊髓上行传导使痛觉传入增强,逆向末梢传导并释放神经递质使局部血管扩张,血管通透性增高,炎性物质外渗,使得周围性炎症持续存在。临床中皮质类固醇能缓解脑卒中后SHS的炎性症状,从另一个角度说明周围炎症反应是导致SHS的一个重要原因[12]。

(四) 关节结构的改变

肩关节是一个复合的关节系统,肩关节及其周围组织结构和功能的完整性维持着上肢正常功能和身体协调运动的稳定性。在弛缓期，脑卒中后偏瘫侧上肢肌肉肌力下降，肩关节周围的关节囊、韧带因重力牵拉延长，导致肩关节半脱位；患者肩关节周围肌肉张力降低、肌肉瘫痪以及本体感觉损害，导致对肩关节的牵拉机制丧失，同时肩部缺少肌肉的支撑，患者坐位或站位时由于患侧上肢的重力影响，对肩关节囊、喙肱韧带和周围软组织过度牵拉，使肱骨头从肩关节盂中半脱位而出，由于肩关节囊存在丰富的神经感受器，受到刺激而引起疼痛[13]。在痉挛期，偏瘫患者肩胛带肌群肌张力增高导致上肢屈曲，表现为肩胛骨后缩和肱骨内收、内旋，从而影响了盂肱关节的协调活动，长时间的屈曲模式使患者在被动上举和外展外旋时肩部软组织的疼痛加剧，同时关节周围肌群运动的不协调，肩关节缺乏保护性和反射腱的随意肌肉活动等导致了肌肉或者关节的累积性损伤，引起持续性疼痛[14,15]。不恰当的主被动运动导致的关节囊撕裂、肌腱损伤、肩峰撞击症等导致的关节结构改变，也是导致SHS发生的重要因素。

二、临床治疗

（一）口服药物治疗

SHS的临床药物治疗以抗炎和镇痛为主，需要康复医师、麻醉师和精神科医师等多学科医师联合提供连续的治疗方法。治疗药物包括类固醇激素和非甾体类抗炎药，主要是根据两类药物消炎镇痛的药理效应发挥治疗功效[16,17]。卡马西平与加巴喷丁治疗SHS疼痛均可取得较佳的临床疗效，但加巴喷丁的药物安全性显著高于卡马西平，能有效保障患者的健康和生活质量，适于临床推广。加巴喷丁镇痛的作用机制尚未有明确的定论，但有研究表明，加巴喷丁对外周损伤神经的放电具有显著的抑制作用，其机制可能为其能提升γ-氨基丁酸（Gamma-aminobutyric acid，GABA）抑制介导通路的输入，拮抗中枢神经系统，抑制周围神经传导等。此外，加巴喷丁具有强大的癫痫抑制功效，其抗痉挛作用类似于GABA，许多资料显示,该药在各种慢性疼痛的治疗中具有广泛的应用前景[18]。

(二) 神经阻滞治疗

神经阻滞是治疗SHS有效的方法之一。有关臂丛神经阻滞对SHS的疗效的研究表明,脑卒中后瘫痪侧上肢臂丛神经持续注射罗哌卡因可以减轻上肢疼痛,提高上肢运动能力,减轻患侧关节肿胀[19]。关于星状神经节阻滞的作用机理,近年来研究的很多,结果均显示,星状神经节阻滞治疗脑卒中后SHS疗效明确,对缓解手肿效果迅速,并能使掌指及指间关节活动度增加,对上肢疼痛、皮色、肩部症状等也有明显改善作用。星状神经节阻滞的作用机制主要有中枢作用和周围作用,中枢作用主要是调理下丘脑,维护内环境稳定而使机体的自主神经功能、内分泌功能和免疫功能保持正常;周围作用是使其分布区内的交感神经纤维支配的心血管运动、腺体分泌、肌肉紧张、支气管收缩及痛觉传导等受到抑制,改善局部组织的血液循环、供氧和组织代谢[20]。SHS患者无禁忌证情况下可使用糖皮质激素如曲安奈德等,对局部组织水肿、炎症反应有较好的作用,可以消除血管神经性水肿。糖皮质激素联合神经营养药及神经阻滞麻醉药进行肩周封闭治疗,对SHS症状的缓解具有显著疗效,并能使肩关节活动度增加,有助于促进上肢功能的恢复[21]。

三、中医治疗

脑卒中后SHS属于中医学“痹症”“风瘫”“偏枯”范畴,是中风基本病机在局部的表现。中风后机体气血阴阳受损,加之患者长期卧床,风痰阻络,气血运行不畅,瘀阻脉道,不通则痛,继而出现患肢手部肿胀,肩、肘、腕等大关节疼痛,活动不利等症状。本病为本虚标实,气血阴阳亏虚为本,瘀血、痰湿为标[22]。

(一) 中药治疗

辨证论治是中医的一大特色,中医药无论是内服还是外用法均能取得较好疗效。由于SHS早期患者多表现为肢体疼痛、感觉过敏、手部弥漫性凹陷性水肿、肩关节活动受限,病机主要以气滞血瘀、水湿停聚、湿瘀互结、闭阻经脉的标实证为主,而肝肾亏虚的本虚证为次,故在治疗上应以祛邪通脉为主[23,24],配伍以益气活血药内服。对经典组方通络活血汤、补阳还五汤等研究表明,治疗后治疗组较对照组疼痛与水肿症状明显减轻,肢体运动功能明显改善[25,26]。中药熏蒸、熏洗是将药物直接作用于患部,通过药物与热敷的协同作用,促进皮肤对药物的吸收,改善循环,放松痉挛肌肉,改善细胞内环境的酸碱度,削弱酸性物质对神经末梢的刺激,促进体内无菌性炎症的吸收,减少组织粘连,促进损伤的愈合,从而达到活血理气、化瘀消肿、解痉止痛的治疗目的。中药熏蒸、熏洗采用逐瘀祛湿、活血通脉、消肿止痛的中药组成复方熏洗剂,通过温热作用使皮肤毛细血管扩张,药物直接通过皮肤黏膜吸收,深入肌表腠理、脏腑等,达到活血化瘀、疏通经脉、调和气血、温经除湿的目的[27,28]。同时,中药熏洗法有无痛苦、无风险、患者接受度高等特点,亦避免了口服中药口味欠佳的缺点。

(二)针灸治疗

大量的临床试验研究表明,针刺作为治疗SHS的一种不良反应小、操作简单、有确切疗效的治疗方法,已被广泛应用于SHS的临床治疗之中[29,30]。针灸有疏通经络、调畅气血,改善患肢微循环的功能,通过针灸能缓解患肢疼痛、抑制交感神经功能,调节患肢血液循环,使患肢的运动功能恢复,从而起到治疗SHS的作用。针灸已成为治疗中风后SHS的手段之一,其取穴及其配伍呈现多样化[31],并涵盖多种特色针法。主要有龙虎交战法,主穴取劳宫、养老、天宗三穴,操作采用九六补泻手法,注重针刺操作手法[32];平衡针刺法,取肩痛穴(经验穴),交叉取穴[33];温通法,主穴取外关、阳池穴,运用贺普仁温通手法针刺[34]。取中风病灶侧穴用颞三针,取中风偏瘫侧穴用肩三针[35]。电针是在传统针刺刺激腧穴的基础上,叠加多种频率、模式的脉冲电流,从而达到加强刺激、增强疗效的目的。电针具有良好的镇痛作用,针刺镇痛信号始于兴奋穴位的深部感受器,沿着一定的外周径路和中枢径路逐步传到大脑高级部位,形成针感并产生镇痛和针刺镇痛效应,同时电针通过刺激肩、手周围的肌肉,使局部肌肉有节律地收缩,扩张局部血管,改善血液循环,疏通经络,行气活血而达到治疗目的[36,37]。此外,温针灸、巨刺法、火针、耳针、浮针等临床中也有广泛应用,并取得一定疗效[38-40]。

四、康复治疗

康复治疗提倡预防为主,早期发现,早期治疗的原则,主要治疗目标是减轻水肿、缓解疼痛,改善手部、腕关节的活动度,防止关节僵硬与肌肉挛缩[41]。

(一) 体位摆放

在生命体征平稳,神经学症状不再进展后,即可进行对脑卒中患者的肢体摆放,采用良肢位摆放可以预防和减轻痉挛、预防肩关节半脱位、缓解疼痛,减轻血液循环障碍[42,43]。其方法如下:患者坐、立位时,肘部、腕部和手给予良好的支撑,避免向下拖垂以及腕关节和手指关节屈曲,软瘫期患者坐位及站立位时早期适当应用肩吊带,以防止肩关节半脱位;仰卧位时,患侧肩胛骨下垫枕,使其处于前伸位,伸展肘关节,背伸腕关节及伸直手指;健侧卧位时,患侧上肢向前方伸出,肩关节屈曲,下部以软枕支撑,肘关节伸展,置于枕头上,前臂旋后,腕关节背伸,手指伸展;患侧卧位时,患侧上肢伸直有支撑并掌心向健侧和肩胛骨前伸位,各种体位摆放均避免腕屈曲。大量报道发现,规范的良肢位摆放能有效预防SHS,可减少由于腕关节及指关节屈曲时对神经血管的压迫,改善局部的神经营养,改善和促进局部的血液循环,改善脑卒中患者瘫痪侧肢体运动功能,提高脑卒中患者的生活自理能力[43,44]。

(二) 运动疗法

主动、被动运动在SHS的治疗中也具有重要意义,应尽量鼓励患者进行主动运动。主动、被动运动过程使肌肉在收缩、舒张过程中提供了很好的“泵”作用，可进一步促进水肿的改善，打破疼痛-制动-活动障碍的恶性循环[44]。早期Bobath技术、Brunnstrom技术和本体感觉神经肌肉促进技术等的应用，可提升脑卒中患者偏瘫侧肢体肌肉张力，使肌肉收缩，维持肌肉血运通畅，促进内部微循环改善，增强肌肉活动性与稳定性，中后期有助于解除肌肉痉挛，进而缓解痉挛带来的理化损害。因此，早期干预对于阻止其病理发展过程非常重要[45]。关于作业治疗的研究发现，通过设计有目的的、使患者感兴趣的作业活动，使患者主动参与并应用于日常生活中，大大增加了患者的活动时间、活动量，改善了患者的精神状况，转移患者的注意力，对脑卒中后SHS患肩的活动范围、肩痛以及患侧上肢精细功能的恢复和日常生活自理能力的改善均有显著的疗效[46]。

（三）物理疗法

热冷水交替浸浴治疗：采用40～45 ℃的热水，5～10 ℃的冷水，先浸泡热水2～3 min，再浸泡冷水1～2 min，反复进行5～10次，最后于热水浴期结束[47]；向心性缠绕压迫手指法：常用直径1～2 m的线绳由远端向近端缠绕，先缠绕每个手指，绕至手掌和手背，最后到腕关节以上，然后立即抽动预先留下的绳子的游离端释放缠绕，3～5 次/d[48]；正压顺序循环疗法：应用梯度压力治疗，对偏瘫肢体进行由远端到近端的节律性充气按压[49]。以上几种方法的作用原理都是通过加强血管的舒缩，进而加速血液循环，减轻水肿，缓解疼痛。另有研究表明，以热冷水交替浴为主的物理治疗对反射性交感神经营养不良有改善作用；此外，神经肌肉电刺激、中频电疗及超声波治疗等均可明显减轻疼痛和改善局部血液循环，用于脑卒中SHS的治疗[50]。

五、小结

脑卒中后SHS的发病机制目前尚不清楚，需进一步的基础及临床研究加以明确，从而使临床治疗更具针对性。同时，SHS的治疗是一个多学科交叉、多方法联合的过程,多种方法的综合运用可使SHS的治疗达到最佳的治疗效果,以改善脑卒中SHS患者的生活质量。

参考文献

[1] Zyluk A, Zyluk B. Shoulder-hand syndrome in patients after stroke[J]. Neurol Neurochir Pol, 1999, 33(1):131-142.

[2] Daviet JC, Preux PM, Salle JY, et al. The shoulder-hand syndrome after stroke: clinical factors of severity and value of prognostic score of Perrigot[J]. Ann Readapt Med Phys, 2001, 44(6):326-332.

[3] Pertoldi S, Di BP. Shoulder-hand syndrome after stroke. A complex regional pain syndrome[J]. Eura Medicophys, 2005, 41(4):283-292.

[4] Kondo I, Hosokawa K, Soma M, et al. Protocol to prevent shoulder-hand syndrome after stroke[J]. Arch Phys Med Rehabil, 2001, 82(11):1619-1623.

[5] 王晓艳,张通. 脑卒中后反射性交感神经营养不良的发病机制研究现状[J]. 中国康复理论与实践, 2006,12(11):934-935.

[6] 芦海涛. 偏瘫后反射性交感神经营养不良研究进展[J]. 中国康复理论与实践, 2006,12(1):16-18.

[7] 钱开林. 中枢性损伤后肩痛的机理和治疗[J]. 中国康复医学杂志, 2003,9(2):63-64.

[8] Upadhyay A. Reflex sympathetic dystrophy-like syndrome, possibly caused by aripiprazole, in an adolescent patient[J]. J Child Adolesc Psychopharmacol, 2014, 24(7):414-415.

[9] Check JH, Cohen R. Sympathomimetic amine therapy found effective for treatment of refractory chronic complex regional pain syndrome (reflex sympathetic dystrophy)[J]. Clin Exp Obstet Gynecol, 2014, 41(4):478-482.

[10] Dursun E, Dursun N, Ural CE, et al. Glenohumeral joint subluxation and reflex sympathetic dystrophy in hemiplegic patients[J]. Arch Phys Med Rehabil, 2000, 81(7):944-946.

[11] 吕晓颖,赵迎娱,孙永新. 动静脉泵预防和治疗脑卒中合并肩手综合

征[J]. 中国医科大学学报, 2012, 41(3):270-271,282.

[12] 陆建虎. 卒中后肩痛的机理研究和康复治疗进展[J]. 中医学报, 2012, 27(5):624-626.

[13] 张进, 张鹏, 申瑞霞. 肩关节疼痛评估图与肩关节疾病相关性的研究[J]. 现代中西医结合杂志, 2013, 22(13):1395-1396.

[14] 王帅, 刘志华, 王琳, 等. 脑卒中后肩痛患者肩部红外热成像观察[J]. 中国康复医学杂志, 2014, 29(7):645-649.

[15] 朱明跃, 徐俊峰, 杨丽华. 脑卒中偏瘫后肩痛发病机制分析和治疗进展[J]. 中国疼痛医学杂志, 2014,19(10):745-747.

[16] Kalita J, Vajpayee A, Misra UK. Comparison of prednisolone with piroxicam in complex regional pain syndrome following stroke: a randomized controlled trial[J]. QJM, 2006, 99(2):89-95.

[17] 马以勇, 王文彪, 郭学军. 泼尼松在脑卒中后肩手综合征患者中的应用[J]. 中华脑科疾病与康复杂志:电子版, 2012,2(1):38-41.

[18] 刘敏洁. 卡马西平与加巴喷丁治疗复发性三叉神经痛的临床对比分析[J]. 甘肃医药, 2014, 30(10):759-760.

[19] 杨代和, 张俐, 林菊珊, 等. 连续臂丛阻滞用于肩-手综合征镇痛疗效观察[J]. 中国康复理论与实践, 2009,9(2):178-179.

[20] 高秀梅, 周金兰. 星状神经节、肩胛上神经阻滞及天宗穴封闭治疗肩手综合征[J]. 中国中医药信息杂志, 2002,9(6):12-14.

[21] 李凯,杨任民,孙冲. 肩周封闭治疗急性脑血管病并发肩手综合征 102 例分析[J]. 中国实用内科杂志, 1995, 15(5):273-274.

[22] 田向东, 王猛. 脑卒中后肩手综合征的中医药治疗[J]. 中华针灸电子杂志, 2014, 3(1):20-22.

[23] 贾爱明, 艾群, 刘耘, 等. 中药联合针刺治疗脑卒中后肩手综合征的疗效观察[J]. 大连医科大学学报, 2013, 35(3):264-267.

[24] 郑入文, 席宁, 任毅. 脑卒中后肩手综合征的中医治疗现状[J]. 现代中医临床, 2014, 21(1):54-56.

[25] 李文杰, 张方. 通络活血汤加康复训练治疗中风后肩手综合征 60 例

[J]. 实用中西医结合临床, 2009, 9(2):15-16.

[26] 柳淑青. 补阳还五汤加味治疗卒中后肩-手综合征疗效观察[J]. 四川中医, 2011, 29(11):81-82.

[27] 明淑萍, 刘琼, 丁砚兵. 中药熏蒸结合康复训练治疗脑卒中肩手综合征30例[J]. 中国中医骨伤科杂志, 2013, 21(7):53-54.

[28] 章水晶, 周旦, 倪菲琳, 等. 改良中药熏蒸对卒中后肩手综合征疗效观察[J]. 浙江中医药大学学报, 2013, 37(5):633-635.

[29] 何俊良, 周婷, 燕炼钢, 等. 针灸治疗中风后肩手综合征的研究概况[J]. 中医药临床杂志, 2014, 26(12):1324-1326.

[30] 沈振华. 针灸结合康复训练治疗肩手综合征疗效观察[J]. 深圳中西医结合杂志, 2014, 24(8):56-58.

[31] 魏向阳. 电针治疗中风偏瘫肩手综合征临床观察[J]. 上海针灸杂志, 2006, 25(7):13-14.

[32] 王寅, 郭玉峰, 郭宝娟, 等. 不同针刺取穴方法结合系统康复治疗中风后肩手综合征疗效观察[J]. 中国针灸, 2002, 22(2):12-14.

[33] 李莉, 姚岚, 韩励兵. 平衡针配合运动疗法治疗中风后肩手综合征疗效观察[J]. 上海针灸杂志, 2011, 30(9):607-608.

[34] 聂文彬, 赵宏. 温通三焦法配合康复训练治疗肩手综合征临床观察[J]. 上海针灸杂志, 2011, 30(4):217-219.

[35] 崔韶阳, 王曙辉, 许明珠, 等. 肩三针结合康复训练对于脑卒中后肩手综合征患者疼痛及运动功能影响[J]. 辽宁中医药大学学报, 2013,15(11):92-94.

[36] 魏向阳. 电针治疗中风偏瘫肩手综合征临床观察[J]. 上海针灸杂志, 2006, 25(7):13-14.

[37] 孙增强, 朱守莲. 电针治疗脑卒中后肩手综合征疗效分析[J]. 中国临床康复, 2003,7(28):3919.

[38] 秦宏, 施丽俊, 张宇, 等. 头穴透刺配合康复训练治疗脑卒中后肩手综合征疗效观察[J]. 上海针灸杂志, 2013, 32(3):167-169.

[39] 刘悦, 苏利梅, 解书山, 等. 巨刺法结合康复训练治疗脑卒中后肩手综合征Ⅰ期疗效观察[J]. 中国康复医学杂志, 2013,28(3):267-268.

［40］刘志文，费英俊，郜时华，等. 温针灸结合运动疗法治疗脑卒中后肩手综合征的疗效观察[J]. 中国疗养医学，2013，22(2)：139-140.

［41］Hartwig M，Gelbrich G，Griewing B. Functional orthosis in shoulder joint subluxation after ischaemic brain stroke to avoid post-hemiplegic shoulder-hand syndrome：a randomized clinical trial[J]. Clin Rehabil，2012，26(9)：807-816.

［42］张云芬. 早期肢体锻炼对预防脑卒中后肩手综合征临床分析[J]. 心血管病防治知识：学术版，2014，4(2)：9-11.

［43］李敏. 脑卒中患者早期进行良肢位摆放的效果观察[J]. 中国医药指南，2013，11(20)：590-591.

［44］张艳，马婕，陈剑苹. 抬高患肢和被动运动对脑卒中肩手综合征患者康复效果的影响[J]. 护理学杂志，2014，29(23)：69-71.

［45］朱毅，徐丹，程洁. 神经肌肉本体促进技术结合穴位注射治疗肩手综合征的临床观察[J]. 实用中西医结合临床，2008，8(6)：20-22.

［46］夏隽晖，夏文广，郑婵娟，等. 作业治疗对脑卒中后肩手综合征的疗效观察[J]. 中国康复，2013，28(6)：454-455.

［47］胡可慧，李阳安，熊高华，等. 气压联合热冷水交替浸浴治疗脑卒中肩手综合征的疗效[J]. 中国康复，2013，28(2)：106-108.

［48］杨晓静. 综合康复治疗肩手综合征的疗效与观察[J]. 中国现代药物应用，2014，8(20)：226-227.

［49］胡可慧，李阳安，程康，等. 正压顺序循环疗法联合热冷水交替浸浴治疗脑卒中肩手综合征Ⅰ期疗效观察[J]. 实用医院临床杂志，2014，11(6)：93-95.

［50］燕铁斌，许云影，李常威. 功能性电刺激改善急性脑卒中患者肢体功能的随机对照研究[J]. 中华医学杂志，2006，86(37)：2627-2631.

（叶祥明）

第三章 脑卒中后抑郁

脑卒中后抑郁(Post-stroke depression,PSD)是卒中后常见的精神障碍,发病机制尚不明确。PSD显著增加患者的病死率,阻碍患者神经功能和认知功能的康复,严重影响患者的生活质量。然而,到目前为止PSD在国内外仍没有明确的诊断标准,这导致各项研究结果差异较大,因此亟须对PSD进行全面系统的描述以提高PSD的识别率和治疗率,促进脑卒中患者的康复,减轻患者及家属的精神和经济负担。

第一节 脑卒中后抑郁的特点

一、PSD的发生率

1977年,Folstein等[1]首次报道PSD发病率高达45%,此后PSD逐渐成为人们研究的热点。有关PSD的发病率,近几十年来研究报道差异很大。Ferro等[2]发现脑卒中患者中PSD的发生率为5%~67%,急性期患者的发生率为16%~52%,脑卒中后2年内PSD的发生率达18%~55%。Astrom等[3]发现,25%的PSD发生在脑卒中后3个月,到12个月时其发生率降到16%，2年时又增加到19%，脑卒中3年后PSD发生率会再次增高并稳定在30%左右。不同的研究中PSD的发病率差异较大，这可能与缺乏统一诊断标准、使用的心理测量工具不同、研究时间窗不同、研究者的差异、脑卒中部位不同等有关[4]。

二、PSD诊断的随意性

PSD作为继发性抑郁的一种，目前还没有统一的特异性诊断标准。关于PSD研究的文献，除了部分使用的是抑郁症的诊断标准外，大部分仅依靠症状量表作为PSD的诊断标准。2013年出版的美国《精神障碍诊断统计手册（第五版）》（*Diagnostic and Statistical Manual of Mental Disorders, 5th, DSM-5*）中，则将这类患者归在"其他医学情况所致的抑郁障碍（编码293-83）"。在中国《精神障碍分类及诊断标准（第三版）》（*Chinese classification of mental disorders, 3rd, CCMD-3*）中对PSD更确切的诊断名称应为"脑血管病所致精神障碍"。用于PSD的症状量表分为自评量表和他评量表。目前，临床常用的症状自评量表有宗氏抑郁自评量表（Self-rating depressive scale, SDS）、贝克抑郁自评量表（Beck self-rating depression scale, BDI）；他评量表有汉密尔顿抑郁量表（Hamilton's depression scale, HAMD）、蒙哥马利抑郁评定量表（Montgomery Asberg depression rating scale, MADRS）、综合医院焦虑抑郁量表（Hospital anxiety and depression scale, HADS）等。

临床诊断标准帮助确定PSD的有或无，即定性诊断；而症状量表则帮助了解PSD的严重程度及判断预后，即定量诊断。症状量表只能用来评估抑郁症状是否存在及其严重程度，可作为辅助工具，并不具有诊断功能，也不能作为诊断依据。将症状量表用作诊断标准的错误亟待纠正。这也是不同研究结果中PSD发生率差异较大的主要原因。因此，建立统一并能获得国际公认的PSD操作性诊断标准是目前临床的急切需求，也是提高临床样本同质化水平的基本要求。

三、PSD治疗的不确定性

PSD的治疗目前尚无统一的治疗指南,临床上主要使用抗抑郁剂治疗。尽管已有很多研究支持抗抑郁剂治疗PSD的有效性[5],但尚缺乏大样本队列研究。不同药物治疗PSD的疗效和不良反应的差异较大,临床上尚做不到针对不同患者优选药、个体化治疗,以达到疗效和不良反应的最佳平衡。

PSD发病率高,并严重影响患者的全面康复,那么是否可以进行预防性治疗,从源头上遏制呢?目前关于这个问题的研究虽然存在争议,但是越来越多的研究为预防性用药提供了有力证据。如无抑郁症的脑卒中患者接受艾司西酞普兰治疗1年后可使PSD发生率降低4.5倍[6];艾司西酞普兰治疗可使PSD患者认知全面提高,增加语言和记忆得分以及日常活动能力,并且其认知改善功效独立于它的抗抑郁功效。另外,长期随访还发现,抗抑郁剂治疗可提高脑卒中患者(PSD或非PSD)的存活率。这些表明抗抑郁药预防干预的时机至关重要,早期治疗对患者的整体恢复有益。

另外,也有研究证实,心理治疗、物理治疗、心理护理在PSD的治疗中同样起着重要作用。

四、提高PSD诊治规范性的重要性

PSD是脑卒中后常见的精神障碍,对脑卒中后患者运动康复、认知和执行功能等有严重的不利影响,并增加死亡率。然而,目前对于PSD尚没有统一的诊断标准,这直接导致PSD的各种研究结果的不一致,不能给临床治疗合理的指导和建议,不能缓解患者、家属及社会的巨大负担。因此目前亟须对PSD进行全面系统的描述,加快建立和完善PSD的诊断与治疗标准,以提高对PSD的早期识别、诊断和治疗,促进脑卒中患者神经功能的康复。

参考文献

[1] Folstein MF, Maiberger R, McHugh PR. Mood disorder as a specific complication of stroke [J]. J Neurol Neurosurg Psychiatry, 1977, 40(10): 1018-1020.

[2] Ferro JM, Caeiro L, Santos C. Poststroke emotional and behavior impairment: a narrative review [J]. Cerebrovasc Dis, 2009, 27(Suppl 1): 197-203.

[3] Astrom M, Adolfsson R, Asplund K. Major depression in stroke patients.A 3-year longitudinal study [J]. Stroke, 1993, 24(7): 976-982.

[4] 袁勇贵. 关于卒中后抑郁的思考 [J]. 医学与哲学, 2012, 33(445): 18-19.

[5] Loubinoux I, Kronenberg G, Endres M, et al. Post-stroke depression: mechanisms, translation and therapy [J]. J Cell Mol Med, 2012, 16(9): 1961-1969.

[6] Flaster M, Sharma A, Rao M. Poststroke depression: a review emphasizing the role of prophylactic treatment and synergy with treatment for motor recovery [J]. Top Stroke Rehabil, 2013, 20(2): 139-150.

（袁勇贵）

第二节 脑卒中患者的相关行为问题

随着医学科学的发展，脑卒中的病因逐渐被揭晓，其中高血压、糖尿病、高脂血症、高同型半胱氨酸血症等已为大家所熟知，但吸烟、运动过少、饮酒、吸毒等行为问题尚未引起高度重视，而某些脑卒中后患者的酗酒、自杀等行为问题，也正在成为影响脑卒中患者的预后、生活质量和复发可能的重要因素，因此脑卒中患者的行为问题，逐渐成为大家关注的焦点。

一、脑卒中前的行为问题

(一) 吸烟

研究认为,吸烟是许多心、脑血管疾病的主要危险因素,吸烟者的冠心病、脑血管病及周围血管病的发病率均明显升高,经常吸烟是一个公认的缺血性脑卒中的危险因素。据报道,吸烟者发生脑卒中的风险是不吸烟者的2.0～3.5倍,脑卒中发病率随着每日吸烟量的增加而增加,停止吸烟后能迅速减少脑卒中发生的危险。如果吸烟和高血压、高血脂等疾病同时存在,脑卒中发生的危险升高近20倍。同时,长期被动吸烟也可增加脑卒中的发病风险。

吸烟对机体的病理生理影响是多方面的,其中烟雾中的尼古丁和一氧化碳是公认的引起动脉粥样硬化的主要有害因素,但其确切机制尚未完全明了。多数学者认为,血脂变化、血小板功能及血液流变学异常起着重要作用。高密度脂蛋白胆固醇(High density lipoprotein cholesterol,HDL-C)可刺激血管内皮细胞前列环素I2(Prostacyclin,PGI2)的生成,PGI2是最有效的扩张血管和抑制血小板聚集的物质。吸烟可损伤血管内皮细胞,并引起血清HDL-C降低、胆固醇升高、PGI2水平降低,从而引起周围血管及冠状动脉收缩、管壁增厚、管腔狭窄和血流减慢,造成组织缺氧。烟雾中的一氧化碳与血红蛋白结合形成碳氧血红蛋白,影响红细胞的携氧能力,造成脑组织缺氧,从而诱发脑血管痉挛。由于组织缺氧,造成代偿性红细胞增多,使血黏度增高。尼古丁又可促使血小板聚集。此外,吸烟可使血浆纤维蛋白原水平增加,导致凝血系统功能紊乱;吸烟还可影响花生四烯酸的代谢,使PGI2生成减少,血栓素A2相对增加,从而使血管收缩,血小板聚集性增加。以上因素均可促进脑卒中的发生和发展。

吸烟还可以导致高血压、糖尿病、高血脂等,因此《中国2型糖尿病防治指南2010年版》《中国高血压防治指南2010年版》[1]《中国缺血性脑卒中和短暂性脑缺血发作二级预防指南2010年版》[2]《中国成人血脂异常防治指南》均将戒烟作为首要的防治手段。

（二）饮酒

大量证据表明，小量和中量饮酒有益健康，可降低总死亡率和心脑血管发病率，但长期大量饮酒则会导致相反的结果，可导致多种疾病，如肝硬化、营养不良、胃炎、癫痫、小脑损害、人格改变等。同样，饮酒也是脑卒中的危险因素，长期大量饮酒可使血钙水平下降引起高血压、高血脂、动脉硬化，导致脑卒中发生。酒精也可直接作用于脑血管平滑肌引起血管痉挛，导致脑卒中，饮酒所致脑卒中的危险程度与酒的类型有关。长期过量饮酒，既是导致高血压的危险因素，同样又导致脑卒中的发病率增加，从而增加脑出血的风险，且酒精摄入量与出血性脑卒中有直接的剂量相关性。目前，对不饮酒者不提倡以少量饮酒来预防心脑血管病；饮酒者一定要适度，不要酗酒，男性每日饮酒的酒精含量应少于20 g，女性应少于15 g。

（三）吸毒

吸毒是近年来新发现的脑血管病危险因素，多见于西方青年脑卒中患者。许多违禁药品如可卡因、海洛因或安非他明等均可导致吸食者血压突然增高，脑血管脆性增加，血小板凝聚，从而引起血管收缩，导致容易发生血管堵塞，同时还可以引起动脉瘤，从而造成蛛网膜下腔出血，危及患者生命[3]。有研究发现，在脑出血的患者中，女性患者吸毒的比例高于男性。Hsu等[4]报道了1例33岁男性因吸食海洛因而引起脑卒中的病例，提醒需关注年轻吸毒者的脑血管病预防工作。

（四）不合理饮食

目前研究表明，高脂、高热量、低维生素、高钠、低钾饮食是脑卒中的危险因素，可导致高血压、动脉粥样硬化，从而增加脑卒中发生的风险。而每日增加蔬菜和水果的摄入，发生脑卒中的风险会降低，低钠、高钾饮食也可降低脑卒中的发生风险。

(五) 懒散行为

懒散行为即体力活动过少。2003年的系统评价结果表明:高强度积极锻炼和低强度积极锻炼比较,前者可降低27%的脑卒中发生风险及死亡风险;中等强度积极锻炼较消极锻炼可降低20%的脑卒中发生风险及死亡风险,显示积极锻炼有利于预防脑卒中。活动过少可导致肥胖,同样会增加脑卒中发病的风险。国内对10个人群的前瞻性研究表明,肥胖者缺血性脑卒中发病的相对危险度为正常人的2.2倍。近年有几项大型研究显示,腹部肥胖比体质量指数(Body mass index,BMI)增高或均匀性肥胖与脑卒中的关系更为密切。

(六) 服用避孕药

长期口服避孕药是女性发生脑卒中的重要危险因素,其中孕激素对低密度脂蛋白胆固醇(Low density lipoprotein cholesterol,LDL-C)和HDL-C的平衡产生不良影响。研究已经证实,孕激素的雄激素化作用越强,对脂代谢的不良影响越大,其促进动脉硬化发展的风险越大;长期口服避孕药,还会破坏凝血系统、纤溶系统和血小板功能,导致缺血性脑血管病的发生;孕激素能通过升高血压促进动脉瘤的形成和破裂,导致出血性脑血管病的发生。

(七) 单身

行为研究表明,年龄<45岁脑卒中患者中有很大部分为单身或离异,且男性多于女性[5]。美国疾病预防中心的一份报告指出,与已婚人士相比,单身、离异或鳏寡人士,因生活无节制、压力大,容易发生焦虑、抑郁,造成血压波动或血流动力学改变,易引起脑卒中。

二、脑卒中后的行为问题

（一）兴奋冲动行为

脑卒中患者可突然出现行为紊乱、冲动、兴奋，周围人劝阻无效，需对其采取强制措施。由于多数患者无偏瘫和肢体运动障碍，容易被误诊为精神疾病、中毒等。该行为多突然发生，头颅CT/MRI可见缺血灶或出血的表现，病灶多累及一侧额叶或颞叶，许多患者无法完全恢复，需药物控制。

（二）强哭、强笑行为

某些脑卒中患者表现为不正常的情感表达，表现为不切实际的莫名其妙的大哭或大笑，往往让陪伴者不知所措。患者自述其行为自己无法控制，常人亦无法理解其行为，在现实中也找不到患者哭或笑的理由。这些行为往往系累及额叶的脑卒中所致，患者常合并假性延髓性麻痹，但具体的病理机制尚不完全明确[6]。

（三）懒散、淡漠行为

目前认为，某些累及双侧额叶的脑卒中患者可表现为情感淡漠、懒散。较轻的患者可表现为反应减慢，称为意志缺乏；严重者表现为无动性缄默，而同时四肢无瘫痪，言语能力良好，容易被误认为是抑郁的表现。MRI等检查可发现责任病灶，目前大部分学者认为该行为是双侧额叶腹内侧区或额叶-间脑联系纤维病变所致[7]。

（四）易怒、攻击行为

某些脑卒中患者会表现为容易愤怒、容易攻击他人。原本很温顺的人发生脑卒中后判若两人，可因为微小的激惹因素而丧失理智，转为暴怒，甚至发生暴力和伤人等破坏行为，如打家人和周围的人、摔东西等，并伴随面色充血、心跳加速等,其行为常人无法理解,且他人无法说服。这常与脑卒中累及颞叶内侧和前部有关。

(五) 性行为的改变

部分脑卒中患者表现为性欲的亢进,常不顾爱人的反对和自己身体的残损,而提出过多的性要求,让家人十分困惑。目前认为,这可能与颞叶受损有关,而边缘系统的损害也可能表现为持久的性欲亢进。

另外,部分患者则表现为性欲的下降,常人容易认为这与其躯体残疾、心情压抑有关,或者是由于某些药物(如降压药等)引起。脑卒中影响到某些脑区(如下丘脑结节漏斗区等)可导致性欲减退。

(六) 病理性赌博行为

病理性赌博也称赌博癖,患者充满对赌博的向往和冲动,他们放弃正当的文娱活动,甚至不顾及家庭和社会的影响,使重要的人际关系及日常生活遭到破坏,社会功能受到损害。停止病理性赌博行为,患者可发生与戒烟、戒酒等类似的"戒断反应",如一段时间停止赌博,患者会出现心烦意乱、紧张焦虑、坐卧不宁、困倦乏力、失眠、食欲不振等症状。一旦企图戒赌,其情绪会变得悲伤、低落。这种情况在帕金森病患者中已经有不少报道;极少数脑卒中患者亦可出现病理性赌博行为,常常令家人无法理解。如2010年报道的1例累及尾状核头部的背侧部分和相邻的内囊前肢的脑卒中患者,该患者表现出了病理性赌博行为,目前认为,该行为与多种神经递质的异常有关,其中与5-羟色胺的关系最大。

(七) 反复就医行为

许多脑卒中的患者表现为多次多处就医,患者稍有不适,便到医院就诊,甚至不顾医生的劝说,坚决要求住院,结果检查则一切正常,有的甚至每隔两个月就要挂所谓的"保养水"。这和患者本身的医疗知识缺乏,担心再次发生脑卒中有关,也和基层社区医生的宣传教育不足有关。其实脑卒中的二级预防中并无保养的说法,这种不正确的认知除了导致患者多次住院、浪费医疗资源外,还有可能加重患者的焦虑情绪。

(八) 放纵自己的行为

某些患者脑卒中后自认为生活没有什么希望,不听从医生的建议,照样吸烟、饮酒、大吃大喝等,认为人生反正已经如此,何不享受人生,而不是积极参加康复治疗和二级预防工作。部分患者是因为没有受到正确的健康教育,而有些患者则是由于情绪不良而出现这些行为,因此医生需要对患者加强心理疏导,家人也需多多给予患者关怀。

(九) 自伤、自杀

自伤与自杀是脑卒中患者最严重的行为问题,也是导致患者死亡的最常见原因。服毒、上吊、跳桥等是自杀的主要方式,其成功率高,隐蔽性强。患者自杀常由脑卒中后抑郁、焦虑、疲劳等引起,目前这一问题已经引起了医疗界的高度重视。

三、干预策略

对于脑卒中的预防,除了控制血压、稳定血糖、调控血脂外,患者生活方式的调整也很重要。戒烟、限酒是基本要求;合理和均衡的饮食习惯,适度而规律的运动等良好的生活方式是健康的基本保证;远离吸毒等恶习更应受到每个人的重视。女性应尽量少用避孕药,以降低脑卒中的发生风险。和谐而美满的家庭对于每个人保持健康、预防包括脑卒中在内的所有疾病均很重要。

对于脑卒中后患者的异常行为表现,首先需正确识别。有脑卒中危险因素的中老年人,若其突然出现异常行为,首先需考虑脑卒中的可能性,应立即带其就医,予头颅CT/MRI检查,以尽早明确诊断,采取溶栓、抗血小板聚集等治疗措施。对于有行为问题的患者,需加强看护,必要时使用镇静剂进行药物控制;同时,需加强对患者家属的教育,并加强对患者的心理支持和疏导,早期采取抗抑郁、抗焦虑药物治疗。对于有冲动伤人、自杀倾向的患者,尽早采取保护性医疗措施,避免不良事件的发生。

参考文献

[1] 中华医学会心血管病学分会. 中国高血压防治指南2010[J]. 中华心血管病杂志,2011,39(7):579-615.

[2] 中华医学会神经病学分会. 中国缺血性脑卒中和短暂性脑缺血发作二级预防指南2010[J]. 中华神经科杂志,2010,43(2):154-159.

[3] Van Viet H, Chevalier P, Sereni C, et al. Neurologic complications of cocaine abuse[J]. Presse Med,1990, 19(22):1045-1049.

[4] Hsu WY, Chiu NY, Liao YC. Rhabdomyolysis and brain ischemic stroke in a heroin-dependent male under methadone maintenance therapy[J]. Acta Psychiatr Scand, 2009, 120(1):76-79.

[5] Umeano O, Phillips-Bute B, Hailey CE, et al. Gender and age interact to affect early outcome after intracerebral hemorrhage[J]. PLoS One, 2013, 8(11): e81664.

[6] 王维治,俞春江. 精力、情绪及情感反应[M]//王维治. 神经病学. 北京:人民卫生出版社,2006:316-329.

[7] 周景丽,王维治. 脑功能、智力和语言障碍[M]//王维治. 神经病学. 北京:人民卫生出版社,2006:282-314.

(朱记军)

第三节　脑卒中后抑郁的病因学

脑卒中后抑郁(PSD)是指患者脑卒中后出现的情感障碍,以持续情感低落、兴趣减退、快感缺失等抑郁心境为主要临床表现,也是脑卒中常见的并发症之一,其发生率约占脑卒中幸存患者的1/3。PSD显著增加脑卒中患者的致残率、复发率、病死率和认知功能障碍，严重影响患者的预后和生存质量，也给患者家庭和社会带来巨大的经济负担和精神压力[1,2]。为防止PSD的严重后果，深入研究PSD的病因机制是制订早期预测、预防、诊断及针对性治疗的基础。如果患者已发生脑卒中，怎样避免发生PSD以及怎样降低PSD的危害，也是目前神经科和精神科临床和科研领域倍受关注的热点和难点[3]。有关PSD的病因学机制学说众多，多数认为PSD是在脑卒中基础上，由多因素介导的神经生物学机制和社会心理机制共同参与的结果，目前大多数患者更倾向于神经生物学机制方面的原因。本节就此作一阐述，以期加深医护工作者对PSD的认识，进而探索有效的PSD防治措施。

一、脑卒中病灶决定论

由于多数人优势大脑半球在左侧，左侧半球，尤其是左侧额叶在情绪控制、语言、逻辑思维、分析计算等方面起决定性作用，该侧大脑损伤易致抑郁障碍。脑卒中破坏了边缘系统-前额叶皮层-纹状体-苍白球-丘脑情绪调节环路，可导致PSD的发生[4,5]。目前，对脑卒中病灶与发生PSD之间关系的研究较多，但结论不一致。部分学者认同PSD与脑损伤部位相关，Robinson等[6]和Singh等[7]发现，发生在左半球的脑卒中比发生在右半球和脑干的脑卒中更易发生抑郁，且靠近额极的病变与PSD程度特异性相关。然而，也有一些研究在PSD与损伤定位之间未发现相关性[8]。Murakami等[9]发现，以情绪失调为核心症状的PSD与左侧额叶、基底节、脑干损伤等部位损伤，影响5-羟色胺能神经元通路有关，而以淡漠、快感缺失、动机缺乏为核心症状的PSD，则与双侧纹状体、脑干损伤，影响多巴胺能神经元通路有关。Bhogal等[10]重新评估病变部位与PSD的关系，结果表明PSD与梗死部位的关系具有不确定性，住院患者和急性期的PSD患者病灶多位于左侧，社区患者和慢性期的PSD患者病灶多位于右侧；研究结果的差异可能是由对象的选取、评定时间、诊断标准、检测工具的不同而引起。神经影像学的发展为脑卒中病灶与PSD的关系研究提供新的思路。最近一项应用MRI的前瞻性研究结果显示,当病灶部位影响前额叶皮质下环路,尤其是内囊膝部及后肢时,易导致PSD,且PSD与梗死灶数目及大小相关[11]。另一项研究则未发现PSD与病灶相关,而发现PSD与脑部小血管病变累积有关[12]。因此,脑卒中病灶部位与PSD之间的关系不是单一的关系,而受多种因素的影响,脑卒中病灶数目、体积、是否合并腔隙性脑梗死和(或)皮质下白质病变以及病变程度、脑卒中后是否继发远隔部位神经元损伤、脑实质微出血等均能影响脑卒中病变部位与PSD的相关性[12-15]。PSD作为血管性抑郁的一个亚类,部分研究支持PSD与脑血管病变累积程度相关而不与单个脑卒中病灶的位置或严重程度相关,涉及情感调节环路的血管性损害达到一定阈值,超过该环路的储备与代偿功能就可能导致PSD[12-15]。总之,病灶部位与PSD的相关性仍有待更多的证据去证实或排除。

二、神经递质假说

抑郁产生的主要病理生理学基础是脑内5-羟色胺、去甲肾上腺素(Norepinephrine,NE)、多巴胺(Dopamine,DA)等单胺类神经递质代谢障碍。脑卒中病变损害5-羟色胺、NE、DA能神经元及其传导通路,使这些神经递质含量下降而导致PSD的发生。5-羟色胺再摄取抑制剂(Selective serotonin reuptake inhibitors, SSRIs)、5-羟色胺/NE再摄取抑制剂(5-Serotonin/NE reuptake inhibitors,SNRI)、去甲肾上腺素及特异性5-羟色胺抗抑郁药(Norepinephrine and specific 5-serotonin,NaSSA)等对PSD的良好疗效,也从精神药理层面支持了单胺类神经递质异常在PSD发病中的作用。研究显示,在急性脑卒中后5-羟色胺的代谢异常,尤其在边缘系统和中缝核5-羟色胺代谢显著下降[16,17]。DA的失活将导致快感缺失,这正是淡漠型PSD的主要行为特征。动物实验也证实,DA参与了PSD的发病,而通过脑深部电刺激伏隔核可以明显缓解快感缺失等难治性抑郁症状。目前,DA有关的代谢异常与PSD的关系研究较少,该通路的研究可能为PSD治疗开辟新的作用靶点[18,19]。

在中枢神经系统中，还广泛存在氨基酸类神经递质，根据其对中枢神经元作用的不同可分为兴奋性氨基酸如谷氨酸（Glutamate，Glu）和抑制性氨基酸如γ-氨基丁酸（GABA）。Glu是哺乳动物脑内最重要的兴奋性递质，是脑内神经元生长、发育、成熟、修复过程中重要的神经递质。同时，Glu也是一种潜在的神经毒素，当各种原因引起细胞外Glu大量积累，使神经元过度兴奋时，可能导致神经细胞死亡。Glu在中枢神经系统内的分布十分广泛，但不均匀，以大脑皮质、海马和纹状体内含量最高，而这些脑区与情感和精神活动密切相关，提示Glu可能参与情感障碍及PSD的发病过程。大量研究表明，缺血性脑卒中后，神经元释放Glu增加或胶质细胞重摄取Glu减少，脑脊液及外周血浆Glu水平显著升高。此外，精神药理学的研究表明，Glu的离子型受体N-甲基-D-天冬氨酸（N-methyl-D-aspartate，NMDA）受体拮抗剂氯胺酮具有快速抗抑郁作用，也为Glu系统循环障碍介导PSD的发生提供证据[20]。功能核磁1H-MRS研究结果也证实，PSD患者脑内可能存在Glu代谢异常[21]。由此推测，脑卒中可导致患者体内Glu系统循环障碍，影响情感调节中枢神经元的生存及可塑性，介导PSD的发生。但对Glu在PSD发病中的具体病理生理学作用及与其他神经递质之间的相互作用，目前仍不清楚。

三、细胞因子假说

既往研究发现，细胞因子网络异常参与抑郁症的发生，炎症细胞因子激活可通过影响单胺类神经递质代谢、激活下丘脑-垂体-肾上腺皮质轴、影响海马神经元可塑性等途径促发抑郁[22]。在脑卒中等应激状态下，中枢神经系统中的星形胶质细胞和小胶质细胞激活，产生各种细胞因子及其受体，包括白介素-1（Interleukin，IL-1）、IL-6、肿瘤坏死因子（Tumor necrosis factor，TNF-α）与干扰素（Interferon，IFN）等，其增高的细胞因子浓度与PSD的症状关联。以此为基础，有学者提出了PSD的细胞因子假说，认为卒中后炎症细胞因子（如IL-1、IL-6、IL-18、TNF-α等）分泌增多，导致了边缘系统炎性反应的增强和吲哚胺2，3-双加氧酶（Indoleamine 2，3-

dioxygenase,IDO)的广泛激活,继发边缘系统如额叶外侧皮质、颞侧皮质、基底节等部位的5-羟色胺耗竭,从而引起PSD的发生[23]。5-羟色胺的合成很大程度上依赖于其前体色胺酸(Tryptophan,TRP)浓度,而细胞因子激活TRP代谢酶IDO,IDO过度激活可分解TRP,使合成5-羟色胺的原料减少,导致脑内5-羟色胺合成明显下降;IDO代谢TRP生成犬尿氨酸和喹啉酸,这些代谢产物具有神经元毒性,可促进自由基产生,进一步导致神经细胞损害及PSD发生[24]。联合应用抗炎症因子及清除自由基药物可能为PSD防治开辟新的治疗途径。Craft等[25]在PSD大鼠模型中发现,侧脑室灌注IL-1受体拮抗剂可以逆转大鼠的PSD样行为,脑内IL-1的改变可能与PSD发生有关;Su等[26]发现PSD患者血清致炎性因子IL-6、IL-10、TNF-α、IFN-γ明显升高,进一步验证了PSD炎症细胞因子假说。PSD患者体内可能存在细胞因子网络稳态失衡,通过抗抑郁治疗,炎症细胞因子水平降低而抗炎症细胞因子水平升高,从而使细胞因子网络重新达到稳态,抑郁缓解[22]。目前,有关PSD的细胞因子假说,还需进一步通过动物实验及临床研究,探索PSD患者中炎症因子的变化特点及其在PSD发病中的作用来加以证实。

四、神经细胞再生与可塑性假说

海马神经再生障碍假说是抑郁症的病因假说之一,海马齿状回原位增殖的神经干细胞存活与分化成熟是神经细胞再生与可塑性的基础,也与海马依赖的学习记忆、抑郁的发生及抑郁的缓解密切相关[27]。已有大量证据支持此观点,影像学研究提示重度抑郁患者海马体积减小,动物应激模型中可进一步观察到海马超微结构的改变,包括海马神经元增殖减少、树突萎缩,这可能是重度抑郁患者海马体积减小的病理生理基础。而且,上述海马改变可被抗抑郁药物所逆转[28]。脑卒中后也同样存在海马神经重塑的动态转归过程,动物研究显示PSD大鼠与脑卒中模型大鼠相比,其海马齿状回原位增殖的神经干细胞存活降低,神经元分化比例下降,而西酞普兰可促进海马脑源性神经营养因子(Brain-derived neurotrophic factor,BDNF)表达,重新上调PSD大鼠海马齿状回的神经再生,缓解PSD症状[29]。因此,在PSD的发病中,海马神经元可塑性可能既是靶点也是调节点[30]。另外,功能磁共振研究发现,抑郁患者脑内神经元可塑性紊乱,神经元功能链接异常,静息态默认网络(Default mode network,DMN)功能异常,即抑郁症“DMN”假说:抑郁患者脑内DMN内功能连接(尤其扣带回、腹内侧额叶、海马、杏仁核等脑区之间联系)显著增高,与其消极悲观的情绪相关;前额叶背外侧皮质脑区活动降低,与快乐情绪及任务态活动相关[31]。应用氯胺酮快速抗抑郁治疗后,能降低DMN内功能连接,显著增加前额叶背外侧皮质脑区活动,促进患者从抑郁态转变为任务活动状态,改变神经元可塑性,并逆转海马或皮层神经元的萎缩,缓解抑郁情绪。目前,有关PSD与神经细胞再生与可塑性、脑内神经元功能链接异常的研究较少,有待进一步动物实验及临床研究证实。

五、遗传易感性假说

大量研究一致显示,PSD与脑卒中后神经功能缺损程度密切相关,其相关性甚至超过病变部位与PSD的关联,随着时间的延长,神经功能缺损程度对PSD的预测价值比病灶部位更大。另外,PSD也与既往重症抑郁史、神经质性格、认知损害、生活事件、社会支持不足等因素相关,这些既是PSD社会心理学机制的支持证据,同时也是抑郁症与PSD共同的易感危险因素,提示PSD患者也可能存在与抑郁症相关的遗传易感因素;PSD可被解释为脑卒中事件触发了易感个体发生了抑郁症,同时功能残疾、生活事件、社会支持不足等因素作为应激因素促发了PSD[32,33]。因此,PSD遗传易感性研究围绕抑郁症遗传相关基因开展,有较多证据支持的是单胺类神经递质代谢通路相关基因及海马神经元可塑性相关基因。部分研究提示,5-羟色胺转运体基因启动子区多态性(5-羟色胺TLPR)与PSD相关,携带S等位基因及S/S基因型的人更容易患PSD,也有部分学者持相反意见[33,34]。BDNF是神经营养家族的重要成员,对神经元的生长、分化、存活及损伤后修复有重要的作用,BDNF基因是抑郁障碍的易感基因,BDNF

基因的Val66Met变异导致含有MetBDNF的囊泡不能正确加工和到达神经树突细胞的突触,从而引起中枢BDNF的低表达,影响神经元的功能,导致抑郁发生。Met基因是否为抑郁易感基因,目前结论还不一致。有关BDNF基因Val66Met多态性与PSD研究较少,Kohen等[35]和Kim等[36]在韩国人群研究显示,BDNF基因Val66Met多态性与PSD相关,且与5-羟色胺R2A基因多态性存在相互作用。另外,围绕细胞炎症因子、5-羟色胺代谢有关基因与PSD的遗传易感性也有报道,但研究极少。对PSD遗传易感性的研究有助于早期预测、识别PSD高危人群并进行预防。

PSD病因复杂,不是单纯生物学或心理学因素的结果,而是上述多种因素共同作用的结果。对遗传易感个体,脑卒中病灶破坏了神经调节通路的化学结构,导致神经递质功能失常,引起神经重塑、炎症反应等变化;突如其来的脑卒中及神经功能障碍作为严重的应激因素,引发了相应的神经内分泌免疫细胞因子网络功能紊乱,促发神经重塑、炎症反应、神经递质代谢紊乱等与PSD发病相关的病理生理改变。在整个PSD发病过程中,这些因素相互作用,因此深入了解PSD发病中各种致病因素的相互作用和相对贡献,有助于更好地预防和治疗PSD。

参考文献

[1] Robinson RG, Spalletta G. Poststroke depression: A Review[J]. Can J Psychiatry, 2010, 55(6):341-349.

[2] Rashid N, Clarke C, Rogish M. Post-stroke depression and expressed emotion[J]. Brain Inj, 2013, 27(2):223-238.

[3] Tirschwell DL, Mitchell PH. Stroke: understanding and easing the burden of poststroke depression[J]. Nat Rev Neurol, 2011, 7(1):12-13.

[4] Hecht D. The neural basis of optimism and pessimism[J]. Exp Neurobiol, 2013, 22(3):173-199.

[5] Drevets WC, Price JL, Furey ML. Brain structural and functional abnormalities in mood disorders: implications for neurocircuitry models of depression

[J]. Brain Struct Funct, 2008, 213(1/2):93-118.

[6] Robinson RG, Starr LB, Lipsey JR, et al. A two year longitudinal study of post-stroke mood disorders: dynamic changes in associated variables over the first six months of follow-up[J]. Stroke, 1984, 15(3):510-517.

[7] Singh A, Black SE, Herrmann N, et al. Functional and neuroanatomic correlation in poststroke depression: the sunnrybrook stroke study[J]. Stroke, 2000, 31(3):637-644.

[8] Nys GM, van Zandvoort MJ, van der Worp HB, et al. Early depressive symptoms after stroke: neuropsychological correlates and lesion characteristics[J]. J Neurol Sci, 2005, 228(1):27-33.

[9] Murakami T, Hama S, Yamashita H, et al. Neuroanatomic pathways associated with poststroke affective and apathetic depression [J]. Am J Geriatr Psychiatry, 2013, 21(9):840-847.

[10] Bhogal SK, Teasell R, Foley N, et al. Lesion location and poststroke depression: systematic review of the methodological limitations in the literature[J]. Stroke, 2004, 35(3):794-802.

[11] Tang WK, Lu JY, Chen YK, et al. Association of frontal subcortical circuits infarcts in poststroke depression: a magnetic resonance imaging study of 591 Chinese patients with ischemic stroke[J]. J Geriatr Psychiatry Neurol, 2011, 24(1):44-49.

[12] Zhang T, Jing X, Zhao X, et al. A prospective cohort study of lesion location and its relation to post-stroke depression among Chinese patients[J]. J Affect Disord, 2012, 136(1/2):e83-e87.

[13] Tang WK, Chen YK, Liang H, et al. Cerebral microbleeds as a predictor of 1-year outcome of poststroke depression[J]. Stroke, 2014, 45(1):77-81.

[14] Xekardaki A, Santos M, Hof P, et al. Neuropathological substrates and structural changes in late - life depression: the impact of vascular burden [J]. Neuropathol, 2012, 124(4):453-464.

[15] Santos M, K vari E, Gold G, et al. The neuroanatomical model of post-

stroke depression: towards a change of focus[J]. J Neurol Sci, 2009, 283(1/2):158-162.

[16] Loubinoux I, Kronenberg G, Endres M, et al. Post-stroke depression: mechanisms, translation and therapy[J]. J Cell Mol Med, 2012, 16(9):1961-1969.

[17] Hayley S, Litteljohn D. Neuroplasticity and the next wave of antidepressant strategies[J]. Front Cell Neurosci, 2013, 7:218.

[18] Kronenberg G, Balkaya M, Prinz V, et al. Exofocal dopaminergic degeneration as antidepressant target in mouse model of poststroke depression [J]. Biol Psychiatry, 2012, 72(4):273-281.

[19] Bewernick BH, Hurlemann R, Matusch A, et al. Nucleus accumbens deep brain stimulation decreases ratings of depression and anxiety in treatment resistant depression[J]. Biol Psychiatry, 2010, 67(2):110-116.

[20] Scheidegger M, Walter M, Lehmann M, et al. Ketamine decreases resting state functional network connectivity in healthy subjects: implications for antidepressant drug action[J]. PLoS One, 2012, 7(9):e44799.

[21] Wang X, Li YH, Li MH, et al. Glutamate level detection by magnetic resonance spectroscopy in patients with post-stroke depression [J]. Eur Arch Psychiatry Clin Neurosci, 2012, 262(1):33-38.

[22] Catena-Dell'Osso M, Bellantuono C, Consoli G, et al. Inflammatory and neurodegenerative pathways in depression: a new avenue for antidepressant development[J]. Curr Med Chem, 2011, 18(2):245-255.

[23] Spalletta G, Bossù P, Ciaramella A, et al. The etiology of poststroke depression: a review of the literature and a new hypothesis involving inflammatory cytokines[J]. Mol Psychiatry, 2006, 11(11):984-991.

[24] Maes M, Leonard BE, Myint AM, et al. The new '5-HT' hypothesis of depression: cell-mediated immune activation induces indoleamine 2,3-dioxygenase, which leads to lower plasma tryptophan and an increased synthesis of detrimental tryptophan catabolites (TRYCATs), both of which contribute to the onset of depression[J]. Prog Neuropsychopharmacol Biol Psychiatry, 2011, 35(3):702-721.

[25] Craft TK, DeVries AC. Role of IL-1 in poststroke depressive-like behavior in mice[J]. Biol Psychiatry, 2006, 60(8):812-818.

[26] Su JA, Chou SY, Tsai CS, et al. Cytokine changes in the pathophysiology of poststroke depression[J]. Gen Hosp Psychiatry, 2012, 34(1):35-39.

[27] Spalding KL, Bergmann O, Alkass K, et al. Dynamics of hippocampal neurogenesis in adult humans[J]. Cell, 2013, 153(6):1219-1227.

[28] Arnone D, McKie S, Elliott R, et al. State - dependent changes in hippocampal grey matter in depression[J]. Mol Psychiatry, 2013, 18(12): 1265-1272.

[29] Zhang ZH, Wu LN, Song JG, et al. Correlations between cognitive impairment and brain derived neurotrophic factor expression in the hip-pocampus of post-stroke depression rats[J]. Mol Med Rep, 2012, 6(4):889-893.

[30] Masi G, Brovedani P. The hippocampus, neurotrophic factors and depression: possible implications for the pharmacotherapy of depression [J]. CNS Drugs, 2011, 25(11):913-931.

[31] Sheline YI, Barch DM, Price JL, et al. The default mode network and self-referential processes in depression[J]. Proc Natl Acad Sci U S A, 2009, 106(6): 1942-1947.

[32] De Ryck A, Fransen E, Brouns R, et al. Psychosocial problems associated with depression at 18 months poststroke [J]. Int J Geriatr Psychiatry, 2014, 29(2):144-152.

[33] Pearson-Fuhrhop KM, Kleim JA, Cramer SC. Brain plasticity and genetic factors[J]. Top Stroke Rehabil, 2009, 16(4):282-299.

[34] Fang J, Yan W, Jiang GX, et al. Serotonin transporter gene polymorphism in Chinese patients with poststroke depression: a case - control study [J]. Stroke, 2011, 42(5):1461-1463.

[35] Kohen R, Cain KC, Mitchell PH, et al. Association of serotonin transporter gene polymorphisms with poststroke depression[J]. Arch Gen Psychiatry, 2008, 65(11):1296-1302.

[36] Kim JM, Stewart R, Bae KY, et al. Serotonergic and BDNF genes and risk of depression after stroke[J]. J Affect Disord, 2012, 136(3):833-840.

(曹金霞)

第四节 脑卒中后抑郁的评估和诊断

脑卒中后抑郁(PSD)是脑卒中后常见的精神疾病之一,不仅影响脑卒中后患者神经功能的恢复,降低患者的生活质量,而且增加患者死亡率[1]。PSD发病率为5%～67%,严重抑郁者达9%～26%,急性期发病率为16%～52%,脑卒中后2年内PSD发病率达18%～55%[2]。PSD发生率随着脑卒中后不同阶段呈现动态变化,脑卒中后3个月内PSD发生率为25%,到12个月时降到16%,2年时又增加到19%,脑卒中3年后,发生率再次增加并稳定在30%左右[3]。其发生率的各项研究所得结果差异较大,可能与缺乏统一的诊断标准,使用心理测量工具不一,评估者之间的不一致,脑卒中本身引起患者失语、失认等因素有关。现将PSD的评估工具和诊断方法作简要介绍。

一、PSD的评估

临床上常用的评估工具主要有自评量表和他评量表两种。自评量表是患者根据对问题的理解来选择最适合自身状况的选项,是患者自己对于心理问题的审视和评估。他评量表是建立在访谈的基础上,由经验丰富的医师或康复治疗师等对患者进行评估。他评量表对评估者有一定要求,花费时间相对较长。鉴于脑卒中后患者失语的发生率为20%～38%[4,5],为了对脑卒中后失语患者进行及时准确的心理测评,有学者还研发了专门针对脑卒中后失语患者的评估量表。

（一）非失语患者自评量表

1. 宗氏抑郁自评量表(SDS)：该量表是Zung[6]于1965年制定的，共包含20个项目，各条目均有4级评分。其特点是使用简便，并能相当直观地反映抑郁患者的主观感受，主要适用于具有抑郁症状的成年人，包括门诊及住院患者。但是对于有严重迟缓症状的抑郁患者评定有困难。同时，SDS对于文化程度较低或智力水平稍差的患者使用效果不佳。

2. 贝克抑郁自评量表(BDI)：此量表由Beck等[7]于1961年编制，有13项和21项两个版本，按0～3分4级评分，是PSD自评量表中常用的工具之一。但该量表中的部分条目，如容易疲乏、对健康状况的担心、食欲差等可能由脑卒中本身所致，因此缺乏特异性。

3. 9条目患者健康问卷(Patient health questionnaire 9, PHQ-9)：是由美国精神障碍诊断统计手册第4版(DSM-4)衍生的抑郁筛查工具，由DSM-4抑郁症诊断的9条症状学标准构成，评估患者过去2周症状出现的频率。Williams等[8]在脑卒中人群中进行的PHQ-9问卷筛查抑郁的信效度研究结果显示，以DSM-4抑郁临床定式检查(Standard structure clinical interview for depression，SCID)为参照，以10分为截点，PHQ-9的灵敏度为91%，特异度为89%。因为其简单易用，而且信效度好，PHQ-9被推荐用于PSD患者的筛查。

4. 流调用抑郁自评量表(Center for epidemiological survey-depression scale，CES-D)：由美国国立精神卫生研究所Sirodff编制于1977年，原名为流行病学研究中心抑郁量表[9]。本量表被广泛地用于流行病学调查，筛查出有抑郁症状的对象，以便进一步检查确诊。也有人用作临床检查，评定抑郁症状的严重程度。与其他抑郁自评量表相比，CES-D更着重于个体的情绪体验，较少涉及抑郁时的躯体症状。

5. 综合医院焦虑抑郁量表(HADS)：包括焦虑和抑郁两个亚量表，分别针对焦虑(A)和抑郁(D)提问，各7道题。焦虑和抑郁亚量表的分值区分为：0～7分属无症状；8～10分属可疑存在；11～21分属肯定存在；在评分时,以8分为起点,即可疑及有症状者均为阳性[10]。

6. 抑郁症状快速自评量表(Quick inventory of depressive symptomatology,QIDS):目前为16项版本,是由1996年Rush等研制的30项版本经过修订而来,有自评和他评两个版本,16项版本的QIDS根据DSM-4中抑郁症诊断的症状标准分为9个条目,每个条目有0～3分4级评分标准,总分为0～27分,总分越高抑郁严重程度越重[11]。16项版本的QIDS与30项版本的QIDS及HAMD-24相比,16项版本QIDS有较好的信效度,主要用于抑郁症的评估,尚未见在PSD患者中的应用。

7. 脑卒中后抑郁评估量表(Post-stroke depression rating scale,PSDS):是我们研究团队在对既往抑郁量表进行分析、整理的基础上,由国内65位副高级职称以上的神经科和精神专家,根据临床经验对初筛的条目进行再次选择,统计分析后对各条目按选择次数由高到低排序,最终被纳入选择次数超过总数一半的前8个条目。各条目有0～3分4级评分标准,总分为0～24分,分数越高表示抑郁程度越重。对该量表在急性及慢性脑卒中患者中的信效度进行分析,结果显示有良好的信效度,适合在中国脑卒中人群中进行使用和推广[12]。

(二)非失语患者他评量表

1. 汉密尔顿抑郁量表(HAMD):由Hamilton[13]于1960年编制,该量表有17项、21项和24项三种版本,采用0～4分5级评分;该量表为临床、科研中抑郁严重程度和抗抑郁疗效评估研究中最常用的他评量表,但是于该量表评估花费的时间长,对评估者专业能力的要求,限制了它作为筛查工具的使用。

2. 蒙哥马利抑郁评定量表(MADRS):由Montgomery等[14]于1979年编制,也是用于评估抑郁严重程度的量表。较HAMD项目少,共10项,按0～6分7级评分,每次评估需要20～60 min。它主要由抑郁核心症状条目构成,覆盖的躯体症状少,既往较少用于PSD的研究。

3. 脑卒中后抑郁分级量表(PSDS):由Gainotti等[15]在1997年编制,是针对脑卒中患者进行抑郁评估的他评量表。共10项，采用0～5分6级评分。该量表引入了一些新的卒中相关的抑郁症状，包括灾难性反应、淡漠、过度情绪化等。目前，关于该量表的数据有限，还需要大样本的循证医学研究对其进行考证。

4. 临床综合印象等级量表（Clinical comprehensive impression scale，CGI）：该量表根据患者的面部表情和患者家属或护工提供的信息进行评估。此量表可以分为CGI-S和CGI-I，包括7个疾病等级，评估用时较短，约1～2 min即可完成，CGI-S对卒中急性期及1～6个月患者的可行性为100%，与MADRS相似，对能独立完成答卷的患者准确率较高。但此量表主要用于精神分裂症患者的精神病理研究以及药物试验研究[16]。

（三）失语患者评估量表

1. 视觉模拟情绪量表（Visual analog emotion scale，VAMS）：有8个独立的条目，分别测量情绪低落、愤怒、紧张、害怕、烦躁、疲劳、高兴和精力[17]。在100 mm垂直线顶端画有一个表示中性的面部表情符，而下端画有代表情绪的面部表情符，表示相应意义的词语被写在示意图上面或下面。患者被要求在垂直线上做一个标记来表示自己的情绪状况，是失语患者的自评量表。

2. 抑郁程度圆形量表（Depression intensity scale circles，DISCs）：用于脑损伤后伴有认知或语言表达障碍无法完成视觉评估的患者[18]。该量表是由暗背景逐渐扩大的6个圆组成，表示0～10的分值范围，随着暗背景的逐步扩大，代表抑郁的程度越重。

3. 脑损伤患者抑郁评估量表（Brain injury patients depression rating scale，SADBD）：分为3个分量表，由9个条目组成的自知力问卷，用于评定患者神经功能中理解力缺损的程度；经过修正的包含20个条目的HAMD；21条目版本的BDI。SADBD充分考虑到患者抑郁情绪的躯体表现和心理表现，可以全面、可靠地提供患者的情感状态。整个量表评估完成时间大概需要45～60 min。

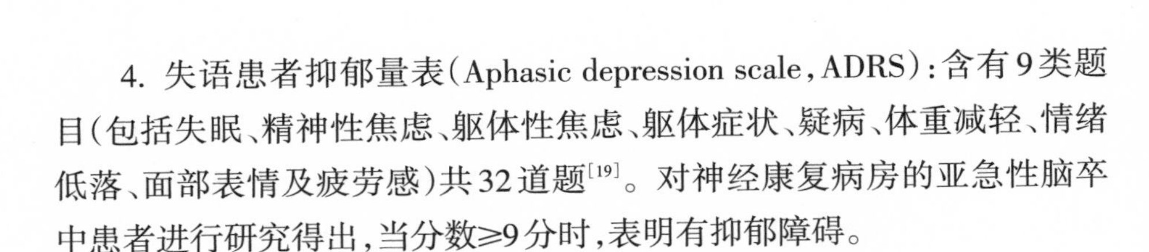

4. 失语患者抑郁量表（Aphasic depression scale，ADRS）：含有9类题目（包括失眠、精神性焦虑、躯体性焦虑、躯体症状、疑病、体重减轻、情绪低落、面部表情及疲劳感）共32道题[19]。对神经康复病房的亚急性脑卒中患者进行研究得出，当分数≥9分时，表明有抑郁障碍。

5. 失语患者抑郁调查问卷（Stroke aphasic depression questionnaire，SADQ）：包含有21个条目，每个条目代表患者一种行为。采用0～3分4级评分法，分别代表患者在过去1周发生相关条目行为的频率，原始综合分是0～63分。Sutcliffe等[20]通过曼-惠特尼U检验（Mann-Whitney U test）发现有11个条目不能很好地区分抑郁和非抑郁患者，被删除后形成了SADQ10-C版本，并对条目和回答选项的措辞进行了修改，以使其更适用于失语患者，且信度和效度检验均得到较为满意的效果。

6. 抑郁的护理等级量表（Nursing rating scale for depression，NRSD）：对失语患者抑郁症状的评估范围比较广泛，无须通过交流即可完成。在某种程度上，由于看护者受患者的情绪或心理负担的影响，护理者的回答与患者的回答是不同的；但是护理者对患者的某些躯体症状，如失眠的评估等比较合理。NRSD适用于评估导致抑郁的躯体症状和非语言性行为。

此外，针对脑卒中后的危险因素，有学者研制出了脑卒中后抑郁预测量表，并依此建立卒中后抑郁临床预测模型[21]。该量表共有4个条目，分别为抑郁或精神疾病病史、高血压病史、心绞痛病史和脑卒中后1周内日常生活穿衣的帮助程度，并依据各条目对PSD的影响程度赋予相应分值，2分作为预测PSD发生的界限值，可在卒中后1周内对患者进行预测评估。但此量表有待进一步研发和大规模临床验证。

二、PSD的诊断

目前，国内外关于PSD研究的文献，除了部分使用的是DSM-4中抑郁症的诊断标准外，有些仅仅依靠症状量表作为PSD的诊断标准。Cumming等[22]对DSM-4中症状标准进行研究发现，PSD和抑郁症组反应快感缺失的感觉缺乏存在显著差异；Spalletta等[23]发现自罪自责症状对两组患者的诊断效力不足。一项PSD和原发性抑郁临床特征比较的研究发现，PSD患者中迟缓/精神运动性迟滞多见，而原发性抑郁患者有更多的快感缺失、悲观、自杀想法和更严重的注意力集中障碍[24]。Gainotti等[15]的研究显示，PSD患者比原发性抑郁患者更可能出现灾难性反应、激越和情绪波动。此外，Robinson等[25]将PSD分为轻、重两型。轻型PSD的诊断标准为DSM-3中恶劣心境的诊断标准，重型PSD的诊断标准为抑郁症的诊断标准。由上可知，对于PSD诊断需注意以下问题：首先，抑郁症中症状学标准，如能力下降、体重减轻、哭泣（病例性哭泣）等症状，可能是由脑卒中所致，脑卒中所致的神经功能缺损症状，可能对PSD有一定混杂作用；其次，一些症状，如容易疲乏、淡漠等，可能为脑卒中后疲乏、卒中后淡漠等并发症，而非PSD症状，即如何科学准确地进行不同并发症之间的鉴别诊断极为重要；再次，PSD患者可能有不同抑郁症的核心症状群，应在该特异症状基础上建立PSD的诊断。因此，规范PSD的诊断标准对于科研和临床工作极为重要。

目前，我们正在开发面部表情识别系统，通过多维度的表情识别，辨别患者是否存在情绪低落、负性情绪偏向等抑郁症的核心症状，其客观性和有效性已经广泛得到了国外研究的证实[26]。该系统基于大量临床数据，结合专家经验知识，可成为较为规范的诊断辅助手段，对PSD的诊断将起到重要的参考作用。同时，基于统计模型的计算机自动情绪分析，避免了医师主观偏倚的弊端，具备客观性。表情识别系统自动采集视频，语音等数据，不需要患者配合，不干扰正常治疗和休养，设备无侵入性。表情识别系统可持续工作，获得的诊断数据能更好地反映病情的发展变化，具备连续性[27]。在PSD的研究过程中，积极引入以上辅助检查手段，将为PSD诊断标准基础上逐步引入客观指标提供研究依据。

综上所述，PSD的评估工具多种多样，寻找反映疾病特异性的、科学有效的、广泛公认的评估工具，规范PSD的诊断标准是探讨疾病的流行病学特征、发病机制、预防和治疗的基石，并将极大推进PSD的临床诊治工作。

参考文献

[1] Hackett ML, Yapa C, Parag V, et al. Frequency of depression after stroke: a systematic review of observational studies[J]. Stroke, 2005, 36(6):1330-1340.

[2] Ferro JM, Caeiro L, Santos C. Poststroke emotional and behavior impairment: a narrative review[J]. J Cerebrovasc Dis, 2009, 27(Suppl 1):197-203.

[3] Astrom M, Adolfsson R, Asplund K. Major depression in stroke patients A 3-year longitudinal study[J]. Stroke, 1993, 24(7):976-982.

[4] Pedersen PM, Jorgensen HS, Nakayama H, et al. Aphasia in acute stroke: incidence, determinants, and recovery[J]. Ann Neurol, 1995, 38(4):659-666.

[5] Engelter ST, Gostynski M, Papa S, et al. Epidemiology of aphasia attributable to first ischemic stroke: incidence, severity, fluency, etiology, and thrombolysis[J]. Stroke, 2006, 37(6):1379-1384.

[6] Zung WW. A self-rating depression scale[J]. Arch Gen Psychiatry, 1965, 12(1):63-70.

[7] Beck AT, Ward CH, Mendelson M, et al. An inventory for measuring depression[J]. Arch Gen Psychiatry, 1961, 4(6):561-571.

[8] Williams LS, Brizendine EJ, Plue L, et al. Performance of the PHQ-9 as a screening tool for depression after stroke[J]. Stroke, 2005, 36(3):635-638.

[9] Radloff LS. The CES-D scale: A Self-Report Depression Scale for Research in the General Population[J]. Applied Psychological Measurement, 1977, 1(3):385-401.

[10] Snaith RP, Zigmond AS. The hospital anxiety and depression scale[J]. Br Med J (Clin Res Ed), 1986, 292(6516):344.

[11] Rush AJ, Trivedi MH, Ibrahim HM, et al. The 16-Item Quick Inventory of Depressive Symptomatology (QIDS), clinician rating (QIDS-C), and self-report (QIDS-SR): a psychometric evaluation in patients with chronic major depression[J]. Biol psychiatry, 2003, 54(5):573-583.

[12] Yue Y, Liu R, Lu J, et al. Reliability and validity of a new post-stroke

depression scale in chinese population[J]. J Affect Disorders,2014,174c:317-323.

[13] Hamilton M. A rating scale for depression [J]. J Neurol Neurosurg Psychiatry, 1960, 23(1):56-62.

[14] Montgomery SA, Asberg M. A new depression scale designed to be sensitive to change[J]. Br J Psychiatry, 1979, 134(4):382-389.

[15] Gainotti G, Azzoni A, Razzano C, et al. The Post-Stroke Depression Rating Scale: a test specifically devised to investigate affective disorders of stroke patients[J]. J Clin Exp Neuropsychol, 1997, 19(3):340-356.

[16] Khan A, Brodhead AE, Kolts RL. Relative sensitivity of the Montgomery Asberg depression rating scale, the Hamilton depression rating scale and the Clinical Global Impressions rating scale in antidepressant clinical trials: a replication analysis [J]. Int Clin Psychopharmacol, 2004, 19(3):157-160.

[17] Arruda JE, Stern RA, Somerville JA. Measurement of mood states in stroke patients: validation of the visual analog mood scales [J]. Arch Phys Med Rehabil, 1999, 80(6):676-680.

[18] Turner-Stokes L, Kalmus M, Hirani D, et al. The Depression Intensity Scale Circles (DISCs): a first evaluation of a simple assessment tool for depression in the context of brain injury[J]. J Neurol Neurosurg Psychiatry, 2005, 76(9):1273-1278.

[19] Benaim C, Cailly B, Perennou D, et al. Validation of the aphasic depression rating scale[J]. Stroke, 2004, 35(7):1692-1696.

[20] Sutcliffe LM, Lincoln NB. The assessment of depression in aphasic stroke patients: the development of the Stroke Aphasic Depression Questionnaire [J]. Clin Rehabil, 1998, 12(6):506-513.

[21] de Man-van Ginkel JM, Hafsteinsdottir TB, Lindeman E, et al. In-hospital risk prediction for post-stroke depression: Development and Validation of the Post-stroke Depression Prediction Scale[J]. Stroke, 2013, 44(9):2441-2445.

[22] Cumming TB, Churilov L, Skoog I, et al. Little evidence for different phenomenology in poststroke depression[J]. Acta psychiatr Scand, 2010, 121(6):

424-430.

[23] Spalletta G, Ripa A, Caltagirone C. Symptom profile of DSM-IV major and minor depressive disorders in first-ever stroke patients [J]. Am J Geriatr Psychiatry, 2005, 13(2):108-115.

[24] Lipsey JR, Spencer WC, Rabins PV, et al. Phenomenological comparison of poststroke depression and functional depression[J]. Am J Psychiatry, 1986, 143 (4):527-529.

[25] Robinson RG, Starr LB, Kubos KL, et al. A two-year longitudinal study of post-stroke mood disorders: findings during the initial evaluation[J]. Stroke, 1983, 14(5):736-741.

[26] Reed LI, Sayette MA, Cohn JF. Impact of depression on response to comedy: a dynamic facial coding analysis[J]. J Abnorm Psychol, 2007, 116(4):804-809.

[27] Huang KQ, Wu Z, Wang Q. Image enhancement based on the statistics of visual representation[J]. Image and Vision Computing, 2005, 23(1):51-57.

(袁勇贵)

第五节　脑卒中后抑郁的治疗

脑卒中后抑郁(PSD)是脑卒中后常见精神疾病之一,约有1/3的脑卒中患者在其后不同阶段罹患PSD[1]。PSD极大影响脑卒中患者神经功能恢复,增加致残率、病死率,降低患者生活质量,给家庭和社会带来沉重负担[2]。目前,对于PSD的治疗尚无定论,较多学者认为,及时合理的抗抑郁治疗不仅有助于患者精神症状的恢复,而且对其神经功能康复也有积极影响,可改善其长期预后。因此,对PSD进行早期积极治疗无疑是非常重要的。

一、药物治疗

（一）不同抗抑郁剂对PSD的疗效

对于确诊的PSD患者首选抗抑郁剂治疗，已获得普遍认可。尽管已证实三环类抗抑郁药（Tricyclic antidepressants，TCAs）对PSD有效，但因其自身的不良反应，目前在临床已很少使用。现已有小样本的临床对照研究显示，选择性5-羟色胺再摄取抑制剂（SSRIs），5-羟色胺和去甲肾上腺素再摄取抑制剂（SNRI）、NE和特异性5-羟色胺抗抑郁药物（NaSSA）均能有效治疗PSD。

1. SSRIs：是20世纪80年代开发并逐步用于临床的一类新型抗抑郁剂。临床常用的有氟西汀、帕罗西汀、舍曲林、氟伏沙明和西酞普兰。这类药物选择性抑制突触前膜对5-羟色胺的再摄取，对NE影响很小，几乎不影响多巴胺（DA）的回收。其中帕罗西汀、氟伏沙明有轻度的抗胆碱能作用。

（1）氟西汀：其半衰期较长，活性代谢产物的半衰期可达7～15 d。在强迫症、贪食症及减肥的治疗中，服用剂量相对较大。对肝脏CYP2D6酶抑制作用较强，与其他有关药物合用时应注意配伍禁忌。短期（3个月）治疗的双盲对照研究发现，治疗4周时氟西汀和安慰剂疗效相当，但氟西汀较安慰剂有预防复发的作用[3]；另一大样本（290例脑卒中患者）的临床研究发现，在相似的脑卒中严重程度下，PSD较非PSD患者的日常生活能力显著下降，且表现出更严重的残疾程度，对于PSD患者主要采用氟西汀抗抑郁治疗，结果显示，抗抑郁剂治疗后抑郁症状改善，且无明显不良反应[4]。Yi等[5]通过对10个生物医学数据库进行检索后，纳入11项共600例患者的氟西汀随机对照试验进行Meta分析，结果显示氟西汀疗效优于安慰剂，9项研究发现氟西汀可显著减轻抑郁症状，且疗效呈时间依赖效应，而无明显不良反应，但未发现其对患者的神经功能和日常生活能力的恢复有益。

(2)西酞普兰:我们实验组通过制作PSD的动物模型,并给予西酞普兰抗抑郁治疗的研究发现,西酞普兰可促进大鼠海马齿状回5-羟色胺受体基因和蛋白的表达,继而促进海马神经再生,揭示该作用可能为西酞普兰抗抑郁的分子机制[6]。两项关于西酞普兰的Meta分析研究结果相悖,王刚平[7]对纳入6项研究的Meta分析发现,西酞普兰与对照药物疗效相当;而阳中明等[8]则发现,西酞普兰的抗抑郁效应显著优于其他抗抑郁剂。

(3)舍曲林:因其心脏不良反应较小,故适用于伴发多种类型躯体疾病的抑郁症患者。Spalletta等[9]对20例中重度的PSD患者进行剂量为50～100 mg的舍曲林治疗,在不同时间点进行随访研究发现,舍曲林可有效缓解抑郁症状;此外,还发现长期(56 d)使用舍曲林对患者的总体认知功能和神经功能恢复均起到积极作用。

(4)帕罗西汀:有较好的抗抑郁和抗焦虑作用,故对焦虑症状明显的患者可考虑使用该抗抑郁剂治疗。在PSD研究中,Horvath等[10]进行的开放式临床多中心的26周帕罗西汀随访治疗发现,帕罗西汀可显著改善患者的抑郁症状,8周时显效率达93.1%,临床状态(临床总体印象量表)改善率达92.8%,简易智力状态分数显著提高;该大样本(788例PSD患者)的临床研究充分显示,帕罗西汀可有效改善患者的情绪、认知、神经功能和生活质量。

2. SNRI:包括文拉法辛和度洛西汀。文拉法辛常用剂量为75～225 g/d,常见不良反应有恶心、呕吐、口干、食欲减退、便秘、失眠、头昏等;个别患者有血压升高,在用文拉法辛治疗PSD时,需注意监测血压。Kucukalic等[11]对30例PSD患者进行3个月文拉法辛治疗发现,治疗组患者抑郁症状显著改善,且无难以忍受的不良反应发生。2002年Smith等[12]纳入32个随机对照研究的Meta分析发现,文拉法辛治疗PSD较SSRIs更有效。

(二)抗抑郁剂疗程

关于抗抑郁剂治疗的时效性存在争议。Fruehwald等[3]在一项随访研究中发现，脑卒中后服用3个月氟西汀的PSD患者，18个月时的情绪改善及神经功能恢复状况甚为明显，而早期服药时则与对照组无明显差异。该研究结果提示，早期服药的效果可能为多种临床因素所掩盖，PSD是否需要像抑郁症一样进行急性期、巩固期和维持期足疗程治疗，仍需进一步研究证实。

二、非药物治疗

（一）心理治疗

由于PSD的发生是生物、心理、社会等多因素综合作用的结果，因此，心理治疗在PSD的治疗中亦很重要。PSD的治疗方法主要有需较长治疗疗程的认知行为治疗（Cognitive behavioral therapy，CBT）。PSD患者在控制行为的自我强化反馈过程中，倾向于消极判断，并对负性结果有偏向反馈，从而导致患者出现相应的消极预期。CBT就是在帮助患者纠正这些错误认知方式的基础上给予一系列矫正技术。虽然CBT在PSD中应用的研究较少，且有些研究并未发现其对PSD治疗有效[13]，但Broomfield等[14]研究显示，通过对脑卒中患者抑郁易感性分析后认为，针对患者的特定情况采用不同治疗技术（动机访谈、悲伤辨别、选择性优化补偿、认知缺陷改变和执行技能培训）的个体化CBT治疗，将对PSD患者产生重要影响。

（二）重复经颅磁刺激治疗

重复经颅磁刺激（Repetitive transcranial magnetic stimulation，rTMS）疗法具有非侵入性、无痛性和安全的特点，是抗抑郁治疗的一种新手段，对于抗抑郁剂治疗无效的患者可尝试该治疗方法。Jorge等[15]通过随机平行的双盲研究探讨其对难治性PSD患者的疗效及安全性，结果显示，中断抗抑郁药后，患者随机接受左前额叶的10次真、假rTMS刺激，发现真刺激组抑郁症状显著改善，且疗效不受患者的年龄、脑卒中的类型和位置、刺激部位与前额皮质距离的影响，而且对患者认知功能无影响。

(三) 电休克治疗

随着无抽搐电休克(Electric shock treatment,EST)治疗的出现,这一疗法在临床上应用日益广泛。有严重自杀念头、对药物不能耐受和难治性PSD的患者,均可选用EST。但EST治疗常导致或加重认知功能障碍,故不作为PSD的首选治疗方法。Currier等[16]对20例患者进行EST治疗后发现,19例患者抑郁症状得到明显改善,5例患者出现了EST相关并发症,7例患者出现复发,且复发多发生于EST治疗4个月后。

(四) 其他

聂荣容等[17]通过针灸调肝固本法治疗123例PSD患者发现,针灸组和针药组在提高Barthel指数、减少中医脾胃症候评分、减少不良反应表评分方面优于单纯药物组,提出针灸调肝固本法抗抑郁疗效肯定,安全性高。

三、预防性治疗

虽然PSD具有很高的发生率,但针对脑卒中患者是否需要预防性用药一直存在争议。Robinson等[18]对脑卒中患者预防性应用艾司西酞普兰和问题解决治疗方法观察对PSD的预防作用,发现药物和心理治疗组均可有效降低12个月时PSD的发生率,但对患者采用意向性治疗保守分析方法并未发现问题解决办法较安慰剂有效。预防性服用盐酸舍曲林的患者与服用安慰剂患者相比,心血管并发症二次住院率显著降低。舍曲林具有抗血小板聚集和血管内皮保护功能,对有冠状动脉粥样硬化性心脏病等其他血管危险因素伴脑卒中的患者可能有额外裨益[19]。长期随访发现,在脑卒中后的前6个月,开始用去甲替林或者氟西汀进行预防性抗抑郁治疗,可提高抑郁患者或者非抑郁患者的存活率[20,21]。米氮平预防性治疗的研究也证实,对于缺血性脑卒中患者,抗抑郁剂的积极使用可显著减少PSD发生率[22]。抗抑郁剂治疗除了具有抗抑郁作用外,还具有促进认知和神经功能恢复的作用。动物实验研究发现,在卒中早期恢复阶段,大脑皮层和海马区神经营养因子表达增高,促使突触发生和轴突萌芽均显著增加,对脑卒中康复治疗有益[2]。以上这些研究均表明抗抑郁药预防干预的时机至关重要,早期治疗使患者获益。

然而荟萃分析研究的结果则互相矛盾,Chen等[23]的荟萃分析显示,抗抑郁药显著减少PSD的发生率,尤其对缺血性脑卒中患者;而Hackett等[24]的荟萃分析提示,无证据显示抗抑郁剂可预防PSD,相反却增加了不良事件的发生风险,进而指出抗抑郁剂不应用于PSD的预防。此外,有关脑卒中后康复锻炼的Meta分析显示,脑卒中后亚急性及慢性期的锻炼可预防抑郁症状的发生,但是该预防效应随着锻炼的停止而消失[25]。

总之,PSD作为脑卒中后常见的情感障碍,必须重视其对脑卒中患者以及家庭、社会的负性影响。目前,临床上急切需要抗抑郁剂治疗和预防性治疗PSD的前瞻性大样本临床病例对照研究,以获得可靠的研究数据,促进脑卒中患者神经功能的康复,这也是脑卒中单元建设的重要组成部分,具有重要的临床意义和价值。

参考文献

[1] Hackett ML, Yapa C, Parag V, et al. Frequency of depression after stroke: a systematic review of observational studies[J]. Stroke, 2005, 36(6):1330-1340.

[2] Loubinoux I, Kronenberg G, Endres M, et al. Post - stroke depression: mechanisms, translation and therapy[J]. J Cell Mol Med, 2012, 16(9):1961-1969.

[3] Fruehwald S, Gatterbauer E, Rehak P, et al. Early fluoxetine treatment of post-stroke depression—a three-month double-blind placebo-controlled study with an open-label long-term follow up[J]. J Neurol, 2003, 250(3):347-351.

[4] Paolucci S, Antonucci G, Grasso MG, et al. Post - stroke depression, antidepressant treatment and rehabilitation results. A case - control study [J]. Cerebrovasc Dis, 2001, 12(3):264-271.

[5] Yi ZM, Liu F, Zhai SD. Fluoxetine for the prophylaxis of poststroke

depression in patients with stroke:a meta-analysis[J]. Int J Clin Pract, 2010, 64(9): 1310-1317.

[6] 王少华,张志珺,郭怡菁,等. 西酞普兰对脑卒中后抑郁大鼠海马齿状回5-羟色胺1A受体表达的影响[J]. 中国神经精神疾病杂志, 2007, 33(8):463-466.

[7] 王刚平. 西酞普兰治疗脑卒中后抑郁对照研究的Meta分析[J]. 临床心身疾病杂志, 2008, 14(1):18-22.

[8] 阳中明,蔡昌群. 西酞普兰治疗脑卒中后抑郁对照研究的Meta分析[J]. 四川精神卫生, 2009, 22(1):1-4.

[9] Spalletta G,Caltagirone C. Sertraline treatment of post-stroke major depression: an open study in patients with moderate to severe symptoms[J]. Funct Neurol, 2003, 18(4):227-232.

[10] Horvath S, Karanyi Z, Harcos P, et al. Clinical effectiveness and safety of paroxetine in post-stroke depression:results from a phase 4, open label, multicenter clinical trial with 26 weeks of follow-up[J]. Orv Hetil, 2006, 147(50):2397-2404.

[11] Kucukalic A, Bravo-Mehmedbasic A, Kulenovic AD, et al. Venlafaxine efficacy and tolerability in the treatment of post - stroke depression [J]. PsychiatrDanub, 2007, 19(1/2):56-60.

[12] Smith D, Dempster C, Glanville J, et al. Efficacy and tolerability of venlafaxine compared with selective serotonin reuptake inhibitors and other antidepressants:a meta-analysis[J]. Br J Psychiatry, 2002, 180(5):396-404.

[13] Lincoln NB, Flannaghan T. Cognitive behavioral psychotherapy for depression following stroke: A Randomized Controlled Trial[J]. Stroke, 2002, 34(1):111-115.

[14] Broomfield NM, Laidlaw K, Hickabottom E, et al. Post-stroke depression: the case for augmented, individually tailored cognitive behavioural therapy[J]. Clin Psychol Psychother, 2011, 18(3):202-217.

[15] Jorge RE, Robinson RG, Tateno A, et al. Repetitive transcranial magnetic stimulation as treatment of poststroke depression: a preliminary study[J]. Biol Psychiatry, 2004, 55(4):398-405.

[16] Currier MB, Murray GB, Welch CC. Electroconvulsive therapy for post-stroke depressed geriatric patients[J]. J Neuropsychiatry Clin Neurosci, 1992, 4(2): 140-144.

[17] 聂荣容,黄春华. 针灸治疗脑卒中后抑郁症疗效与安全性评价[J]. 中国针灸, 2013, 33(6):460.

[18] Robinson RG, Jorge RE, Moser DJ, et al. Escitalopram and problem-solving therapy for prevention of poststroke depression: a randomized controlled trial [J]. JAMA, 2008, 299(20):2391-2400.

[19] Rasmussen A, Lunde M, Poulsen DL, et al. A double-blind, placebo-controlled study of sertraline in the prevention of depression in stroke patients [J]. Psychosomatics, 2003, 44(3):216-221.

[20] Robinson RG, Schultz SK, Castillo C, et al. Nortriptyline versus fluoxetine in the treatment of depression and in short-term recovery after stroke: a placebo-controlled, double-blind study[J]. Am J Psychiatry, 2000, 157(3):351-359.

[21] Narushima K, Kosier JT, Robinson RG. Preventing poststroke depression: a 12-week double-blind randomized treatment trial and 21-month follow-up[J]. J Nerv Ment Dis, 2002, 190(5):296-303.

[22] Ween JE. Prophylactic mirtazapine may help to prevent post-stroke depression in people with good cognitive function [J]. Evid Based Ment Health, 2005, 8(3):74.

[23] Chen Y, Patel NC, Guo JJ, et al. Antidepressant prophylaxis for poststroke depression: a meta-analysis[J]. Int Clin Psychopharmacol, 2007, 22(3): 159-166.

[24] Hackett ML, Anderson CS, House A, et al. Interventions for preventing depression after stroke[J]. Cochrane Database Syst Rev, 2008, 16(3):CD003689.

[25] Eng JJ, Reime B. Exercise for depressive symptoms in stroke patients: a systematic review and meta-analysis[J]. Clin Rehabil, 2014,28(8):731-739.

（袁勇贵）

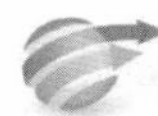

第六节　脑卒中后抑郁的临床护理

脑卒中是一种复杂的医学疾病,幸存的脑卒中患者在疾病的急性期、恢复期都需要进行科学有效的护理[1]。而抑郁症状是脑卒中常见的并发症之一,脑卒中后抑郁(PSD)是影响患者身心健康和回归社会的重要因素[2]。Bennett[3]早在1996年就提出了护士在PSD患者恢复期中的重要作用,PSD患者存在更多的功能失调问题,从而在漫长的恢复期中需要更多的医疗护理。Bennett的研究结果表明,大多数的护士在应对PSD患者抑郁情绪时均有困难,PSD患者的护理不仅需要护理人员拥有专业的护理技能和医学知识背景,护士自身对PSD及脑卒中与抑郁之间关系的理解也是影响疾病发展、预后的重要因素。Evans等[4]的研究表明,护理人员自身的压力和精神健康对脑卒中患者康复的预后有着重大影响。

一、一般护理

(一)重视护理评估

常规评估包括患者肢体活动能力、肌力、脑卒中类型、生活自理能力、不适症状、对疾病的熟悉情况、心理状态、经济基础、家庭社会支持程度、诱发疾病的生活事件等。护理人员除了关注躯体疾病,还要重视患者住院期间的心理反应:患者除了要面对陌生的环境,忍受疾病的痛苦,甚至还要面临死亡的威胁。护士除了需要借助心理学的研究方法外,还要学会运用心理学测评量表,从而为患者的心理状态评估提供客观依据。

(二)加强安全护理

护理人员一方面要满足患者安全需要,减少患者的不安全感;另一方面，还要注意防止不安全的事件发生。PSD患者住院后，由于环境及疾病因素，常常担心检查和药物对自身的损伤，担心交叉感染，担心疾病是否诊断清楚，担心疾病的预后等，护士要及时提供相关护理及健康教育，消除患者顾虑，满足其安全需要。同时PSD患者自杀比率增高[5]，Teasdale等[6]的研究指出，脑卒中后急性期和5年内自杀的风险最高。临床护士应加强监护，多与患者沟通，及时了解患者的心理动态，并做好对家属的安全宣教。

（三）做好基础护理

①提供舒适的环境。可以依据患者的习惯进行一些文娱活动，如下棋、打牌、看报纸、听音乐。②保持患者个人卫生，及时提供各项生活护理。③补充营养。PSD患者情绪不好会影响食欲，导致营养不良、体重减轻，部分患者脑卒中后吞咽功能受到影响，导致进食困难。应指导患者采取低热量、低盐、低脂的清淡饮食，保证摄入足够的优质蛋白、维生素、蔬菜水果等，尽量平衡膳食需，保证患者营养充分，必要时给予鼻饲或静脉补液，保证能量摄入[7]。④保证充足的睡眠。PSD患者多伴有早醒、入睡困难等睡眠障碍，一方面可以通过调整药物改善睡眠，另一方面，也可以加强睡眠护理。在身体状况允许的条件下适当活动；减少白天的睡眠时间；睡前可以用温水泡脚、清洁身体，使患者身体舒适[8]，为患者创造一个好的睡眠环境。

（四）及时介入康复护理

冷漠和嗜睡是导致脑卒中患者康复训练减少的重要原因[9]，护理人员应该帮助患者克服脑卒中带来的此类问题，让脑卒中患者尽快进行康复训练。尽管对于在24 h内还是48 h内开始康复训练还没有明确的定论，但及早进行康复训练对PSD患者的恢复效果显著[10]。国内研究人员对87例PSD患者的研究发现，连续2年有效的康复护理可明显改善患者的肢体功能、语言功能、认知功能、感觉功能，减轻抑郁症状，增强自理能力,降低致残率[11]。有效的床旁训练不仅能够锻炼患者的躯体功能,还能改善情绪,提高生活质量[12]。

二、心理干预

(一)认知行为治疗

认知行为治疗(CBT)是一套结构化的、短程的、着眼于现在的心理治疗方法[13],护理人员对PSD患者进行CBT时,应该更多地关注其导致抑郁情绪产生的认知因素,从行为入手,逐步引导患者用正确的观念代替歪曲的信念。CBT对PSD的作用说法不一,有研究表明CBT对老年抑郁患者有效,能够显著改善抑郁情绪;然而,也有些研究证明CBT对PSD患者无效[5,14]。

(二)心理护理

心理干预的一项潜在机制是干预措施能够促进健康、减少应激,提高患者的应对技能[15]。PSD患者经历脑卒中后,在面对躯体功能发生变化时容易产生挫败感,觉得自身的变化与原来的期望相差甚远[16]。因此,护理人员要尊重并关心患者,让患者了解疾病,帮助患者建立信心。同时,医护人员要掌握心理学的理论和技巧,运用护理程序对患者实行疾病及心理护理,帮助其消除自卑心理,最大可能地锻炼患者的自理能力,树立战胜疾病的信心,将机体调整至最佳生理和心理状态。

(三)社会支持

Cooper等[17]的研究发现,情绪感知、社会参与和心理对PSD的结局有重要影响。同样Mutai等[18]也指出社会活动的受限与抑郁情绪之间存在必然的联系。护理人员应该带领某些患者组织可行的活动,使患者不脱离社会,有助于患者抑郁情绪的改善和躯体功能的恢复。可开展优质护理服务,实施人性化管理,鼓励家属陪同,陪而不护,试行PSD早期家属陪同的亲情化管理[19]。感情的支持和社会活动的参与能够帮助患者减少陌生环境导致的不安全感，使患者尽快适应。

三、物理治疗

重复经颅磁刺激（rTMS）能够在治疗中和治疗结束之后改变或调节神经活动，其治疗的机制建立在大多数神经疾病都存在紊乱的神经活动这一基础上，大多数的研究表明rTMS适用于脑卒中患者[20]。董超等[21]的研究发现，脑电生物反馈能够有效降低抑郁患者抑郁自评量表、汉密尔顿抑郁量表的评分，改善患者的抑郁症状。护理人员在患者进行物理治疗前，应该向患者详细介绍相关知识和作用，并告知患者治疗前后的注意事项。

四、健康教育

现有证据表明，PSD患者的照顾者应该在第一时间为患者提供心理咨询和教育[15]。全程健康教育包括接受和付出，早期接受护士和同病房恢复期患者的宣教；恢复期与护士一起现身说教，向新入院患者宣教。覃佩红等[22]在对96例抑郁症患者的研究中指出，全程健康教育对减轻PSD患者的抑郁状况有明显效果。杜芳等[23]在其研究中提到了全程一体化健康教育步骤，急性期（1～2周）给予倾听、安慰、暗示、鼓励式心理护理；稳定期（3～4周）以集体集中宣教方式为主，采用多媒体健康教育方式；康复期（4～6周）巩固疗效，预防复发，鼓励患者重返社会，承担工作、生活的重任。

另外，护士要评估患者需求，结合患者的具体情况和需求，制定适合个体特点的护理计划，运用护理程序，因人实施，贯穿患者入院至出院的整个过程。出院前实施出院健康指导，出院后1～2周电话回访，再次进行答疑及健康教育。对患者实施全程健康教育，能够促进患者自觉建立健康的行为模式，消除不良情绪，提高治疗信心，从而全身心投入治疗及康复中，最终减轻PSD症状。

参考文献

[1] Cameron JI, Naglie G, Gignac MA, et al. Randomized clinical trial of the timing it right stroke family support program: research protocol[J]. BMC Health Serv Res, 2014, 14:18.

[2] 王青丽, 邢玉芹, 张文霞. 脑卒中后抑郁的护理[J]. 现代护理, 2012, 11(12):491-492.

[3] Bennett B. How nurses in a stroke rehabilitation unit attempt to meet the psychological needs of patients who become depressed following a stroke[J]. J Adv Nurs, 1996, 23(2):314-321.

[4] Evans RL, Bishop DS, Haselkorn JK. Factors predicting satisfactory homecare after stroke[J]. Arch Phys Med Rehabil, 1991, 72(2):144-147.

[5] Capaldi VF 2nd, Wynn GH. Emerging strategies in the treatment of poststroke depression and psychiatric distress in patients [J]. Psychol Res Behav Manag, 2010, 3:109-118.

[6] Teasdale, Engberg. Suicide after a stroke: a population study [J]. J Epidemiol Community Health, 2001, 55(12):863-866.

[7] Davidson JR, Zhang W. Treatment of post - stroke depression with antidepressants[J]. J Ahem Complement Med, 2008, 14(7):795-796.

[8] Paolucci S. Epidemiology and treatment of post - stroke depression [J]. Neuropsychiatr Dis Treat, 2008, 4(1):145-154.

[9] Harris AL, Elder J, Schiff ND, et al. Post-stroke apathy and hypersomnia lead to worse outcomes from acute rehabilitation[J]. Transl Stroke Res, 2014, 5(2): 292-300.

[10] Lynch E, Hillier S, Cadilhac D. When should physical rehabilitation commence after stroke: a systematic review[J]. Int J Stroke, 2014, 9(4):468-478.

[11] 李传秀, 洪锦治, 聪妮. 87倒脑卒中后抑郁症康复护理对策[J]. 福建医药杂志, 2006, 28(6):145-146.

[12] Kang JH, Park RY, Lee SJ, et al. The effect of bedside exercise program

on stroke patients with dysphagia[J]. Ann Rehabil Med,2012, 36(4):512-520.

[13] Beck JS. 认知疗法基础与应用[J]. 北京:中国轻工业出版社, 2013:2.

[14] Broomfield NM, Laidlaw K, Hic - kabottom E, et al. Post - stroke depression: the case for augmented, individually tailored cognitive behavioural therapy[J]. Clin Psychol Psychother, 2011, 18(3):202-217.

[15] Eldred C, Sykes C. Psychosocial interventions for carers of survivors of stroke: a systematic review of interventions based onpsychological principles and theoretical frameworks[J]. Br J Health Psychol,2008, 13(pt 3):563-581.

[16] Kouwenhoven SE, Kirkevold M, Engedal K, et al. 'Living a life in shades of grey': experiencingdepressivesymptoms in the acute phase after stroke[J]. J Adv Nurs,2012,68(8):1726-1737.

[17] Cooper CL, Phillips LH, Johnston M, et al. Links between emotion perception and social participation restriction following stroke[J]. Brain Inj, 2014, 28(1):122-126.

[18] Mutai H, Furukawa T, Araki K, et al. Long - term outcome in stroke survivors after discharge from a convalescent rehabilitation ward[J]. Psychiatry Clin Neurosci,2013, 67(6):434-440.

[19] 毛圣芹,张纪文,谢瑶,等. 互助小组管理模式在抑郁症早期治疗中的作用[J]. 现代医学, 2013, 41(9):653-655.

[20] Bates KA, Rodger J. Repetitive transcranial magnetic stimulation for stroke rehabilitation - potential therapy or misplaced hope? [J]. Restor Neurol Neurosci, 2015, 33(4):557-569.

[21] 董超,张如飞,王文春,等. 脑电生物反馈干预阈下抑郁患者的疗效观察[J]. 中华物理医学与康复杂志, 2013, 35(2):140-143.

[22] 覃佩红,卢叶玲,刘春梅. 全程健康教育模式在卒中后抑郁患者中的应用研究[J]. 全科护理, 2011,9(10 C):2805-2806.

[23] 杜芳,李遵清,于青,等. 全程一体化健康教育改善抑郁障碍患者抑郁情绪及心理障碍的效果[J]. 中华行为医学与脑科学杂志, 2011, 20(5):434-436.

（毛圣芹）

第四章　老年抑郁症与躯体疾病

老年抑郁症是老龄化社会的一个重要的医学和社会问题。随着我国人口的快速老龄化，老年抑郁症的患病率迅速升高，据世界卫生组织统计，抑郁症老人占老年人口总数的7%～10%，患有其他躯体疾病的老年人，其发生率可达50%。抑郁症能够导致躯体各种功能发生障碍，同时严重影响着患者对疾病的治疗态度，使其治疗和康复的依从性大大降低，进而也使生命质量降低了。抑郁症增加了老年人的死亡风险，但目前大多数的老年抑郁症未被临床医生发现，也未得到患者家属及社会的重视。

临床及流行病学研究发现，躯体疾病是老年抑郁症最有预测意义的因素之一，老年抑郁症患者多以隐匿性抑郁出现在综合医院门诊中，而这些主观的躯体不适症状或躯体疾病的症状掩盖了抑郁症状，容易造成误诊、误治，临床应加强对本病的认识，以实现及时诊断和治疗。

目前认为，老年抑郁症的发生常有基础疾病的背景，其中最主要的是心脑血管疾病和神经系统疾病。此外，感染、肿瘤等也是导致老年抑郁症的因素之一。研究发现，血管性危险因素会造成睡眠障碍、精神运动的改变和体力的下降；神经解剖学的危险因素会造成精神运动的改变和注意力障碍；炎症危险因素会造成食欲和睡眠障碍、体力下降、注意力障碍和自杀念头。

抑郁症伴心血管疾病患者疾病恢复慢，治疗依从性差，治疗效果不佳，致残及致死率高，疾病负担重。老年心血管疾病的危险因素，如代谢综合征、空腹血糖高、心绞痛等，会增加抑郁症的发病风险。心血管疾病的危险因素越多，抑郁症发生的风险越高。有证据表明，在患神经系统疾病的患者中，抑郁症发生率高，脑卒中患者抑郁症的患病率高达20%～25%，帕金森病患者约为20%、阿尔茨海默病患者为10%～15%。中枢神经系统的解剖学和化学变化是抑郁症的危险因素，也是预后的一个重要标志。脑、脊髓、自主神经及周围神经都可发生体积上萎缩性变化，细胞数量减少以及神经纤维数量减少，影响器官的生理功能，而使其神经和精神上的生理协调与平衡受到破坏。老年抑郁症患者各脑区结构及功能均有异常，额叶、基底神经节和皮质下白质损伤可能是抑郁症患者发生执行功能障碍综合征的原因。皮层结构活动减退和边缘结构活动活跃与抑郁症相关，前扣带回代谢减退增加了治疗抵抗性，杏仁核、丘脑以及额叶皮层等管理情绪的结构连接减少，则可能导致老年抑郁症的持续状态。因此，血管、神经解剖学和炎症都是抑郁症的危险因素，这些不同类别的生物危险因素进一步造成各种截然不同的症状。

总的来说，老年人的生理和心理功能都在逐渐减弱，神经系统逐渐走向衰退，是老年人容易患抑郁症的病理生理基础；而躯体疾病，社会角色、社会生活环境、家庭环境的转变以及丧偶等生活事件增加了老年人患抑郁症的概率。

老年抑郁症的治疗目标包括：降低自杀与自伤的风险，缓解抑郁症状（或临床治愈），恢复病前功能，整体综合治疗（包括治疗躯体疾病），以及预防复发。治疗药物的使用上需遵循安全、有效，注意药物相互作用，避免或减少不良反应等原则。老年患者多有躯体疾病，需要重视抗其他躯体疾病药物与抗抑郁药共用的问题。认知行为疗法对抑郁症有较好的疗效，一般认为，认知治疗和抗抑郁药物结合比单独用其中一种的效果要好。

第一节　老年抑郁症与心血管疾病

抑郁症是一种常见的精神疾患,以显著而持久的心境低落为主要临床特征,严重者可出现自杀念头和行为。心血管疾病是老年抑郁症的诱发因素,反过来抑郁症也可影响其发生、发展及预后。流行病学研究表明,抑郁症是心血管疾病尤其是冠状动脉疾病的重要危险因素,增加心血管疾病的发病率和死亡率,而心血管疾病患者又是抑郁症的高危人群。目前,抑郁症对心血管疾病的影响及可能机制也在不断探讨中。生活方式的改变、社会人口学因素、遗传因素、内分泌功能紊乱、炎症、心率变异性(Heart rate variability,HRV)、血小板活化、内皮细胞功能受损、氧化应激等都是抑郁症合并心血管疾病患者的生物学机制。

一、流行病学

据世界卫生组织统计,在2004年抑郁症就已成为世界第三大负担疾病,预计在2030年将上升至首位。大规模的研究发现,抑郁症的终生患病率为16.6%[1]。心血管疾病是老年人群的常见病、多发病,也是导致死亡的主要原因,无心血管疾病风险因素的年龄＞80岁的老年人患心血管疾病的死亡风险约为4.7%～6.4%,存在2个或2个以上危险因素(糖尿病、吸烟、高血脂、高血压等)的心血管病死亡风险为20.5%～29.6%[2]。

既往的研究已证实,抑郁症可增加心血管疾病的发病风险[3]。一项入组2832名健康成年人平均随访12.4年的大规模流行病学研究显示,在调整其他心血管风险因素后,抑郁情绪仍增加缺血性心脏疾病的发生风险[4]。另一项随访10年的研究发现,与对照组相比,2/3的抑郁症患者会合并严重的躯体疾病,包括心血管疾病。即使戒烟、戒酒、增加体力活动后,抑郁症仍会增加躯体疾病的发病风险[5]。一项长达40年的前瞻性研究也发现相似的结果，抑郁症增加冠心病或心肌梗死的风险，并独立于其他传统的心血管风险因素（糖尿病、吸烟、高血脂、高血压等）[6]。英国一项前瞻性研究显示，重度抑郁症患者比健康对照组死于缺血性心脏疾病可能性高2.7倍。除了年龄、性别、吸烟、血压、血清总胆固醇水平、体力活动水平、糖尿病、酗酒等因素以外，抑郁是心血管疾病的一个独立危险因素[7]。

研究发现，抑郁症不仅仅增加患者心血管疾病的发病风险，也增加其死亡的风险。Meijer等[8]的一项荟萃分析发现，心肌梗死后抑郁症患者的死亡风险是对照组的1.6～2.7倍。控制吸烟、饮酒，调整体力活动水平，控制血压、总胆固醇水平和糖尿病，抑郁症仍增加心血管疾病患者3倍的死亡风险[9]。抑郁症会增加老年患者的发病率和死亡率，抑郁症越严重，这种影响越大。

抑郁症和心血管疾病密切相关，有证据表明，抑郁症在冠心病、充血性心力衰竭、心房纤维颤动、心肌梗死患者和冠状动脉搭桥术后患者中普遍存在，并且对这些疾病具有重大负面影响[10]。老年心血管疾病的危险因素，如代谢综合征、空腹血糖高、心绞痛等，增加抑郁症的发病风险，心血管疾病的危险因素越多，抑郁症的发生风险越高。抑郁的症状如快感缺乏等，与心脏不良事件和心肌梗死后的死亡率密切相关。

二、发病机制

（一）遗传

心血管疾病和抑郁症都是遗传和环境等多因素相互作用引起的疾病。关于心血管疾病和抑郁症的遗传基因方面的发病机制已经很多，但是关于抑郁症增加心血管疾病的风险潜在的遗传机制方面的研究还很少。

生活事件与遗传因素之间相互作用导致的基因结构和功能的变化，揭示了抑郁症和心血管疾病的部分发病机制。研究发现，处于长期慢性应激中的患者,如果5-羟色胺转运体基因相关多态性区域有长的等位基因,易患抑郁症,同时会增加冠心病发生和发展的风险[11]。早期的不良生活事件,如身体或性虐待,可以导致抑郁症和心血管疾病的易感性增加,这类事件可以通过甲基化修饰染色质的结构,改变保守的非基因区域和小RNA相关的遗传区域。这些基因改变可能直接影响心血管疾病的易感性,进一步修改染色质的结构,导致心脑血管疾病的易感性增高。对双胞胎的研究结果表明,抑郁症与血脂升高和HRV有共同的遗传机制[12]。研究表明,脑源性神经营养因子(BDNF)在冠状动脉疾病和抑郁症的发病机制中有重要的作用,BDNF的Val66Met单核苷酸多态性(Single nucleotide polymorphism,SNP)的AA基因型可以预测女性冠状动脉疾病与抑郁症的风险[13]。关于抑郁症和老年型血管疾病潜在的遗传学机制,还需要进一步的探索。

(二)生活方式与社会人口学因素

抑郁症患者常常有不良的生活方式,如吸烟、酗酒、缺乏锻炼和治疗的依从性差等,这些增加躯体疾病的发病风险,特别对老年人心血管疾病的发生有着重大的影响。一项前瞻性研究表明,抑郁症引起心血管事件的发病率增高,主要原因是由于缺乏体力活动以及药物的依从性差[14]。生活方式的因素不直接增加抑郁症患者心血管疾病的风险,但是,抑郁症所致的生活方式改变是否间接地影响心血管疾病患者的预后,目前仍有争议。

研究表明,抑郁症的社会人口学特征,如抑郁症患者的家庭、教育、性别等因素对心血管疾病有着不同的影响。一项荟萃分析发现,上述影响受到婚姻状况、教育程度和收入水平的影响[15]。由于研究方法的不同产生了一些不一致的结果,因此,进一步的研究应考虑到抑郁症的亚型及生物学标志物的作用。

（三）内分泌因素

下丘脑-垂体-肾上腺(Hypothalamic-pituitary-adrenal,HPA)轴的功能亢进与抑郁症的发病机制密切相关。抑郁症患者的血浆、尿和脑脊液中皮质醇浓度增高,血浆中促肾上腺皮质激素浓度升高,脑脊液中促肾上腺皮质激素释放激素的浓度升高。血浆皮质醇水平增加与心血管疾病患者死亡率升高密切相关。一项队列研究显示,抑郁症患者的HPA轴的功能亢进,血清皮质醇基线水平升高引起心血管疾病的病死率增高[16]。另一项研究结果显示,尿皮质醇增高的前1/3患者,其因心血管疾病导致的死亡风险增加5倍,说明皮质醇水平增高可以预测心血管疾病患者死亡风险[17]。

目前,没有研究发现下丘脑-垂体-甲状腺轴在介导抑郁症患者发生心血管疾病风险增加中的作用。研究发现,特别是在老年男性患者中,亚临床甲状腺功能减退和抑郁症的发生没有相关性[18],但是甲状腺功能减退及亚临床甲状腺功能减退与心血管疾病的发病率及死亡率增加密切相关。

（四）炎症

一项荟萃分析表明,抑郁症患者的炎症标志物C反应蛋白(C-reactive protein,CRP),白介素-1(IL-1)和IL-6水平增高[19]。Elovainio等[20]研究发现,即使调整其他风险因素(年龄、肥胖、吸烟、高血糖、高血脂),在男性患者中CRP浓度仍然升高。另一项研究数据表明,CRP升高是女性抑郁症患者发病的独立的风险因素[21]。这些结果表明,炎症在抑郁症病理生理学中有着重要的作用。

研究调查显示,抑郁症和炎症标志物的增高都是冠心病的风险因素。在抑郁症患者中,高CRP水平可以在急性冠脉综合征事件发生2年后仍然增加心脏不良事件的风险[22],但是,这些结果可能是由抑郁症相关的生活方式或者代谢因素造成的,如吸烟、酗酒、缺乏锻炼、肥胖、糖尿病、

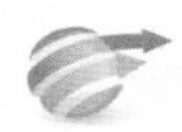

高血压等。

(五) HRV

HRV是指逐次心跳周期差异的变化情况,反映了神经体液因素对心血管系统调节的作用,是交感神经、副交感神经、肾素-血管紧张素-醛固酮系统功能的敏感指标。HRV的减少与心血管疾病的风险增加和心源性猝死密切相关。抑郁症患者的HRV减少[23],但是也有可能是抗抑郁药物治疗的结果。老年心血管疾病患者的抑郁情绪引起的躯体化症状与HRV减少密切相关。

(六) 血小板功能

血小板的活化起到初级止血作用,血小板又经过复杂的变化产生凝血酶,使邻近血浆中的纤维蛋白原变为纤维蛋白,继而形成血栓,能更有效地起止血作用。伴随着血栓的形成,产生多种活性物质,这些活性物质通过激活周围血小板、促进血管收缩、促纤维蛋白形成等多种方式加强止血效果,并促进损伤修复。然而,血小板及其产生物质还可加强损伤部位的炎症和免疫反应,可能与动脉粥样硬化的形成有关。

抑郁症与血小板活化、血小板聚集、凝血级联系统密切相关,抑郁症患者冠心病风险的增加可能是血小板活化的结果。研究发现,抑郁症患者的血小板活化呈显著增加;另一些研究表明,抑郁症患者的血小板活化水平没有增加或减少[24]。研究结果的不一致可能是因为检测血小板活化技术方法的不同,也可能是因为抑郁症患者的年龄和严重程度不同。

血小板活化与内皮细胞相互作用释放可溶性因子,包括β血小板球蛋白(β-thromboglobulin,β-TG)和血小板因子4(Platelet factor 4,PF4)。研究发现,老年抑郁症合并冠心病的患者血清中β-TG和PF4的浓度显著升高;然而,另一项研究发现冠心病患者中β-TG和PF4没有显著增加[25]。结果相反的原因可能是由于抗抑郁药和抗血小板药物治疗所致。

研究发现,常见的抗抑郁药选择性5-羟色胺再摄取抑制剂(SSRIs)有抗血小板作用[26]。因此，SSRIs治疗不仅仅改善情绪，还能减少抑郁症患者血栓形成的危险。

（七）内皮功能障碍

内皮功能障碍假说认为，内皮细胞功能受损与抑郁症患者的冠心病风险增加密切相关。Tomfohr等[27]的研究证实，血管内皮功能与抑郁症状的严重程度呈负相关。一项荟萃分析表明，在健康的成年人和心血管疾病患者中，抑郁情绪与血管内皮功能呈负相关[28]。

（八）氧化应激

氧化应激可能是动脉粥样硬化的发病机制之一，也是抑郁症患者冠心病的一个潜在风险因素。血清的F2α-异前列腺素是脂质氧化损伤的生物标志物，在抑郁症患者中显著增高[29]。Maes等[30]的研究发现，抑郁症患者的血浆过氧化物和血清氧化低密度脂蛋白抗体显著升高，抑郁症患者的氧化应激和脂质过氧化水平增加，揭示了氧化应激是抑郁症引起冠状动脉疾病的发病机制，但是其内在的机制需要进一步的明确。

三、结论

综上所述，抑郁症和老年心血管疾病密切相关，但两者共病的潜在机制仍不清楚。研究表明，治疗抑郁症可以改善心血管疾病的预后，抑郁症相关的生活方式的行为学因素（如缺乏治疗的依从性和不健康的生活方式）在老年人中更明显。影响抑郁症和心血管疾病之间错综复杂的遗传学因素，需要进一步研究。抑郁症的病理生理改变包括血小板活化、炎症标志物的表达、血管内皮功能障碍，可能是缓解抑郁症导致心血管疾病减少的机制。炎症可能是心血管疾病和抑郁症的共同发病机制之一。抑郁症患者的炎症标志物明显升高，炎症也会破坏动脉壁的功能。抑郁症也增加患者发生动脉炎症的可能性，并直接导致动脉粥样硬化及其并发症。然而，抑郁症加重炎症反应的内在机制仍不完全清楚。抑郁症患者常常有内分泌紊乱,如HPA轴亢进和亚临床甲状腺功能减退,这会增加心血管疾病的发生风险。抑郁症相关的激素失调可能会导致HRV降低和节律紊乱,可能增加心血管疾病的风险。血小板活化对动脉壁的修复有重要的作用,抑郁症患者血小板的活化和聚集,进一步引起动脉粥样硬化,其内在的机制仍有待确定。

目前,抑郁症在临床工作中仍未受到广大医生的重视,抑郁对躯体疾病的发生和发展有着广泛的不利影响。越来越多的证据表明,有效干预和治疗抑郁症可以改善老年患者的生活质量。

参考文献

[1] Kessler RC, Berglund P, DemLer O, et al. Lifetime prevalence and age-of-onset distributions of DSM - IV disorders in the National Comorbidity Survey Replication[J]. Arch Gen Psychiatry, 2005, 62(6):593-602.

[2] Berry JD, Dyer A, Cai X, et al. Lifetime risks of cardiovascular disease[J]. N Engl J Med, 2012,366(4):321-329.

[3] Khan FM, Kulaksizoglu B, Cilingiroglu M. Depression and coronary heart disease[J]. Curr Atheroscler Rep, 2010, 12(2):105-109.

[4] Anda R, Williamson D, Jones D, et al. Depressed affect, hopelessness, and the risk of ischemic heart disease in a cohort of U.S. adults[J]. Epidemiology, 1993, 4(4):285-294.

[5] Holahan CJ, Pahl SA, Cronkite RC, et al. Depression and vulnerability to incident physical illness across 10 years[J]. J Affect Disord, 2010, 123(1/3):222-229.

[6] Ford DE, Mead LA, Chang PP, et al. Depression is a risk factor for coronary artery disease in men:the precursors study[J]. Arch Intern Med, 1998, 158(13):1422-1426.

[7] Surtees PG, Wainwright NW, Luben RN, et al. Depression and ischemic heart disease mortality:evidence from the EPIC-Norfolk United Kingdom prospective cohort study[J]. Am J Psychiatry, 2008, 165(4):515-523.

[8] Meijer A, Conradi HJ, Bos EH, et al. Prognostic association of depression following myocardial infarction with mortality and cardiovascular events: a meta-analysis of 25 years of research[J]. Gen Hosp Psychiatry, 2011, 33(3):203-216.

[9] Nabi H, Kivim ki M, Empana JP, et al. Combined effects of depressive symptoms and resting heart rate on mortality: the Whitehall II prospective cohort study [J]. J Clin Psychiatry, 2011, 72(9):1199-1206.

[10] Hoen PW, Whooley MA, Martens EJ, et al. Differential associations between specific depressive symptoms and cardiovascular prognosis in patients with stable coronary heart disease[J]. J Am Coll Cardiol, 2010, 56(11):838-844.

[11] Otte C, McCaffery J, Ali S, et al. Association of a serotonin transporter polymorphism (5-HTTLPR) with depression, perceived stress, and norepinephrine in patients with coronary disease: the Heart and Soul Study [J]. Am J Psychiatry, 2007, 164(9):1379-1384.

[12] Su S, Lampert R, Lee F, et al. Common genes contribute to depressive symptoms and heart rate variability: the Twins Heart Study[J]. Twin Res Hum Genet, 2010, 13(1):1-9.

[13] Bozzini S, Gambelli P, Boiocchi C, et al. Coronary artery disease and depression: possible role of brain-derived neurotrophic factor and serotonin transporter gene polymorphisms[J]. Int J Mol Med, 2009, 24(6):813-818.

[14] Cohen BE, Panguluri P, Na B, et al. Psychological risk factors and the metabolic syndrome in patients with coronary heart disease: findings from the Heart and Soul Study[J]. Psychiatry Res, 2010, 175(1/2):133-137.

[15] Baune BT, Stuart M, Gilmour A, et al. Moderators of the relationship between depression and cardiovascular disorders: a systematic review[J]. Gen Hosp Psychiatry, 2012, 34(5):478-492.

[16] Jokinen J, Nordstrm P. HPA axis hyperactivity and cardiovascular mortality in mood disorder inpatients[J]. J Affect Disord, 2009, 116(1/2):88-92.

[17] Vogelzangs N, Beekman AT, Milaneschi Y, et al. Urinary cortisol and six-year risk of all-cause and cardiovascular mortality [J]. J Clin Endocrinol Metab,

2010, 95(11):4959-4964.

[18] Almeida OP, Alfonso H, Flicker L, et al. Thyroid hormones and depression: the Health in Men study[J]. Am J Geriatr Psychiatry, 2011, 19(9):763-770.

[19] Howren MB, Lamkin DM, Suls J. Associations of depression with C-reactive protein, IL-1, and IL-6: a meta-analysis[J]. Psychosom Med, 2009, 71(2):171-186.

[20] Elovainio M, Aalto AM, Kivimki M, et al. Depression and C-reactive protein: population-based Health 2000 Study[J]. Psychosom Med, 2009, 71(4):423-430.

[21] Pasco JA, Nicholson GC, Williams LJ, et al. Association of high-sensitivity C-reactive protein with de novo major depression[J]. Br J Psychiatry, 2010, 197(5):372-377.

[22] Davidson KW, Schwartz JE, Kirkland SA, et al. Relation of inflammation to depression and incident coronary heart disease (from the Canadian Nova Scotia Health Survey [NSHS95] Prospective Population Study) [J]. Am J Cardiol, 2009, 103(6):755-761.

[23] Blasco-Lafarga C, Martinez-Navarro I, Sisamon ME, et al. Linear and nonlinear heart rate dynamics in elderly inpatients. Relations with comorbidity and depression[J]. Medicina (Kaunas), 2010, 46(6):393-400.

[24] Parakh K, Sakhuja A, Bhat U, et al. Platelet function in patients with depression[J]. South Med J, 2008, 101(6):612-617.

[25] Gehi A, Musselman D, Otte C, et al. Depression and platelet activation in outpatients with stable coronary heart disease: findings from the Heart and Soul Study [J]. Psychiatry Res, 2010, 175(3):200-204.

[26] Atar D, Malinin A, Takserman A, et al. Escitalopram, but not its major metabolites, exhibits antiplatelet activity in humans [J]. J Clin Psychopharmacol, 2006, 26(2):172-177.

[27] Tomfohr LM, Martin TM, Miller GE. Symptoms of depression and

impaired endothelial function in healthy adolescent women[J]. J Behav Med, 2008, 31(2):137-143.

[28] Cooper DC, Tomfohr LM, Milic MS, et al. Depressed mood and flow-mediated dilation: a systematic review and meta-analysis[J]. Psychosom Med, 2011, 73(5):360-369.

[29] Yager S, Forlenza MJ, Miller GE. Depression and oxidative damage to lipids[J]. Psychoneuroendocrinology, 2010, 35(9):1356-1362.

[30] Maes M, Mihaylova I, Kubera M, et al. Increased plasma peroxides and serum oxidized low density lipoprotein antibodies in major depression: markers that further explain the higher incidence of neurodegeneration and coronary artery disease[J]. J Affect Disord, 2010, 125(1/3):287-294.

（王昊飞 贺丹军）

第二节 老年抑郁症与阿尔茨海默病

阿尔茨海默病(Alzheimer's disease,AD)为老年期痴呆中最常见类型,约占老年期痴呆的50%～70%。狭义的老年抑郁症是指年龄>60岁首发的抑郁症,又称为晚发性抑郁(Late-onset depression,LOD);而广义的老年抑郁症既包括年龄<60岁发病的患者,也包括年龄>60岁首发的患者,即老年抑郁症(Late-life depression,LLD)。然而,抑郁症状在AD患者,尤其是轻度AD患者中,比在正常人中多见,而LLD也常常存在认知功能障碍,许多LLD患者最终发展为痴呆。随着社会老龄化进程的加快,LLD和AD的患病率逐年升高,已分别高达4%～13%和3.7%～7.8%,且其发病率随着年龄的增加而上升[1,2]。然而,LLD和AD临床症状的交叠,给两者的早期诊断和鉴别诊断带来了困难。

一、LLD和AD的三种关系模式

(一) LLD和AD是两个独立的疾病单元

在当前的诊断标准中,抑郁症和AD是两个独立的疾病单元。两者具有各自独立的诊断标准,治疗上两者也不尽相同[3],抗抑郁治疗能较好地改善LLD的抑郁症状,而AD患者需给予改善认知、提高记忆、促进脑代谢和扩张脑血管等多项治疗,但是预后仍不佳。

(二) LLD是AD的风险因素

有抑郁病史可使患者发生痴呆(尤其AD)的风险增加1倍,并且痴呆的发生风险与抑郁症状的严重程度、抑郁的终生持续时间和抑郁的发作次数均存在显著关联[3],提示老年抑郁症可能是AD的独立风险因素。

(三) LLD和AD可能是同一疾病在不同阶段的表现

LLD和AD具有共同的病理生理机制,并且抑郁和痴呆发生之间的间隔越短,其风险越大[3]。提示当抑郁症状和认知症状的发生在时间点上相接近时,则有可能是由于同一神经病理学过程导致的。但该假说与抑郁是痴呆风险因素的假说互相矛盾。

二、LLD有很高的AD转化率

随访研究发现,LLD具有很高的AD转化率。Bhalla等[4]对56例老年抑郁症患者随访1年后发现,尽管患者的抑郁症状已完全缓解,仍有45%的患者存在认知损害(主要包括视空间能力、信息处理速度和延迟回忆);入组时,存在认知损害的患者94%仍存在认知损害,23%认知正常的患者1年后也出现了认知损害。我们的研究也发现,老年抑郁症患者的轻度认知功能障碍(Mild cognitive impairment,MCI)发生率为46.7%(28/60)[5],2年后随访显示,伴MCI的老年抑郁症患者发展为痴呆的比例为14.3%(4/

28)，而正常对照组只有3.1%(1/31)。Alexopoulos等[6]研究发现，伴有认知损害的老年抑郁症患者，3年内43%发展为痴呆。上述研究均提示LLD患者的认知损害可能是其特异性特征，经抗抑郁治疗抑郁症状缓解后，认知损害仍然存在，并且这种认知损害增加了其发展为AD的风险。

三、特殊类型LLD的高风险性

目前，已有研究证实，几种特殊类型的LLD具有很高的AD转化率。

（一）抑郁性假性痴呆

抑郁性假性痴呆是指一部分LLD患者在病程中出现认知功能障碍，且其严重程度足以满足老年性痴呆的标准，但在短时间内这种认知损害是可逆的[7]。

（二）伴执行功能损害的LLD

执行功能主要依赖额叶-纹状体环路，它可作为反映额叶-纹状体受损程度的一个指标。执行功能水平可以作为LLD复发易感性和治疗难度的预测指标。Alexopoulos等[8]发现，老年抑郁症的执行功能障碍表现为精神运动迟缓、活动兴趣减少、内省力受损和突出的行为障碍。Sheline等[9]发现，对5个方面认知功能(情节记忆、语言、工作记忆、执行功能和信息处理速度)的调查显示，处理速度对所有其他认知领域均有调节作用，而处理速度下降是LLD最重要的认知缺损，它与执行功能紧密相关。Elderkin-Thompson等[10]发现，LLD的言语缺损可能是由于在回忆任务的学习阶段执行功能受损。

（三）APOEε4型LLD

轻度AD患者的ApoEε4等位基因频率显著高于正常人，而ApoEε2、ε3等位基因频率显著低于正常人；LLD患者多见于基因型ApoEε3/4，带有基因型ε3/4的LLD患者MMSE分明显低于带有基因型ε3/3，ε3/2的患者，提示两者具有共同的遗传风险因子,也说明ε4在认知缺损的加重中发挥了显著的作用[11]。

(四) Aβ42相关型LLD

有一项随访研究,在基线水平时,Aβ42水平较高的LLD患者发展为AD的风险非常高[11]。

四、LLD和AD共同的发病机制

近年来,越来越多的研究证据显示,LLD与AD在生物学上存在高度关联。

(一) 小血管病变

患有糖尿病、冠心病的慢性心血管疾病患者,患抑郁症的风险较正常人增加一倍[12]。少数LOD患者白质高信号区与患者的精神运动迟缓、记忆、语言和执行功能之间的联系更为显著,提示了脑血管疾病与LOD及认知功能损害之间的关系。脑缺血性结构改变可能是抑郁症及继发性认知功能障碍的共同病因,甚至会导致临床上的痴呆。

(二) 神经网络机制

Bai等[13]基于白质结构网络属性的研究发现,AD的前驱期MCI与LLD患者内在的关联机制,即MCI与LLD患者的脑白质网络同正常人一样都表现出高效的"小世界"连接属性,但是他们的全脑网络连接强度和全局效率较正常对照显著降低,两种疾病的患者之间无显著差异。在脑区的局部节点上,两组患者的节点效率在额叶脑区都降低,并且MCI组比LLD组在后扣带皮层的效率更为降低,结果提示MCI和LLD患者具有共同的神经基础。

（三）神经炎症机制

神经炎症机制可能参与AD的转化。LLD从抑郁进展到AD，可能会激活大脑血液中的巨噬细胞和小胶质细胞，刺激促炎细胞因子，导致其发生炎症改变[11]，提示抑郁症中慢性低强度炎症可能引发与AD相关的神经退行性改变。

（四）神经营养机制

脑源性神经生长营养因子（BDNF）水平在AD和LLD患者均有降低，且与认知功能障碍有关[14]。很可能是由于BDNF水平的降低使得LLD患者出现认知功能障碍，促使LLD发展成为AD。AD患者BDNF水平的降低可能与出现典型的抑郁症状有关。因为BDNF与神经元的存活有关，所以AD和LLD患者海马回萎缩，可能与BDNF水平的降低有关。

（五）神经生化机制

LLD患者有着显著的神经递质缺失，特别是5-羟色胺、去甲肾上腺素和乙酰胆碱，而AD患者也有着相似的神经递质减少。随着患者抑郁症逐渐发展为AD，其乙酰胆碱系统会越来越脆弱并缺损[11]。也有人认为，慢性抑郁症与皮质类固醇激素的过量释放有关，后者又会导致海马受损。

五、LLD的积极干预

（一）药物治疗

积极的抗抑郁症治疗，对LLD患者或伴有抑郁症状的AD患者均是有益的。抗抑郁药物起效较快，能够更直接在短期内缓解症状，然而长期的康复以及防止复发，需要依靠长期的药物维持以及心理治疗和家庭支持。

(二) 心理治疗

认知行为方法侧重于改善抑郁症患者扭曲的认知因果关系,帮助患者自省,能够识别和改变负面认知。

(三) 体育锻炼

体育锻炼可以作为抑郁症的辅助治疗。已经存在AD前驱症状的老年人,适量的活动身体可以降低AD的发生风险。且用此策略治疗LLD,与抗抑郁药单药治疗相比,复发率下降,大大提高LLD患者的治疗效果。

(四) 认知的干预

持久的认知干预和康复,即系统性的脑力锻炼,有目的地保存认知功能,维护和重建认知储备,可以有效延迟AD的发生;有意识地对智力和认知技能进行持续的练习,至少能够使认知功能达到稳定。

六、小结

如果AD被推迟1年发生,全球将减少950万例AD患者,到2050年,AD的疾病负担将被大大降低。已有研究证实,持续系统性的认知功能锻炼、心理治疗、体育锻炼,以及结合患者具体情况的适当药物治疗,能够延迟LLD发展为AD的进程。

参考文献

[1] Luijendijk HJ, van den Berg JF, Dekker MJ, et al. Incidence and recurrence of late-life depression[J]. Arch Gen Psychiatry, 2008, 65 (12): 1394-1401.

[2] Panza F, D'Introno A, Colacicco AM, et al. Current epidemiology of mild cognitive impairment and other predementia syndromes[J]. Am J Geriatr Psychiatry, 2005, 13 (8):633-644.

[3] 姜文颢,袁勇贵,周红.晚发性抑郁症、轻度认知功能障碍和阿尔茨海默病的关联[J].中华精神科杂志,2011,44(4):253-255.

[4] Bhalla RK, Butters MA, Mulsant BH, et al. Persistence of neuropsychologic deficits in the remitted state of late-life depression[J]. Am J Geriatr Psychiatry, 2006, 14 (5):419-427.

[5] 袁勇贵,叶勤,李乐加,等.老年期抑郁症和轻度Alzheimer病的认知功能研究[J].中国老年学杂志,2005,32(11):1294-1296.

[6] Alexopoulos GS, Young RC, Meyers BS. Geriatric depression: age of onset and dementia [J]. Biol Psychiatry, 1993, 34 (3):141-145.

[7] 袁勇贵,叶勤,李海林,等.老年期抑郁症和轻度阿尔茨海默病的临床特征对照研究[J].中国全科医学,2006,9(6):448-450.

[8] Alexopoulos GS. Role of executive function in late-life depression[J]. J Clin Psychiatry, 2003, 64 (Suppl 14):18-23.

[9] Sheline YI, Barch DM, Garcia K, et al. Cognitive function in late life depression: relationships to depression severity, cerebrovascular risk factors and processing speed[J]. Biol Psychiatry, 2006, 60 (1):58-65.

[10] Elderkin-Thompson V, Mintz J, Haroon E, et al. Executive dysfunction and memory in older patients with major and minor depression [J]. Arch Clin Neuropsychol, 2006, 21 (7):669-676.

[11] Emery VO. Alzheimer disease: are we intervening too late? [J]. J Neural Transm, 2011, 118(9):1361-1378.

[12] 袁勇贵,叶勤,李海林,等.老年期抑郁症与阿尔茨海默病的相关性[J].中国临床康复,2005,9(41):102-104.

[13] Bai F, Shu N, Yuan Y, et al. Topologically convergent and divergent structural connectivity patterns between patients with remitted geriatric depression and amnestic mild cognitive impairment[J]. J Neurosci, 2012, 32(12):4307-4318.

[14] 李晶晶,袁勇贵,侯钢.脑源性神经营养因子在抑郁症和阿尔茨海默病发病中的作用[J].中华精神科杂志,2007,40(1):58-60.

（袁勇贵）

第三节　老年抑郁症与脑卒中发病机制

老年抑郁症是指老年人的一种精神障碍,包括老年期短暂性抑郁状态、抑郁症慢性期持续至老年期或抑郁症老年期复发、卒中后抑郁、老年期首发的抑郁症,后者也有人称之为晚发性抑郁等。卒中也是老年人的一种常见疾病,并且临床研究发现,有血管疾病的患者抑郁症的发生率会增加,尤其是冠心病和脑卒中,而且有过脑卒中的老年人抑郁的发生率高于没有脑卒中的老年人群。Robinson 等[1]观察 103 例脑卒中患者,发现 27%的患者符合抑郁症诊断标准,对其中的 65 例进行 2 年随访后发现,脑卒中后前两年 14%的患者出现重型抑郁,18%的患者出现轻型抑郁;Pohjasvaara 等[2]连续观察 277 例脑卒中患者,在卒中后 3～4 个月进行评估,发现有 26%的患者伴有重型抑郁,14%的患者伴有轻型抑郁;Gainotti 等[3]观察 153 例脑卒中患者,卒中后 2～4 个月出现抑郁者有 27%,4～6 个月出现抑郁者有 40%。各研究均表明,老年人抑郁症发生的概率大于普通人群,伴有卒中者,抑郁症的发生率更高。老年抑郁症和脑卒中之间是否存在什么关联呢? 对于二者的关系有几种假说:一是脑卒中引起老年抑郁症;二是老年抑郁症引起脑卒中;三是老年抑郁症和脑卒中由共同的因素引起,最后还有可能是二者碰巧同时发生在同一个老年人身上。本节就老年抑郁症与脑卒中两者发病机制的关系进行阐述。

一、脑卒中引起老年抑郁症

脑卒中引起的抑郁症又分两种情况,一是脑卒中直接引发抑郁,有人称之为脑卒中后抑郁(PSD);另一种是晚发性抑郁,也称为血管性抑郁,与脑部慢性多发性微小血管损伤或者血管危险因子有关,用经典的抗抑郁治疗效果不佳。血管性抑郁最初由两个不同的研究小组几乎同时提出来，Alexopoulos 等[4]在研究伴有心脑血管疾病的老年抑郁症时，发现这组老年抑郁症患者有其独特的临床特点和结局，于是提出血管性抑郁的概念；另一个是 Krishnan 等[5]在用磁共振成像（Magnetic resonance imaging，MRI）研究老年抑郁症患者的皮质下白质高信号（White matter hyperintensity，WMH）时提出的这个概念，他们还提出了血管性抑郁的诊断标准：①主要临床特征是临床或实验室检查证实有血管疾病或血管危险因子，且抑郁首发年龄＞65岁，或者在血管疾病发生之后抑郁病程发生变化；②次要特征是多数患者出现认知缺损、精神运动性迟滞，消极意念不明显，自知力受到影响，能力受损，没有抑郁或情感障碍家族史。只是这个诊断标准到目前为止还没有被广泛接受。Samaras 等[6]通过文献综述分析认为，血管性抑郁应该被作为一个独立的疾病来对待，可以把它作为抑郁症的一个亚型，因为它有自己的临床特点和治疗特点。

（一）脑卒中部位与抑郁症的关系

首先，从抑郁症与卒中部位的关系来看，有研究者发现，左侧前额叶损伤与抑郁症有关[7]；有研究者则认为，抑郁症与右侧半球卒中有关[8]；还有研究者认为，抑郁症与卒中没有关系。尽管脑卒中部位与老年抑郁症发病之间的关系尚不明确，但是额叶尤其是前额叶是人类的情感中枢，额叶受损就会引起抑郁等情绪障碍。Alexopoulos 等[9]研究发现，老年抑郁症患者在额叶边缘脑区 MRI 各向异性分数（Fractional anisotropy，FA）低于对照组，认为额叶边缘脑区的功能减退与老年抑郁症的发生有关。

（二）老年抑郁症是脑血管疾病的直接结果

之所以认为抑郁症是脑动脉硬化的直接结果是基于以下两方面的研究结果。首先，从结构上来讲，大脑皮质和皮质下损伤，尤其是决策部位的小血管病变可以直接导致抑郁，有研究提出过颇为大家接受的纹状体-苍白球-丘脑-皮质通路受损假说[6]。神经病理学家 Thomas 等[10]对20例至少有过1次抑郁发作的抑郁症患者，与20例正常对照相比，发现抑郁症患者WMH出现在前额叶皮质背外侧的概率较高,而且点状缺血灶是增加的,提示纹状体-苍白球-丘脑-皮质通路受损;即使是静息性(无症状性)卒中也可能引起抑郁。Saavedra等[11]研究发现,有静息性卒中的老年人患复发性抑郁的概率是中青年人的3倍,认为有可能是静息性卒中损伤的脑组织引起抑郁。Cornnor等[12]认为,动脉硬化引起局部缺血导致血液炎性细胞因子水平升高,刺激中枢单胺系统,久而久之使单胺神经元中毒受损,降低单胺细胞功能,从而引起抑郁。

(三) 脑卒中危险因素与抑郁症的关系

目前,较公认的脑卒中危险因素有肥胖、糖尿病、高血压、高脂血症、高甘油三酯血症、吸烟等,这些因素的存在易使患者出现脑卒中;另一方面,这些危险因素同时也与抑郁的发生及发展都有关系。Valkanova等[13]通过文献综述认为,有些血管危险因素与老年抑郁症有密切关系,如心脑血管疾病、糖尿病,而高血压、吸烟和高脂血症与老年抑郁症的关系并不是很明确,如果有关系的话,可能是通过各种不同的病理生理途径来影响的,因为老年抑郁症的发病因素本身就很复杂,有多种发病途径。

二、老年抑郁症引起脑卒中

有很多临床研究表明,老年抑郁症对脑卒中有致病作用。1995年,Baldwin等[14]对57例早发抑郁和晚发抑郁进行比较,发现晚发抑郁组躯体疾病、血管危险因素明显增多。de Groot等[15]还发现,WMH和基底节损伤的程度与抑郁相关,老年抑郁症患者白质变化超过对照组3~5倍,严重的深部白质高信号(Deep white matter hyperintensity,DWMH)与晚发抑郁相关。Thomas等[10]对20例老年抑郁症患者进行研究发现,与健康对照组相比,动脉粥样硬化疾病增多,其前额叶背外侧皮质和皮质下白质细胞内黏附因子和血管细胞黏附因子均升高,这两种因子都可以引起脑卒中。这些研究表明,基底节受损和额叶白质的高信号与抑郁症有关。老年抑郁症对心脑血管系统的影响表现在以下几个方面。

（一）抑郁症患者多伴有不健康行为

如吸烟、酗酒、久坐、饮食不正常、对抗抑郁治疗依从性不好等，都可以对心脑血管造成影响。抑郁症患者本身意志减退，内动力不足，对有关疾病的治疗不能很好地遵从医嘱，比如对高血压、糖尿病、高脂血症的治疗依从性不好，可以导致心脑血管疾病的发生；另外，有某些个性特征，如A型行为者，竞争性强、敌意重、过分投入工作等，会对心脑血管系统造成影响[16]。

（二）抑郁症患者血小板黏性增强

有研究表明，抑郁症患者血小板含量增加，黏性增强，易致缺血性疾病。血小板黏性增强是出现动脉硬化、急性冠脉综合征和血栓形成的重要因素之一[17]。

（三）抑郁症患者下丘脑－垂体－肾上腺轴功能失调

很多研究证实，抑郁症与下丘脑－垂体－肾上腺（HPA）轴的功能失调有关。Garakani等[18]研究发现，尽管治疗之前抑郁组和对照组脑脊液促肾上腺皮质激素释放因子（Corticotropin-releasing factor，CRF）浓度无明显差异，但是CRF水平与自杀意念有关，而且治疗好转后其水平降低。Pintor等[19]研究发现，未经治疗的抑郁症患者HPA轴的功能过度活跃，脑脊液CRF浓度升高，应用地塞米松后也不能抑制可的松的分泌，说明抑郁症患者HPA轴功能有变化，与健康人相比，即使是抑郁症完全康复，患者HPA功能还是不同于健康人。CRF神经元过度活跃、皮质类固醇升高可以引起高胆固醇血症、高甘油三酯血症和高血压，都可以引起血管性疾病；Lee等[20]发现，糖皮质激素分泌过多在海马细胞死亡中有明显的作用，这可以解释老年血管性抑郁为什么容易出现认知功能障碍，并有演变成痴呆的风险。HPA功能失调还与心脑血管疾病及血管危险因素有关，如向心性肥胖、高胆固醇血症、高甘油三酯血症、高血压及心率加快等[21]。

(四) 抗抑郁药物对心脑血管系统的作用

三环类抗抑郁药(TCAs)、选择性5-羟色胺再摄取抑制剂(SSRIs)、5-羟色胺去甲肾上腺素再摄取抑制剂(SNRIs)等都对心脑血管系统有一定的影响,抗抑郁药还能诱导胰岛素抵抗,使患者更易患心脑血管疾病[22]。

(五) 抑郁症患者自主神经系统功能紊乱

抑郁经常引起自主神经功能失调。抑郁症患者容易出现交感与副交感神经活动失衡,继而引起心脑血管系统功能紊乱[23]。交感与副交感神经活动失衡会影响心脑血管功能,交感神经过度活跃与高血压有关,血压高极易引起脑卒中,抑郁症患者如果出现迷走神经紧张性降低,可以引起血管收缩,导致缺血性脑卒中。

三、抑郁症和血管疾病有共同的病理生理过程

体内有些病理生理变化可以同时引发抑郁症和血管性疾病,也包括脑卒中。目前研究比较多的是以下几个方面。

(一) 血小板聚集和内皮细胞功能

尽管抑郁症的发病机制并不清楚,但是目前比较公认的抑郁症发生核心机制之一是5-羟色胺功能失调,这一点也被抑郁症的临床治疗疗效所证实。5-羟色胺不仅仅是神经递质,它还可以由血小板释放,起到促进血小板聚集和血管收缩作用。因此,Nemeroff等[24]认为,5-羟色胺功能失调是抑郁和血管疾病共同的病理生理过程。Laghrissi-Thode等[25]也发现,不管伴不伴有心脏疾病的抑郁症患者均有血小板活性增强;5-羟色胺介导的血小板活化可以引起动脉硬化,继而形成血栓,这种血栓形成过程可以被抗抑郁药治疗逆转[26]。另外,内皮细胞功能的异常也与抑郁有关,负性情绪可以影响高风险高血压病患者的颈动脉内膜和中层的厚度,继而容易出现脑卒中等血管性疾病[27];Thomas等[28]发现老年抑郁症患者脑组

织中细胞间黏附因子1(Intercellular adhesion molecule1,ICAM-1)和血管内皮黏附因子1(Vascular endothelial adhesion factor 1,VCAM-1)明显升高,尤其是在前额叶背外侧皮质部位。这种内皮细胞功能的变化与血清ICAM-1和趋化因子MCP-1水平增加有关,提示抑郁对动脉硬化的进程有潜在的影响。

(二)必需脂肪酸的潜在作用

必需脂肪酸摄入的减少,也容易使人患心脑血管病和抑郁症。有研究表明,抑郁症患者红细胞中和血浆中ω-3脂肪酸的浓度是减低的,导致ω-3/ω-6多不饱和脂肪酸比例失调,ω-6占优势;而ω-3具有升高高密度脂蛋白、降低甘油三酯的作用。因此,ω-3对血管具有保护作用,而它的降低即可导致心脑血管病[29]。另一方面,磷脂是神经膜的重要成分,在5-羟色胺、多巴胺(DA)和乙酰胆碱(Acetylcholine,Ach)等神经递质的信息传递中起着重要作用,ω-3的减少,很可能会影响这些神经递质的传递,这也可能是抑郁症发病的潜在机制之一。

(三)WMH的作用

Simpson等[30]发现,老年抑郁症之所以对抗抑郁药疗效不佳是因为存在WMH,存在WMH提示额叶皮质下回路受到损伤。因而使抗抑郁药对患者的情绪调整产生困难,在这种情况下,如果联合使用钙离子通道阻滞剂可能减轻抑郁症状,并减少复发。因为钙离子通道阻滞剂具有扩血管作用和抗缺血作用,改善了局部脑功能,因此抑郁症状也能好转。从细胞水平上来看,钙离子通道阻滞剂可以直接作用于一些神经元的突触后膜受体,促进神经递质的信息传递[31]。

(四)神经营养因子的作用

脑源性神经营养因子(BDNF)是脑内含量最多的神经营养因子,对神经元有营养和保护作用。许多研究提示BDNF有抗抑郁作用,BDNF的活性降低可以增加脑卒中的易感性;BDNF对中枢神经的诸多结构,如海马、大脑皮质、胆碱能神经元、多巴胺能神经元和5-羟色胺能神经元等功能有改善作用[32]; BDNF对梗死区脑组织有保护作用[33]。另外,脑卒中可以引起肢体活动障碍,引起海马BDNF的表达明显减少,继而也可以引起抑郁症[34]。

(五)老年抑郁症与血管危险因素的基因学关系

有学者对老年抑郁症与心脑血管疾病的关系进行研究。老年抑郁症患者血浆同型半胱氨酸升高,可能与MTHFR酶C677T基因突变有关,而同型半胱氨酸升高又是心脑血管疾病的危险因素,因此认为该基因突变有可能是老年抑郁症与血管性疾病共同发病因素之一[35]。老年抑郁症在额叶边缘脑区,包括扣带回背侧、前部和后部、额叶背外侧和内侧、丘脑等区域的5-HTTLPR S等位基因携带者MRI FA低于5-HTTLPR L纯合子;而经过治疗5-HTTLPR S等位基因携带者的缓解率低于5-HTTLPR L纯合子基因者[9]。因此,认为5-HTTLPR S等位基因可能与额叶边缘脑区功能受损有关,还可能与老年抑郁症患者抗抑郁治疗效果不佳有关。Kim等[36]研究发现,BDNF met/met等位基因介导了脑卒中与抑郁症的发生。Kim等[37]还发现,5-HTR2a 1438 A/A 基因型与PSD major型有关,而5-HTTLPR S/S和BDNF met/met基因型与所有PSD有关,PSD major型在5-HTR2a 1438A/G和BDNF val66met多态性之间有明显的相互作用;而在PSD患者中,在5-HTTLPR和BDNF val66met多态性之间没有明确的相互作用。因此,认为PSD患者5-羟色胺和BDNF基因多态性在卒中后抑郁中起着重要作用。

综上所述,老年抑郁症与脑卒中之间存在各种各样的联系,但是到目前为止,尚不能十分明确它们的因果关系。在某些老年患者身上,脑卒中是抑郁的病因;在有些老年患者身上脑卒中可能是抑郁的结果;在另外一些老年患者身上可能有些因素让二者同时出现,或可能同时存在诸多因素,引发了老年抑郁症和脑卒中;也不能排除某些偶然因素让两种疾病同时发生。总之,老年抑郁症与脑卒中发病机制之间的关系,虽然十分密切,但目前还不是非常明确,有待于继续研究。

参考文献

［1］ Robinson RG, Bolduc PL, Price TR. Two - year longitudinal study of poststroke mood disorders: diagnosis and outcome at one and two years［J］. Stroke, 1987, 18(5):837-843.

［2］ Pohjasvaara T, Lepp vuori A, Siira I, et al. Frequency and clinical determinants of poststroke depression［J］. Stroke, 1998, 29 (11):2311-2317.

［3］ Gainotti G, Azzoni A, Marra C. Frequency, phenomenology and anatomical -clinical correlates of major post-stroke depression［J］. Br J Psychiatry, 1999, 175 (8):163-167.

［4］ Alexopoulos GS, Meyers BS, Young RC, et al. 'vascular depression' hypothesis［J］. Arch Gen Psychiatry, 1997, 54(10):915-922.

［5］ Krishnan KR, Hays JC, Blazer DG. MRI-defined vascular depression［J］. Am J Psychiatry, 1997, 154(4):497-501.

［6］ Samaras N, Rossi G, Giannakopoulos P, et al. Vascular depression. An age-related mood disorder［J］. Eur Geriatr Med, 2010, 1(4):220-225.

［7］ Morris PL, Robinson RG, Raphael B, et al. Lesion location and poststroke depression［J］. J Neuropsychiatry Clin Neurosci, 1996, 8(4):399-403.

［8］ MacHale SM, O'Rourke SJ, Wardlaw JM, et al. Depression and its relation to lesion location after stroke［J］. J Neurol Neurosurg Psychiatry, 1998, 64(3):371-374.

［9］ Alexopoulos GS, Murphy CF, Gunning - Dixon FM, et al. Serotonin transporter polymorphisms, microstructural white matter abnormalities and remission of geriatric depression［J］. J Affect Disord, 2009, 119(2):132-141.

［10］ Thomas AJ, Ferrier IN, Kalaria RN, et al. A neuropathological study of vascular factors in late-life depression［J］. J Neurol Neurosurg Psychiatry, 2001, 70 (1):83-87.

[11] Saavedra Perez HC, Direk N, Hofman A, et al. Silent brain infarcts: A cause of depression in the elderly? [J]. Psychiatry Research: Neuroimaging, 2013, 211(2):180-182.

[12] Connor TJ, Leonard BE. Depression, stress and immunological activation: the role of cytokines in depressive disorders[J]. Life Sci, 1998, 62(7):583-606.

[13] Valkanova V, Ebmeier KP. Vascular risk factors and depression in later life: A Systematic Review and Meta-Analysis [J]. Biological Psychiatry, 2013, 73 (5):406-413.

[14] Baldwin RC, Tomenson B. Depression in later life. A comparison of symptoms and risk factors in early and late onset cases[J]. Br J Psychiatry, 1995, 167 (5):649-652.

[15] de Groot JC, de Leeuw FE, Oudkerk M, et al. Cerebral white matter lesions and depressive symptoms in elderly adults[J]. Arch Gen Psychiatry, 2000, 57 (11):1071-1076.

[16] Kawachi I, Sparrow D, Kubzansky LD, et al. Prospective study of a self-report type A scale and risk of coronary heart disease: test of the MMPI-2 type A scale [J]. Circulation, 1998, 98(5):405-412.

[17] Bruce EC, Musselman DL. Depression, alterations in platelet function, and ischemic heart disease[J]. Psychosom Med, 2005, 67 (Suppl 1):S34-S36.

[18] Garakani A, Martinez JM, Yehuda R, et al. Cerebrospinal fluid levels of glutamate and corticotropin releasing hormone in major depression before and after treatment[J]. J Affect Disord, 2013, 146(2):262-265.

[19] Pintor L, Torres X, Navarro V, et al. Corticotropin releasing factor test in melancholic patients in depressed state versus recovery: A comparative study [J]. Prog Neuropsychopharmacol Biol Psychiatry, 2007, 31(5):1027-1033.

[20] Lee AL, Ogle WO, Sapolsky RM. Stress and depression: possible links to neuron death in the hippocampus[J]. Bipolar Disord, 2002, 4(2):117-128.

[21] Rosmond R, Bjorntorp P. The hypothalamic-pituitary-adrenal axis activity as a predictor of cardiovascular disease, type 2 diabetes and stroke[J]. J Intern Med,

2000, 247(2):188-197.

[22] Ramasubbu R. Insulin resistance: a metabolic link between depressive disorder and atherosclerotic vascular diseases[J]. Med Hypotheses, 2002, 59(5): 537-551.

[23] Carney RM, Freedland KE. Depression and heart rate variability in patients with coronary heart disease[J]. Cleve Clin J Med, 2009, 76(Suppl 2):S13-S17.

[24] Nemeroff C, Musselman D. Are platelets the link between depression and ischemic heart disease?[J]. Am Heart J, 2000,140(s4):57-62.

[25] Laghrissi-Thode F, Wagner WR, Pollock BG, et al. Elevated platelet factor 4 and beta-thromboglobulin plasma levels in depressed patients with ischemic heart disease[J]. Biol Psychiatry, 1997, 42(4):290-295.

[26] Pollock BGM, Laghrissi-Thode FM, Wagner WRP. Evaluation of platelet activation in depressed patients with ischemic heart disease after paroxetine or nortriptyline treatment[J]. J Clin Psychopharmacol, 2000, 20(2):137-140.

[27] Agewall S, Wikstrand J, Dahlf C, et al. Negative feelings (discontent) predict progress of intima-media thickness of the common carotid artery in treated hypertensive men at high cardiovascular risk[J]. Am J Hypertens, 1996, 9(6):545-550.

[28] Thomas AJ, Ferrier IN, Kalaria RN, et al. Cell adhesion molecule expression in the dorsolateral prefrontal cortex and anterior cingulate cortex in major depression in the elderly[J]. Br J Psychiatry, 2002, 181(8):129-134.

[29] Maes M, Smith R, Christophe A, et al. Fatty acid composition in major depression: decreased omega 3 fractions in cholesteryl esters and increased C20: 4 omega 6/C20: 5 omega 3 ratio in cholesteryl esters and phospholipids [J]. J Affect Disord, 1996, 38(1):35-46.

[30] Simpson S, Baldwin RC, Jackson A, et al. Is subcortical disease associated with a poor response to antidepressants? Neurological, neuropsychological and neuroradiological findings in late-life depression[J]. Psychol

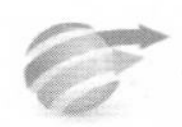

Med, 1998, 28(5):1015-1026.

[31] Timmermann DB, Lund TM, Belhage B, et al. Localization and pharmacological characterization of voltage dependent calcium channels in cultured neocortical neurons[J]. Int J Dev Neurosci, 2001, 19(1):1-10.

[32] Duman RS, Heninger GR, Nestler EJ. A molecular and cellular theory of depression[J]. Arch Gen Psychiatry, 1997, 54(4):597-606.

[33] Yanamoto H, Xue JH, Miyamoto S, et al. Spreading depression induces long-lasting brain protection against infarcted lesion development via BDNF gene-dependent mechanism[J]. Brain Res, 2004, 1019 (1/2):178-188.

[34] Smith MA, Makino S, Kvetnansky R, et al. Stress alters the expression of brain-derived neurotrophic factor and neurotropin-3 mRNAs in the hippocampus [J]. J Neurosci, 1995, 15 (3):1768-1777.

[35] Hickie I, Scott E, Naismith S, et al. Late-onset depression: genetic, vascular and clinical contributions[J]. Psychol Med, 2001, 31 (8):1403-1412.

[36] Kim JM, Stewart R, Kim SW, et al. BDNF genotype potentially modifying the association between incident stroke and depression[J]. Neurobiology of Aging, 2008, 29(5):789-792.

[37] Kim JM, Stewart R, Bae KY, et al. Serotonergic and BDNF genes and risk of depression after stroke[J]. J Affect Disord, 2012, 136(3):833-840.

(曹秋云)

第四节　老年抑郁症与帕金森病

抑郁症是老年患者最常见的精神障碍,老年抑郁症广义指存在于老年期(年龄≥60岁)这一特定人群的抑郁症,狭义的老年抑郁症是指首发于老年期(年龄≥60岁)的原发性抑郁症。老年抑郁症是老年人群中极为常见的负性情绪,是影响老年人群心理健康水平的重要因素之一,其往往与躯体疾病和社会问题并存。一项大规模国际研究显示，在合并2种及2种以上慢性躯体疾病的患者中，抑郁症的患病率为23%，而在躯体健康的对照组仅为3.2%[1]。2010年曾有调查显示，躯体疾病与抑郁症共病的发生率，糖尿病为11%，癌症为15%，心肌梗死为20%[2]，帕金森病（Parkinson's disease，PD）为40%～60%[3]。由此可见，PD是老年抑郁症患者最常见的共存躯体疾病，其对老年患者生活质量的影响不容忽视。

一、老年抑郁症特征

（一）危险因素及病因

据文献报道，老年抑郁症患病率高达10%～20%[4]。其发病的主要危险因素包括：女性、独居、社会经济水平低下、社会支持少、新近发生不良生活事件、认知功能下降、日常活动能力受损、慢性躯体疾病[5]等。其中，帕金森病是老年抑郁症的重要影响因素。老年抑郁症的病因仍在探索当中，其发生及持续可以理解为是由各种易患因素的交互作用而导致的，包括遗传因素、人格因素、认知因素、年龄相关的神经生物学改变以及老年频发的各种应激性生活事件等[6]。

（二）临床表现

老年抑郁症最常见的症状主要有：情绪低落、思维迟缓、思维内容障碍及意志活动减少、躯体不适和睡眠障碍等，以及有时出现妄想与自杀意念。老年抑郁症的临床症状特点与中青年的相比有很大的差异，老年抑郁症的临床症状呈多样化且趋于不典型，异常情绪表现为焦虑、激越及抑郁的混合状态。抑郁症对老年人身心健康危害严重。研究表明，抑郁会导致老年人躯体功能下降，对于患有慢性躯体疾病的（如PD）老年人来说，老年抑郁还使其卧床时间延长，疾病的致残性增高。

二、帕金森病抑郁

PD是老年人常见的慢性进行性神经系统变性疾病,以运动障碍为主要症状,临床主要表现为静止性震颤、肌强直、运动迟缓、姿势反射异常。抑郁是PD最常见的非运动症状。抑郁可加重PD患者的认知功能损害和运动障碍,是影响PD患者治疗的重要因素[7]。

(一)发病率

目前,对于帕金森病抑郁(Parkinson's dissease depression, PDD)发病率的研究较多,国外报道在4%～75%[8],平均的发病率约为40%[9]。一项关于PDD患病率的Meta分析显示,在36个入选的研究中,约17%的PD患者有重度抑郁,22%有轻度抑郁,13%有恶劣心境障碍[10]。尽管报道不一,但PDD对患者生活质量的影响往往比运动障碍更严重[11]。

(二)PDD临床表现

与非帕金森病抑郁相比,PDD有其自身特点[12],PDD患者主诉的忧伤感、快感缺失、自责自罪感等典型的内源性抑郁症状较轻,精力下降较轻,但焦虑、认知损害、激惹、注意力集中困难、无自杀行为的自杀意念症状较重。PDD还可伴发较高比例的焦虑症状和惊恐发作。PDD的发生时间常呈双峰,最高峰常发生于PD的早期或进展期。另外,PDD的发生与运动症状的波动相关,有些患者在“关”期能达到重度抑郁的诊断标准,而在“开”期甚至没有抑郁症状[13]。

三、PDD发病机制

PD伴发抑郁的发病机制尚不清楚,大部分学者认为是与内源性生物学改变有关,但也有外源性心理因素存在。

（一）神经生物学改变

内源性抑郁假说认为，PDD的发生与以下大脑区域、神经网络和神经递质有关：①纹状体-额叶及边缘系统神经通路。②皮质下核团。③5-羟色胺能、去甲肾上腺素(NE)能、多巴胺(DA)能等神经递质。一些学者认为，PD影响了纹状体–额叶及边缘系统的多巴胺通路，使纹状体–额叶及边缘系统的功能受到影响而下降，最终产生抑郁。近期研究发现，PD患者情绪、情感障碍的产生是脑干单胺和吲哚胺传入纤维及皮下核团神经变性的结果，其中一些核团神经元变性可能与抑郁发生有关，如腹侧背盖区、下丘脑、中缝背核[14]。有报道，在抑郁症患者血浆及脑脊液中，5-羟色胺的主要代谢产物5-羟基吲哚乙酸浓度减少，5-羟色胺拮抗剂对PDD患者的治疗有效，也提示PDD患者与5-羟色胺的代谢有关[15]。另有研究发现，PDD发病与5-羟色胺转运体蛋白（Serotonin transporter，SERT）的功能失调有关[16]。NE明显减少，还可以影响注意力、记忆力和认知功能，PD患者由于蓝斑和中缝核中色素神经元明显丧失，5-羟色胺和NE的分泌均显著减少，易导致患者出现抑郁症状。早有报道，PDD与边缘系统多巴胺和去甲肾上腺素的减少及功能障碍有关。PD的病理生理过程都存在内源性大麻素系统的紊乱，后者在情感和行为控制中有一定作用，可能是直接改变，或者通过其他神经递质的相互作用而发生改变[17]。另外，炎症因子在原发性抑郁症的发病中起一定的作用，并且与PD的发生有关，如神经生长因子、细胞因子[18]。这些都支持PDD具有神经生物学改变的病理基础。

（二）神经影像学改变

1. MRI及功能MRI：PDD患者多有大脑皮层或皮层下核团神经元的变性、丢失。定量MRI测量显示，PD患者与健康对照者的灰质密度没有差别，但PDD者的双侧眶额回、右侧颞区、边缘系统的灰质密度减少。扣带回前部灰质密度下降也见于PDD者[19]。有研究应用功能核磁共振对两组严重程度相当的PD患者进行比较研究,显示PD伴发重型抑郁者较不伴发抑郁者左侧丘脑背中部和额前皮质中部皮层活动减少[20]。以上研究显示,PDD者大脑神经元的变性和丢失主要集中在额叶、边缘系统等部位。

2. 单光子发射计算机断层扫描(SPECT):有研究者用SPECT技术研究伴或不伴PD的重型抑郁患者局部脑血流的差异。在抗抑郁治疗前和治疗后12周SPECT检查发现,PD患者枕区和枕前区血流减少。PD伴发抑郁者额叶皮层血流量减少,枕区较大区域既有血流增加也有血流减少。血流增加可能是由于PD者的变性和多巴胺治疗所致,血流减少可能是由于器质性病变导致血流灌注不足所致。这些结果提示:PD伴发抑郁可能是在PD基础上存在更严重和更广泛的神经变性障碍[21]。

3. 正电子发射计算机断层扫描(PET):Mayberg等[22]通过PET发现,PD伴发抑郁者的尾状核、前额叶皮层和额眶下皮层的代谢活性下降,PD患者前额叶-基底节-下丘脑环路的代谢减低。

由此可见,神经解剖结构的改变与脑血流的改变,皮层代谢功能异常是PD伴发抑郁的原因,由此推断抑郁的发生与特殊皮层、皮层下通路的神经变性、神经元丢失有关。

(三)心理因素

因PD属锥体外系疾病,主要影响患者的运动功能,使患者丧失工作能力,影响日常生活,随着症状的加重,患者十分痛苦,常有自卑、绝望感,从而产生抑郁症状。

四、诊断与评估

由于受运动症状和其他非运动症状的影响,PDD的诊断比较困难。首先,抑郁和PD的症状常重叠存在。另外,30%～40%的PD患者有某种程度上的认知功能损害,即所谓的痴呆,这就增加诊断的难度[23]。其次,PD患者“开关”现象也会干扰抑郁的诊断。

目前，对于PDD的诊断仍以美国精神障碍诊断与统计手册第4版（DSM-4）为金标准。研究表明，使用DSM-4作为诊断标准会降低PDD的诊断阳性率[10,24]，但又不能仅根据某一个量表的划界分来诊断PDD。近期，也有研究比较了不同量表的信效度结果显示，老年抑郁量表因简便和心理测量学特性良好，被认为是最适用于PD患者的自评筛查量表[25]。衡量伴有痴呆的PD患者抑郁程度时，康奈尔痴呆抑郁量表可能尤其有效，但是，为了避免运动障碍对抑郁评分的影响，也应该同时使用评估运动症状严重性的量表如PD统一评分量表，以调整混淆因素。老年抑郁量表、医院焦虑和抑郁量表不包括运动症状的评估条目，因而适合于PD患者不同病期时抑郁严重性的检测。

五、治疗

临床上治疗PDD的药物主要是：三环类抗抑郁剂（TCAs）和选择性5-羟色胺再摄取抑制剂（SSRIs）；单胺氧化酶抑制（Monoamine oxidase inhibition，MAOI）剂和多巴胺受体激动剂及中医中药的干预等。

（一）TCAs和SSRIs

TCAs治疗抑郁症有很长的历史，TCAs通过阻断去甲肾上腺素的再摄取，进而影响基底节的多巴胺水平，阻断中缝系统和额前叶的5-羟色胺再摄取，在改善抑郁的同时，与SSRIs相比尚能改善运动症状。但由于抗胆碱能作用和对心脏的副作用，其使用受限。但是，最近的研究使TCAs又受到关注[26]。一项包括52例PDD患者的随机安慰剂对照临床试验，比较SSRIs帕罗西汀控释片、TCAs去甲替林和安慰剂治疗抑郁的疗效，发现去甲替林有效，而帕罗西汀控释片无效[27]。Devos等[28]在48例PDD患者中进行类似的临床随机双盲对照试验，比较SSRIs西酞普兰、TCAs地昔帕明和安慰剂的疗效，经过2周的治疗之后，西酞普兰组患者的抑郁症状没有改善，而地昔帕明组患者的抑郁症状得到显著的改善；治疗30 d后，西酞普兰组和地昔帕明组患者的抑郁症状都有显著的改善。这些研究结果说明,TCAs不一定比SSRIs的耐受性差,而SSRIs可能并不那样有效。SSRIs通过抑制5-羟色胺再摄取,增加中脑边缘系统的5-羟色胺水平而发挥抗抑郁作用,常见的不良反应有胃肠道反应、性功能障碍等,但无明显抗胆碱和心血管不良反应。

(二) MAOI

可以分为两种亚型:MAO-IA(如吗氯贝胺),可以抑制5-羟色胺和去甲肾上腺素的代谢;MAO-IB(如司来吉兰)可以抑制多巴胺的代谢。司来吉兰最初被用来治疗抑郁症,但目前已更多地用于治疗PD,特别是在PD的早期阶段,对运动症状较为有效,并且可能有减缓病情进展的作用。吗氯贝胺是一种经典的MAO-IA抑制剂,对重度抑郁和PDD都有改善[29],同时也能抑制30%的MAO-IB。因此,其能提高多巴胺的水平。当同时服用SSRIS和单胺氧化酶抑制剂时,可能发生类血清素综合征,有致命危险,应当特别加以注意。

(三) 多巴胺受体激动剂

临床数据表明,多巴胺受体激动剂有抗抑郁作用,目前研究较多的是普拉克索。普拉克索作为非麦角类多巴胺受体激动剂,对多巴胺D3受体有较强的亲和力,可较好地缓解PD伴发的抑郁症状。最近一项纳入296例轻到中度PDD患者的随机、双盲研究,比较了普拉克索和安慰剂的疗效,结果显示普拉克索组患者的老年抑郁量表评分好于安慰剂,说明普拉克索能有效改善PDD患者的抑郁症状,且能稳定运动症状,这是针对本病唯一一项较为权威的临床试验[30]。

(四) 电休克治疗

电休克治疗(EST)已被证实对PDD有效,EST治疗抑郁症的作用机制不是很清楚。EST在发挥抗抑郁作用的同时还有改善运动功能的作用,且治疗起效快,但持续时间较短,其治疗后不可避免地会复发而且可能出现谵妄等并发症。

（五）心理辅导和治疗

在治疗老年抑郁症时，应以心理辅导为主，治疗也不能忽视。一般的轻微抑郁可不需常规抗抑郁药物，而应进行包括生活、家庭、婚姻、子女等问题的辅导。尤其在抑郁初期，主要表现为心理和情感上的消极低落，在病症上仍无明显症状时，除辅以必要的调理性药物之外，应以心理治疗和情感关怀为主。

六、结论与展望

总之，抑郁是PD最常见的并发症之一，可加重患者的运动障碍，严重影响患者的生活质量和疾病预后。目前，对PDD的流行病学特点有一定程度的研究和认识，但是受运动症状和其他非运动症状的影响，诊断较困难，其发病机制的研究还有待进一步完善。关于抑郁的治疗，尚需多中心大样本的病例对照研究，以发现合适的治疗方案。

参考文献

［1］ Moussavi S, Chattlerji S, Verdes E, et al. Depression, chronic diseases, and decrements in health: results from the World Health Surveys[J]. Lancet, 2007, 370(95):851-858.

［2］ Rayner L, Price A, Evans A, et al. Antidepressants for depression in physically ill people[J]. Cochrane Database Syst Rev, 2010(3):CD007503.

［3］ Slaughter JR, Slaughter KA. Prevalence, clinical manifestations, etiology, and treatment of depression in Parkinson ' s disease [J]. J Neuropsychiaty Clin Neurosci, 2001, 13(2):187-196.

［4］ Mitchell AJ, Rao S, Vaze A. Do primary care physicians have particular difficulty identifying late - life depression? A meta - analysis stratified by age [J]. Psychother Psychosom, 2010, 79(5):285-294.

[5] 黄世敬，雷小明. 老年抑郁症发病机制的研究进展[J]. 医学综述，2013，19(1):1-4.

[6] 张盛宇，李霞. 老年抑郁症患病危险因素的研究进展[J]. 内科理论与实践，2012，7(2):133-136.

[7] 杨永秀，潘冰. 帕金森病伴抑郁的诊治分析[J]. 中国康复理论与实践，2009，15(6):545-547.

[8] McDonald WM, Richard IH, DeLong MR. Prevalence, etiology, and treatment of depression in Parkinson's disease[J]. Biol Psychiatry, 2003, 54(3):363-375.

[9] Rihmer Z, Seregi K, Rihmer A. Parkinson's disease and depression[J]. Neuropsychopharmacol Hung, 2004, 6(2):82-85.

[10] Reijnders JS, Ehrt U, Weber WE, et al. A systematic review of prevalence studies of depression in Parkinson's disease[J]. Mov Disord 2008, 23(2):183-189.

[11] Gage H, Hendricks A, Zhang S, et al. The relative health related quality of life of veterans with Parkinson's disease[J]. J Neurol Neurosurg Psychiatry, 2003, 74(2):163-169.

[12] Ehrt U, Br nnick K, Leentjens AFG, et al. Depressive symptom profile in Parkinson's disease: a comparison with depression in elderly patients without Parkinson's disease[J]. Int J Geriatr Psychiatry, 2006, 21(3):252-258.

[13] Funkiewiez A, Ardouin C, Caputo E, et al. Long term effects of bilateral subthalamic nucleus stimulation on cognitive function, mood, and behaviour in Parkinson's disease[J]. J Neurol Neurosurg Psychiatry, 2004, 75:834-839.

[14] 陈涛，唐北沙，廖小平. α-突触核蛋白在帕金森病发病机制中的作用[J]. 中华神经科杂志，2006，39(6):415-418.

[15] 梁炜，张红梅，张红云. 帕金森病伴发抑郁患者血小板5-羟色胺浓度的对照研究[J]. 中国实用神经疾病杂志，2009，12(17):50-51.

[16] 石葛明，樊平，崔慧先，等. 帕金森症患者脑标本5-羟色胺转运体的表达[J]. 基础医学与临床，2007，27(3):263-266.

[17] Remy P, Doder M, Lees A, et al. Depression in Parkinson's disease: loss of dopamine and noradrenaline innervation in the limbic system[J]. Brain, 2005, 128(6):1314-1322.

[18] Nagatsu T, Sawada M. Inflammatory process in Parkinson's disease: role for cytokines[J]. Current Pharma Des, 2005, 11(8):999-1016.

[19] Matsui H, Nishinaka K, Oda M, et al. Depression in Parkinson's disease. Diffusion tensor imaging study[J]. J Neurol, 2007, 254(9):1170-1173.

[20] Cardoso EF, Maia FM, Fregni F, et al. Depression in Parkinson's disease: convergence from voxel - based morphometry and functional magnetic resonance imaging in the limbic thalamus[J]. Neuroimage, 2009, 47(2):467-472.

[21] P lhagen, SE, Ekberg S, W linder J, et al. HMPAO SPECT in Parkinson's disease (PD) with major depression (MD) before and after antidepressant treatment [J]. J Neurl, 2009, 256(9):1510-1518.

[22] Mayberg HS, Starkstein SE, Sadzot B, et al. Selective hypometabolism in the inferior frontal lobe in depressed patients with Parkinson's disease [J]. Ann Neurol, 1990, 28(1):57-64.

[23] Kalbe E, Calabrese P, Kohn N, et al. Screening for cognitive deficits in Parkinson's disease with the Parkinson neuropsychometric dementia assessment (PANDA) instrument[J]. Parkinsonism Relat Disord, 2008, 14(2):93-101.

[24] Inoue T, Kitagawa M, Tanaka T, et al. Depression and major depressive disorder in patients with Parkinson's disease[J]. Mov Disord, 2010, 25(1):44-49.

[25] Williams JR, Hirsch ES, Anderson K, et al.A comparison of nine scales to detect depression in Parkinson disease: which scale to use?[J]. Neurology, 2012, 78(13):998-1006.

[26] Okun MS, Fernandez HH. Will tricyclic antidepressants make a comeback for depressed Parkinson disease patients?[J]. Neurology, 2009, 72(10):868-869.

[27] Menza M, Dobkin RD, Marin H, et al. A controlled trial of antidepressants in patients with Parkinson disease and depression [J]. Neurology, 2009, 72(10):886-892.

[28] Devos D, Dujardin K, Poirot I, et al. Comparison of desipramine and citalopram treatments for depression in Parkinson's disease: A double-blind, randomized, placebo-controlled study[J]. Mov Disord, 2008, 23(6):850-857.

[29] Gimenez RS, Dobato JL, Mateo D. Treatment of depression in Parkinson's disease with moclobemide: A pilot open-label study[J]. Parkinsonism Relat Disord, 1997, 3(4):219-225.

[30] Barone P, Poewe W, Albrecht S, et al. Pramipexole for the treatment of depressive symptoms in patients with Parkinson's disease: a randomised, double-blind, placebo-controlled trial[J]. Lancet Neurol, 2010, 9(6):573-580.

(耿德勤)

第五节　老年抑郁症与痴呆

抑郁症是常见的疾病,约1/5的人在其一生有过抑郁发作的经历[1]。痴呆是老年人常见的疾病,年龄>65岁的老年人,年龄每增加5岁,痴呆发病风险增加1倍[2],而年龄>90岁老年人群的痴呆发病率增加至50%[3]。大量研究提示抑郁症和痴呆相关,其相关机制涉及多个方面。首先,痴呆患者常有抑郁症状;其次,抑郁可能是对早期认知缺陷的反应;再次,抑郁可损伤认知功能导致假性痴呆;最后,抑郁可能是痴呆的早期表现或者危险因素。随着老龄化社会的快速到来,深入理解抑郁症和痴呆的关系就显得尤为重要。约20%阿尔茨海默病(AD)患者罹患抑郁症[4],约50%血管性痴呆患者伴有抑郁症[5]。虽然抑郁症和痴呆分属不同的临床范畴,但是它们却有很多共同的特征,如注意力和工作记忆损害、睡眠模式改变、社交和工作能力减退[4,5]。抑郁症和痴呆的内在关系是复杂的,当两者共存时常难以鉴别。本节将回顾早年抑郁症和晚年抑郁症与痴呆发生风险之间的关系,并重点从疾病机制的角度阐述抑郁症和痴呆的相关性。

一、抑郁症和痴呆的发生风险

既往的多数研究集中于晚年(年龄≥60岁患者)抑郁症或者抑郁症状和痴呆的关系,而关于早年(年龄<60岁患者)抑郁症和痴呆的关系研究较少。目前,多数研究证据认为,晚年抑郁症和痴呆的发生相关。现在年轻人和中年人抑郁症发病率高,而痴呆要经过很长的临床潜伏期,因此,研究早年抑郁症有助于在痴呆前期确定抑郁症和痴呆的关系。近期在美国人群中开展的研究表明,早年抑郁症或者早发抑郁症和痴呆发生的风险显著相关。

二、抑郁症和痴呆相关的机制

抑郁症的疾病过程和痴呆的特异性神经病理表现具有相似的机制,这些机制包括:① 血管性疾病; ②糖皮质激素的变化和海马萎缩;③β淀粉样蛋白沉积增多;④炎症改变;⑤神经生长因子缺乏。

(一) 血管性疾病

“血管性抑郁”假说[6]认为,脑血管病容易诱发、加重某些老年抑郁症状或使症状持续,难以缓解。血管性损伤和脑结构性变化可以导致晚年抑郁症的发生[7,8]。但是,血管疾病或者血管损害是否导致抑郁或者是否由抑郁引起仍不明确,因为无论脑血管病还是抑郁症,均可以增加彼此的发生风险。抑郁可以通过多种可能机制增加脑血管病风险,如不良行为方式(吸烟、少动)、下丘脑-垂体-肾上腺(HPA)轴失调、代谢综合征引起的皮质醇增高、内皮功能损伤和高血压,产生促炎症因子[9]。尤其值得一提的是,抑郁可增加新发心肌梗死和卒中的发生风险[10]。此外,有强烈证据表明,脑血管病可以促进抑郁的发生。心肌梗死后和卒中后,抑郁发生风险显著增加[8]。MRI研究表明,老年人缺血性脑损伤和抑郁症或者抑郁症状的相关性尤其强烈[11]。纵向研究表明,大范围皮层、白质损伤和严重的皮层下白质退变显著增加抑郁症状的产生,这些白质改变先于晚年抑郁症并且可以预测晚年抑郁症的发生[12]。

脑血管疾病可以导致痴呆的临床表现,进一步支持了"血管-抑郁-痴呆理论"[13]。脑额叶纹状体的缺血性损伤可以导致显著的认知能力缺陷[14]。脑额叶纹状体的缺血性损伤可以解释晚年抑郁症中常见的执行功能受损、精神行为迟滞以及对治疗抵抗现象[9,14]。由此可见,缺血性脑损伤是抑郁和相关认知损害的常见病因。

(二) 皮质醇-海马通路

抑郁症和痴呆相关的另一个机制是皮质醇水平增加导致海马萎缩。在这条通路中,抑郁症和抑郁症状激活HPA轴并增加糖皮质激素的产生,从而损伤海马并引起糖皮质激素受体的下调。这一反应的净效应就是HPA轴负反馈受损以及肾上腺糖皮质激素慢性升高(糖皮质激素瀑布)[15],最终引起海马萎缩、认知缺陷、糖皮质激素异常的恶性循环[9]。

据报道,抑郁症和痴呆患者体内糖皮质激素代谢受损(如皮质醇生物利用度增加)[16]。海马萎缩是AD患者脑部的早期表现之一,而研究也发现抑郁症患者的海马体积缩小[17]。研究者基于动物应激模型的研究提出了皮质醇-海马理论。动物实验发现,高应激状态或者外源性糖皮质激素可以损伤海马神经元和记忆能力,而且应激状态和糖皮质激素过量导致的海马损伤是一个长期进展的过程[15]。

研究发现,海马体积损失可以增加认知能力下降的风险[18],甚至导致成人抑郁症患者进展为痴呆[19]。在复发性抑郁症和长期抑郁症患者中,均发现海马体积缩小[20,21],进一步支持皮质醇-海马机制。然而,虽然证实了抑郁症和海马萎缩之间的直接相关性,但也有其他证据表明抑郁症和海马萎缩的联系是由皮质醇水平增加介导的[16]。此外,其他研究也表明,在抑郁症和其他精神疾病患者中,海马萎缩还与炎症变化和神经生长因子缺乏有关[22,23]。

（三）淀粉样斑块形成

像海马萎缩一样，大脑中淀粉样蛋白斑块也是诊断AD特征表现之一。淀粉样蛋白和tau蛋白聚集分别是AD脑内神经炎症斑块和神经元纤维缠结的主要成分[23]。有趣的是，研究发现，伴有抑郁症的AD患者海马结构内神经炎症斑块和神经元纤维缠结的数量比不伴有抑郁症的AD患者明显增多[24]。因此，淀粉样斑块形成可能是抑郁症与AD关联的一个机制。

“抑郁症和淀粉样蛋白有关”假说，来源于抑郁症和糖皮质激素相关的应激反应使β淀粉样蛋白增加的现象[4,16]。这一假说最初来源于AD动物模型，即给予实验动物应激水平的糖皮质激素，可以增加淀粉样前体蛋白和β淀粉样前体蛋白裂解酶的稳态浓度，从而促进β淀粉样蛋白形成[25]。此外，抑郁还可以通过干扰AD疾病早期的淀粉样病变过程而影响β淀粉样蛋白的聚集。

近期研究表明，抑郁症患者的血浆β淀粉样蛋白浓度与其认知损害有关。一种淀粉样蛋白相关的抑郁症（抑郁伴有Aβ40：Aβ42比率增高）被认为与记忆损害、视觉空间的能力损害和执行功能损害有关[26]。

（四）炎症改变

研究表明，慢性炎症在抑郁症和痴呆的病理生理学机制中起关键作用[21]。抑郁增加细胞因子水平，导致抗炎症反应、免疫抑制调节减弱以及中枢神经系统内促炎反应增加，最终引起认知缺陷和痴呆[27]。此外，促炎细胞因子可以干扰5-羟色胺代谢，并且降低突触可塑性和海马神经再生[4,21]。

炎症过程与抑郁症的多种神经退行性变机制和促炎症细胞因子的关系是错综复杂的。体外和体内研究表明，β淀粉样蛋白可以激活小胶质细胞，使之释放促炎症细胞因子[28]，并且已经发现轻度认知功能障碍患者存在小胶质神经细胞活化[29]。因此，慢性炎症可以解释为何抑郁病史能促进痴呆的发展。不过,近期小胶质细胞和炎症在痴呆和抑郁中的作用受到了一些质疑,未来仍然需要更多的研究来阐明并确认炎症和抑郁症以及痴呆的关系。

(五) 神经生长因子

抑郁症和痴呆相关的另一个联系是神经营养因子[如脑源性神经营养因子(BDNF)]的浓度和活性降低[4]。神经营养因子是生长因子的一部分,它们对维持神经元健康以及调节突触可塑性是必需的[30]。应激诱导抑郁动物模型研究、抑郁症患者和AD患者中均能发现BDNF信号受损[4]。研究还表明,抑郁症患者和AD患者海马内BDNF的mRNA水平下降[16]。基于这些发现和BDNF在调节海马神经可塑性中的关键作用,BDNF被认为对海马体的完整性和认知的维护十分重要。其他重要的神经营养因子还包括转化生长因子β1(Transforming growth factor-β1,TGF-β1)、胰岛素样生长因子1(Type-1 insulin like growth factor, IGF-1)和血管内皮来源生长因子(Vascular endothelial growth factor,VEGF)[30]。

(六) 单胺

促炎细胞因子可以干扰5-羟色胺代谢,并降低突触可塑性和海马神经再生。研究还发现,抑郁症和AD共病时,蓝斑部位去甲肾上腺素能神经元丢失增加[4],提示去甲肾上腺素能系统也是抑郁症和痴呆相关的可能机制之一。

三、治疗进展

虽然,尚未明确抑郁症是否是痴呆的一种前驱表现或是痴呆的危险因素,但是目前研究提示,抑郁症和痴呆的风险之间有很强的相关性。伴有抑郁症的轻度认知功能障碍患者发展为痴呆的风险是单纯轻度认知功能障碍患者的2倍以上[31]。如果患者(尤其老年患者)存在抑郁或者抑郁症状,那么就有必要对其进行认知功能障碍筛查。研究还提示,应密切监测有抑郁症病史的老年人再发抑郁症或出现认知能力下降。研究发现，采用药物、行为干预等手段治疗老年抑郁症患者可以改善其认知和记忆能力[32]，并可减轻痴呆相关的病理生理改变[19,33]。给予有认知功能障碍的老年抑郁症患者抗抑郁药物和胆碱酯酶抑制剂治疗后，患者记忆能力明显改善[34]。联合抗抑郁药物与行为干预（如运动、减少心血管疾病风险）可以防止认知能力下降。联合抗抑郁药物、胆碱酯酶抑制剂、维生素、调节饮食、改变不良生活方式和锻炼，可以改善认知能力下降并提高记忆力和大脑额叶功能[35]。

四、结论

本节重点回顾了抑郁症和痴呆发生风险的有关研究，关注抑郁症对防治痴呆具有重要意义。早年抑郁症是痴呆的一个重要危险因素，但抑郁症是否是老年痴呆真正的危险因素，或者是否存在能引起抑郁症和痴呆的第3个因素仍然未知。此外，晚年抑郁症和痴呆相关的本质关系依然不明。总之，现代社会人口老龄化加速，预计到2050年痴呆的发病率是目前4倍[2,3]。因此，干预可改变的痴呆危险因素如抑郁症，并研究其对降低老年痴呆症风险的影响势在必行。抑郁症和痴呆相关的机制是多因素的，且这些因素之间可能并不相互排斥，采用联合治疗方案可能是最有前景的方法。

参考文献

[1] Kessler RC, Berglund P, DemLer O, et al. Lifetime prevalence and age-of-onset distributions of DSM-IV disorders in the national comorbidity survey replication [J]. Arch Gen Psychiatry, 2005, 62(6):593-602.

[2] Jorm AF, Jolley D. The incidence of dementia: a meta - analysis [J]. Neurology, 1998, 51(3):728-733.

[3] Corrada MM, Brookmeyer R, Berlau D, et al. Prevalence of dementia after age 90: results from the 90+study[J]. Neurology, 2008, 71(5):337-343.

[4] Caraci F, Copani A, Nicoletti F, et al. Depression and Alzheimer's disease: neurobiological links and common pharmacological targets[J]. Eur J Pharmacol, 2010, 626(1):64-71.

[5] Park JH, Lee SB, Lee TJ, et al. Depression in vascular dementia is quantitatively and qualitatively different from depression in Alzheimer's disease[J]. Dement Geriatr Cogn Disord, 2007, 23(2):67-73.

[6] Alexopoulos GS, Meyers BS, Young RC, et al. Vascular depression" hypothesis[J]. Arch Gen Psychiatry, 1997, 54(10):915-922.

[7] Camus V, Kraehenbuhl H, Preisig M, et al. Geriatric depression and vascular diseases: what are the links? [J]. J Affect Disord, 2004, 81(1):1-16.

[8] Thomas AJ, Kalaria RN, O'Brien JT. Depression and vascular disease: what is the relationship? [J]. J Affect Disord, 2004, 79(1/3):81-95.

[9] Butters MA, Young JB, Lopez O, et al. Pathways linking late - life depression to persistent cognitive impairment and dementia[J]. Dialogues Clin Neurosci, 2008, 10(3):345-357.

[10] Liebetrau M, Steen B, Skoog I. Depression as a risk factor for the incidence of first-ever stroke in 85-year-olds[J]. Stroke, 2008, 39(7):1960-1965.

[11] Herrmann LL, Le Masurier M, Ebmeier KP. White matter hyperintensities in late life depression: a systematic review[J]. J Neuro Neurosurg Psychiatry, 2008, 79(6):619-624.

[12] Steffens DC, Krishnan KR, Crump C, et al. Cerebrovascular disease and evolution of depressive symptoms in the Cardiovascular Health Study[J]. Stroke, 2002, 33(6):1636-1644.

[13] Flicker L. Cardiovascular risk factors, cerebrovascular disease burden, and healthy brain aging[J]. Clin Geriatr Med, 2010, 26(1):17-27.

[14] Alexopoulos GS. The vascular depression hypothesis: 10 years later[J]. Biol Psychiatry, 2006, 60(12):1304-1305.

[15] Sapolsky RM, Krey LC, McEwen BS. The neuroendocrinology of stress and aging: the glucocorticoid cascade hypothesis[J]. Endocr Rev, 1986, 7(3):284-

301.

[16] Sierksma AS, van den Hove DL, Steinbusch HW, et al. Major depression, cognitive dysfunction and Alzheimer's disease: is there a link? [J]. Eur J Pharmacol, 2010, 626(1):72-82.

[17] van de Pol LA, Hensel A, Barkhof F, et al. Hippocampal atrophy in Alzheimer disease: age matters[J]. Neurology, 2006, 66(2):236-238.

[18] Steffens DC, McQuoid DR, Payne ME, et al. Change in hippocampal volume on magnetic resonance imaging and cognitive decline among older depressed and nondepressed subjects in the neurocognitive outcomes of depression in the elderly study[J]. Am J Geriatr Psychiatry, 2011, 19(1):4-12.

[19] Sheline YI, Gado MH, Kraemer HC. Untreated depression and hippocampal volume loss[J]. Am J Psychiatry, 2003, 160(8):1516-1518.

[20] MacQueen GM, Campbell S, McEwen BS, et al. Course of illness, hippocampal function, and hippocampal volume in major depression[J]. Proc Natl Acad Sci U S A, 2003, 100(3):1387-1392.

[21] Maes M, Yirmyia R, Noraberg J, et al. The inflammatory & neurodegenerative (I & ND) hypothesis of depression: leads for future research and new drug developments in depression[J]. Metab Brain Dis, 2009, 24(1):27-53.

[22] Knable MB, Barci BM, Webster MJ, et al. Molecular abnormalities of the hippocampus in severe psychiatric illness: postmortem findings from the Stanley Neuropathology Consortium[J]. Mol Psychiatry, 2004, 9(6):609-620,544.

[23] Morishima-Kawashima M, Ihara Y. Alzheimer's disease: beta-Amyloid protein and tau[J]. J Neurosci Res, 2002, 70(3):392-401.

[24] Rapp MA, Schnaider-Beeri M, Purohit DP, et al. Increased neurofibrillary tangles in patients with Alzheimer disease with comorbid depression [J]. Am J Geriatr Psychiatry, 2008, 16(2):168-174.

[25] Green KN, Billings LM, Roozendaal B, et al. Glucocorticoids increase amyloid-beta and tau pathology in a mouse model of Alzheimer's disease[J]. J Neurosci, 2006, 26(35):9047-9056.

[26] Sun X, Steffens DC, Au R, et al. Amyloid - associated depression: a prodromal depression of Alzheimer disease? [J]. Arch Gen Psychiatry, 2008, 65 (5):542-550.

[27] Sorrells SF, Sapolsky RM. An inflammatory review of glucocorticoid actions in the CNS[J]. Brain Behav Immun, 2007, 21(3):259-272.

[28] Maccioni RB, Rojo LE, Fern ndez JA, et al. The role of neuroimmunomodulation in Alzheimer's disease[J]. Ann N Y Acad Sci, 2009, 1153: 240-246.

[29] Okello A, Edison P, Archer HA, et al. Microglial activation and amyloid deposition in mild cognitive impairment: a PET study[J]. Neurology, 2009, 72(1): 56-62.

[30] Fumagalli F, Molteni R, Calabrese F, et al. Neurotrophic factors in neurodegenerative disorders: potential for therapy[J]. CNS Drugs, 2008, 22(12): 1005-1019.

[31] Modrego PJ, Ferr ndez J. Depression in patients with mild cognitive impairment increases the risk of developing dementia of Alzheimer type: a prospective cohort study[J]. Arch Neurol, 2004, 61(8):1290-1293.

[32] Herrera-Guzman I, Gudayol-Ferré E, Herrera-Guzman D, et al. Effects of selective serotonin reuptake and dual serotonergicnoradrenergic reuptake treatments on memory and mental processing speed in patients with major depressive disorder [J]. J Psychiatr Res, 2009, 43(9):855-863.

[33] Hashioka S, McGeer PL, Monji A, et al. Anti - inflammatory effects of antidepressants: possibilities for preventives against Alzheimer's disease [J]. Cent Nerv Syst Agents Med Chem, 2009, 9(1):12-19.

[34] Pelton GH, Harper OL, Tabert MH, et al. Randomized double - blind placebo-controlled donepezil augmentation in antidepressant-treated elderly patients with depression and cognitive impairment: a pilot study[J]. Int J Geriatr Psychiatry, 2008, 23(7):670-676.

[35] Bragin V, Chemodanova M, Dzhafarova N, et al. Integrated treatment

approach improves cognitive function in demented and clinically depressed patients [J]. Am J Alzheimers Dis Other Demen, 2005, 20(1):21-26.

（曹月洲）

第五章　帕金森病

帕金森病(PD)是神经内科疾病中发病率仅次于阿尔茨海默病的第二大常见的神经系统退行性疾病,预计2030年全球PD患者人数将达900万人,PD发病率为(8～18)/10万。通常在50岁以后发病,发病高峰期在60岁以后。既往研究显示,男性PD发病率高于女性。目前,针对症状的治疗措施主要为多巴胺替代治疗以改善运动症状,早期治疗的关键在于对PD患者的健康教育、支持治疗、用药指导及非药物干预等。近十年研究表明,只有早期识别PD,才有可能更好地对PD进行干预。生物标志物研究将有助于PD的早期诊断,尤其是在运动症状出现的前期。可能的临床标志物包括嗅觉损害和快动眼睡眠行为障碍。影像学标志物包括正电子发射计算机断层扫描(PET)和单光子发射计算机断层扫描(SPECT),两者可用于评估投射到纹状体的黑质致密带多巴胺能神经元的丢失情况。2015年10月初,国际运动障碍协会公布了PD的最新诊断标准,新标准与英国脑库标准相比,增加了非运动症状在诊断中的作用,并且对诊断的确定性进行了分类(确诊PD和很可能PD)。在新标准中,诊断的首要核心标准是明确帕金森综合征:出现运动迟缓,并且至少存在静止性震颤或强直这两项主征中的一项。对所有核心主征的检查必须按照运动障碍协会统一帕金森病评估量表(Movement Disorder Society-sponsored revision of the unified Parkinson's disease rating scale,MDS-UPDRS)中所描述的方法进行;同时，新标准进一步强调了PD的非运动症状、路易（Lewy）体病理特征、遗传学改变以及生物标志物的研究对PD早期诊断的价值。

与其他神经退行性疾病类似，已有的PD治疗方案亦均是对症治疗，而PD研究的重点之一是开发可以延缓疾病进程的疾病修饰治疗药物。可能的疾病修饰治疗药物靶点包括神经炎症、线粒体功能障碍和氧化应激、钙通道活性、LRRK2激酶活性、α突触核蛋白聚集以及在细胞内的传播。潜在的外科治疗包括基因治疗、细胞移植以及丘脑底核的脑深部电刺激治疗。由于PD尚不可治愈，因此使患者得到长期的临床获益是治疗的根本目标。

帕金森病疼痛是帕金森病常见的非运动症状之一，其发生率占PD患者临床症状的40%～80%，表现形式多样，但就诊率、治疗率相当低。帕金森病疼痛的类型包括肌肉骨骼性疼痛、神经根性疼痛、肌张力障碍相关性疼痛、中枢性疼痛、静坐不能性疼痛等。在PD早期，镇痛、抗惊厥或抗抑郁药物，肉毒毒素等治疗通常有一定效果；但临床上常以中晚期PD患者疼痛发生率高而且程度重，因此脑深部刺激术、经颅磁刺激术等可能更适用。

PD晚期的非运动症状（包括认知功能障碍、精神行为异常、睡眠障碍、自主神经功能障碍等）会更突出，甚至成为照护者评价效果欠佳的主要原因。

PD患者的长期临床获益是治疗的根本目标。为此，除给予药物和手术治疗之外，可充分利用康复、营养、护理等多种手段进行多元化治疗。经颅重复磁刺激（rTMS）作为一种安全、无创的治疗技术，已经初步显现出对帕金森病运动症状、运动并发症以及非运动症状的治疗价值。相信随着对PD患者脑网络的深入研究，rTMS对神经环路的调节有望为PD的治疗掀开新的篇章。

第一节 血管性帕金森综合征

血管性帕金森综合征(Vascular parkinsonism,VP)属于继发性帕金森综合征的一种,自提出伊始,有关其概念、病理生理机制等方面的争论就一直没有停止。本节主要介绍VP近几年的病因、相关因素、病理改变、临床特征、诊断与影像学表现、治疗等方面的研究进展。

一、概述

1884年,Brissaud[1]第一次提出帕金森综合征(Parkinsonian syndrome,PS)的概念。1929年,Critchley[2]首先提出血管因素是PS的致病原因之一,并据此将这类疾病命名为“动脉硬化性帕金森综合征”。他认为动脉硬化是该病的主要致病原因,并将其分成了5个类型。Ⅰ型:肌强直,假面具脸,小步步行,无静止性震颤;Ⅱ型:除有Ⅰ型症状外,尚有构音障碍、吞咽困难、强迫苦笑等假性延髓麻痹的症状;Ⅲ型:Ⅰ型症状加上痴呆、大小便失禁;Ⅳ型:Ⅰ型症状加上锥体束征,不伴假性延髓麻痹;Ⅴ型:Ⅰ型症状加上小脑症状。随着现代影像学技术的发展及神经病理学研究的深入,VP逐渐被人们所认识。现已证实,VP为一组独立客观存在的综合征。Caslake等[3]的研究发现,在苏格兰东北部地区,VP的发病率约为3.2%;但在我国,目前尚没有关于VP发病率的报道。临床上,VP易与原发性帕金森病(Parkinson’s disease,PD)相混淆,VP占全部PD的3%~12%[4]。

二、相关因素

VP的主要病因是血管性疾病,因此其危险因素与脑血管病的危险因素相似。VP的发病率与年龄呈正相关,随着年龄的增长,VP的发病率也逐渐增加[5];还有研究认为,VP患者的平均患病年龄明显高于PD患者[6]。在性别方面,VP在男性中更加常见[7]。除高血压是VP的一个重要危险因素外[8],糖尿病也是VP的危险因素之一。另外,还有研究表明,抗磷脂抗体也与VP的发生相关[9]。

三、病理改变

目前,关于VP的病理研究较少,较为公认的理论为血管病变是VP的主要致病因素。Jellinger[10]在尸检135例VP患者之后得到以下结论:约32%的患者有皮质下白质病变,约20%的患者有基底节区和脑干的腔隙性梗死(Lacunar infarction,LI)灶,约48%的患者有多发性脑梗死病灶,却没有显著的黑质腔隙性病变。基底节区多发LI可损害纹状体多巴胺能突触及突触后结构,同时累及黑质-纹状体通路或基底核与皮质的联络,影响多巴胺系统的功能,引起多巴胺-乙酰胆碱系统动态失衡,从而导致VP的发生。老年人纹状体功能低下,因此当合并基底核多发梗死及白质损害时,更易发生VP。国内研究也认为LI与VP的发生相关,若LI数目≥3个,特别是有发生在丘脑部位的LI,则使VP的发生率显著增加[11],且患者运动迟缓症状表现也更为突出[12]。但国外关于LI与VP关系的研究结果却不尽一致[13,14]。

VP患者弥漫性血管病变使得运动皮质和基底核之间相互联系的纤维被破坏,从而导致步态异常的出现。但也有研究认为,只有在白质传导束的完整性被破坏到一定程度时,才会引起VP的发生。[15]另外,国内还有研究推测,VP可能不仅与基底节区损害有关,而且与额叶白质损伤也有着密切的关系[16]。额型步态障碍和起步困难可能是皮质下白质与尾状核的联合病变和基底节/额叶环路受损,引起VP患者的执行和计划功能障碍所致[17]。

四、临床特征

PD是一种锥体外系疾病,主要影响黑质多巴胺能神经元的功能,对锥体系统并不造成影响,但PD患者的静止性震颤、小碎步或慌张步态、言语障碍的发生率较高[18-20]。而VP则同时累及锥体束和锥体外系,可表现出PD的锥体外系症状,且VP的症状与假性延髓麻痹、小脑症状和认知功能障碍相关[21]。与PD相比,VP的特征在于患者发病年龄更大、病程更短、步态障碍发生时间更早,同时静止性震颤少发,对左旋多巴反应较差。

VP的症状和体征分布特点多为上下肢不对称但左右两侧对称,下肢受累重于上肢[22],其临床表现以步态异常为突出症状,且常在发病1年内出现,典型表现为宽基底小碎步[23],走路时身体直立呈棒状,小步伐拖脚行走,起步、转弯均比较困难,“冻僵”现象较常见[24],但典型的“前冲步态”较少,有时还会出现向后冲步伐[25];患者常常存在小脑共济失调,姿势不稳定,通过姿势反射来维持平衡的能力较差[26]。VP患者一般不出现“搓丸样”静止性震颤,但可出现意向性震颤或非搓丸样静止性震颤。锥体束征在VP患者中普遍存在,VP患者的肌张力升高是锥体束及锥体外系同时受到损害的混合性因素导致的,即肌痉挛与肌强直同时存在,上肢以屈肌明显、下肢以伸肌明显。VP患者不仅大多既往有脑梗死事件的发生[27],而且血管性危险因素的相关疾病的患病率较高,同时由于血管异常,因此VP患者也多有严重的执行功能障碍。在认知功能障碍方面,Benítez Rivero等[28]在对12例VP患者和13例健康人进行神经心理学测评并比较后认为,VP患者更易出现执行功能、记忆和语言方面的认知功能障碍。另外,还有研究认为,VP患者的情感失控、尿失禁的发生率也较高[29]。

五、诊断与影像学表现

目前,关于VP的诊断尚无统一的标准。Winikates等[30]曾在1999年基于VP的临床、影像和病理学特征设计了血管评定量表(见表5-1-1),如评分≥2分,且临床表现符合PS,即可诊断VP。但是,颅内缺血性改变在患有高血压、糖尿病等血管性危险因素的老年人的神经影像学表现上经常出现,而且部分PD患者亦同时存在脑血管危险因素,因此VP的临床诊断经常与PD相混淆。2006年,Rektor等[31]根据VP的基本特征提出了

VP与PD之间的鉴别诊断依据：①若MRI或CT上存在血管性改变，但症状和体征均符合PD，则需考虑同时存在脑血管病和PD。②若临床和（或）影像学上有脑血管病特征，而帕金森症状和体征既不像PD也不像VP，则诊断为可疑VP。③若临床和影像学上均有脑血管病特征，并且有PS的症状和体征，则诊断为可能VP。④若在基底节血管病变引起的卒中后随即出现VP的症状和体征，则可确诊为VP。另外，VP还需要与进行性核上性麻痹、多系统萎缩-帕金森综合征等相鉴别。

表5-1-1　血管评定量表

特　征	分　数
病理或脑血管造影显示弥漫性血管病变	2分
脑卒中后1个月内出现帕金森症状	1分
有2次及2次以上的脑卒中病史	1分
有2个及2个以上导致脑卒中的血管性危险因素	1分
有2个及2个以上血管性病灶的神经影像学证据	1分

研究发现，VP的神经影像学表现主要是以脑白质病变（Cerebral white matter lesion，WML）和（或）LI为主的缺血性改变[32]，而黑质多是正常的。Zijlmans等[33]的研究认为，对于急性或亚急性起病的患者和病程＜1年的VP患者，多可在其基底节或皮层-丘脑发现梗死灶，而隐匿起病的VP多表现为弥漫性皮质下白质病变。一般来讲，VP患者单一血管受损较少见，而多发性的血管受损如侧脑室前角白质病变、皮质下脑白质缺血性改变、基底节和脑干缺血，在VP患者中比较常见[34]。

在头颅MR检查方面，Sitburana等[35]认为，PD患者的磁敏感加权成像（SWI）序列中黑质致密带、壳核及苍白球的相位值均较VP患者明显下降，而且PD患者在疾病早期即出现上述相位值的降低，并随着病情加重，相位值降低更明显。而VP患者只在疾病晚期才出现上述区域相位值的降低。多巴胺转运蛋白(Dopamine transporter,DAT)在单光子发射计算机断层扫描(SPECT)和正电子发射计算机断层扫描(PET)上,PD患者的纹状体DAT减少,并且减少程度与疾病严重程度呈正相关;而VP患者的纹状体则显示正常,但是当VP患者存在局灶性基底节梗死时,也会出现DAT减少,但减少程度与疾病严重程度无关[36]。Zijlmans等[37]的研究也认为,与健康人相比,VP患者的纹状体的^{123}I-FP-CIT平均摄取率显著降低;与PD患者相比,VP患者的平均不对称指数显著降低,因此他建议将突触前多巴胺能功能和不对称指数作为VP的临床诊断标准。另外,也有研究认为,可以将^{99m}Tc-TRODAT-1显像及半定量分析的方法用于PD和VP的鉴别诊断[38],因为PD患者^{99m}Tc-TRODAT-1的SPECT-DAT显像图像中,纹状体的放射性摄取减少,影像变淡,而VP患者的纹状体摄取^{99m}Tc-TRODAT-1呈双侧对称。

六、治疗

由于VP被定义为由脑血管所致的一组综合征,因此理论上脑血管病的一级和二级预防治疗方案也适用于VP。因此,适当使用抗血小板聚集药物,积极控制血压、血糖等治疗似乎是合理的,但是目前尚未有系统性的研究证实这些治疗方案对VP治疗有效。

VP是继发性黑质神经元突触后的结构损害,故左旋多巴对VP的治疗反应不理想,治疗有效率在20%~40%[39]。但是Zijlmans等[40]的研究却认为,对于病变位于或者接近黑质纹状体通路的VP患者,左旋多巴的治疗效果较好。左旋多巴对VP有效的原因可能是,在已损害的黑质纹状体中尚存在足够的多巴胺能神经末梢,其能把外源性左旋多巴转变成多巴胺,从而修复内在的多巴胺系统。因此,临床上可给予VP患者足够剂量(1000 mg/d)、足够时间(≥3个月)的左旋多巴进行治疗。曾有学者认为,可用去甲肾上腺素的前体L-Threo-Dops对VP进行治疗,但尚未得到证实。也有研究曾采取腰椎穿刺释放部分脑脊液的方案对40名VP患者进行治疗,结果其中37.5%的患者的步态障碍得到明显改善,32.5%的患者的步态障碍得到轻度或短暂改善，30%的患者未见明显的治疗效果。另外，对VP患者进行康复锻炼，对步态障碍的改善也有一定效果。近期国内有学者研究认为，神经节苷脂可有效治疗VP，明显改善症状，恢复神经功能[41,42]，但仍需大样本的临床试验进一步证实。

七、小结与展望

VP也可称为脑卒中后PD，是由多发性LI、皮质下白质脑病等脑血管病所引起的继发性PS，常于多次卒中后逐渐出现或急性脑卒中后突然发生。临床表现多以双侧对称、下肢为主的姿势步态异常为突出症状，静止性震颤少发，常伴有假性延髓麻痹、锥体束征等症状。目前尚无统一的诊断标准及治疗方案，MRI等影像学检查有助于VP的诊断，治疗上仍以足量、足疗程的左旋多巴为主。

VP的发病机制复杂，影响因素众多，一些治疗手段尚无定论，仍需要进一步研究。但是，及时对其中一些可干预的因素（如监控血压、血糖，生活方式等）进行早期干预，有可能延缓疾病进展，提高患者的生活质量。另外，还应继续加强VP病理机制等方面的研究，尽早制订统一的VP诊断标准，不断探索VP的治疗方法及筛选新的有效治疗药物，从而制订出可行性强、效果明确的早期干预方案。

参考文献

[1] Brissaud E. Lecons Sur maladies nerveuses[J]. Paris Massion, 1895, 469.

[2] Critchley M. Arteriosclerotic parkinsonism[J]. Brain, 1929, 52:23-83.

[3] Caslake R, Taylor K, Scott N, et al. Age, and gender specific incidence of vascular parkinsonism, progressive supranuclear palsy, and parkinsonian type multiple system atrophy in North East Scotland: the PINE study[J]. Parkinsonism Relat Disord, 2014, 20(8):834-839.

[4] Thanvi B, Lo N, Robinson T. Vascular parkinsom-an important cause of parkinsonism in older people[J]. Age Ageing, 2005, 34(2):114-119.

[5] Foltynie T, Barker R, Brayne C. Vascular parkinsonism: a review of the precision and frequency of the diagnosis[J]. Neuroepidemiology, 2002, 21(1):1-7.

[7] Honczarenko K, Budzianowska A. Clinical correlation of vascular parkinsonism[J]. Neurol Neurochir Pol, 2003, 37(5):155-164.

[8] Benito-Leon J, Berinejo-Pareja F, Morales Gonzalez JM, et al. Incidence of Parkinson's disease and parkinsonism in three elderly populations of central Spain [J]. Neurology, 2004, 62(5):734-741.

[9] Huang Z, Jacewicz M, Pfeiffer RF. Anticardiolipin antibody in vascular parkinsonism[J]. Mov Disord, 2002, 17(5):992-997.

[10] Jellinger KA. The pathology of Parkinson's disease [J]. Adv Neurol, 2001, 86:55-72.

[11] Handley A, Medcalf P, Hellier K, et al. Movement disorders after stroke [J].Age Ageing, 2009, 38(3):260-266.

[12] de Laat KF, Tuladhar AM, van Norden AG, et al. Loss of white matter integrity is associated with gait disorders in cerebral small cessals disease [J]. Age Ageing, 2009, 38(3):260-266.

[13] Louis ED, Luchsinger JA. History of vascular diseasa and mild parkinsonian signs in community - dwelling elderly individuals [J]. Arch Neurol, 2006, 63(5):717-722.

[14] Reitz C, Trenkwalder C, Kretzschmar K, et al. Relation of cerebral small vessel disease and brain atrophy to mild Parkinsonism in the elderly[J]. Mov Disord, 2006, 21(11):1914-1919.

[15] de Laat KF, van Norden AG, van Oudheusden LJ, et al. Diffusion tensor imaging and mild parkinsonian in cerebral small vessel disease[J]. Neurobiol Aging, 2012, 33(9):2106-2112.

[16] 赵德强. 血管性帕金森综合征与帕金森病临床特点及影像学的对比研究[J]. 第一军医大学学报,2005,25(7):868-870.

[17] Sibon I, Fenelon G, Quinn NP, et al. Vascular parkinsionism [J]. J Neurol, 2004, 251(5):513-524.

[18] Demirkiran M, Bozdemir H, Sarica Y. Vascular parkinsonism: a distinct, heterogeneous clinical entity[J]. Acta Neurol Scand, 2001, 104(2):63-67.

[19] Rektor I, Rektorova I, Kubova D. Vascular parkinsonism-an update[J]. J Neurol Sci, 2006,248(1/2):185-191.

[21] Fujimoto K. Vascular parkinsonism[J]. J Neurol, 2006, 253(1):16-21.

[23] Gupta D, Kuruvilla A. Vascular parkinsonism: what makes it different? [J]. Postgrad Med J, 2011, 87(1034):829-836.

[24] Korczyn AD. Vascular parkinsonism—characteristics, pathogenesis and treatment[J]. Nat Rev Neurol, 2015, 11(6):319-326.

[25] Factor SA. The clinical spectrum of freezing of gait in atypical parkinsonism[J]. Mov Disord, 2008, 3(Suppl 2):S431-S438.

[26] Okuda B, Kawabata K, Tachibana H, et al. Primitive reflexes distinguish vascular parkinsonism from Parkinson's disease[J]. Clin Neurol Neurosurg, 2008, 110(6):562-565.

[27] Santangelo G, Vitale C, Trojano L, et al. Differential neuropsychological profiles in Parkinsonian patients with or without vascular lesions[J]. Mov Disord, 2010, 25(1):50-56.

[28] Benítez-Rivero S, Lama MJ, Huertas-Fernandez I, et al. Clinical features and neuropsychological profile in vascular parkinsonism[J]. J Neurol Sci, 2014, 345(1/2):193-197.

[29] 刘静. 血管性帕金森综合征的临床特点及影像学分析[J]. 现代实用医学, 2014, 26(7):824-825.

[30] Winikates J, Jankovic J. Clinical correlates of vascular parkinsonism[J]. Arch Neurol, 1999, 56(1):98-102.

[31] Rektor I, Rektorova I, Kubova D. Vascular parkinsonism-an update[J]. J Neurol Sci, 2006, 248(1/2):185-191.

[32] Yamanouchi H, Nagura H. Neurological sign and frontal white matter lesion in vascular parkinsonism[J]. Stroke, 1997, 28(5):965-969.

[33] Zijlmans JC, Daniel SE, Hughes AJ, et al. Clinicopathological

investigation of vascular parkinsonism, including cilnical criteria for diagnosis[J]. Mov Disord, 2004, 19(6):630-640.

[34] 王国平,江艳,李淮玉,等. 血管性帕金森综合征患者的临床与磁共振成像研究[J]. 中华老年心脑血管病杂志, 2008, 10(2):122-124.

[35] Sitburana O, Ondo WG. Brain magnetic resonance imaging (MRI) in parkinsonian disorders[J]. Parkinsonism Relat Disord, 2009, 15(3):165-174.

[36] Marshall V, Grossetc D. Role of dopamine transporter imaging in routine clinical practice[J]. Mov Disord, 2003, 18(12):1415-1423.

[37] Zijlmans J, Evans A, Fontes F, et al. FPCIT SPECT study in vascular parkinsonism and Parkinson's disease[J]. Mov Disord, 2007, 22(9):1278-1285.

[38] Huang WS, Lee MS, Lin JC, et al. Usefulness of brain 99Tcm-TRODAT-1 SPECT for the evaluation of Parkinson'S disease[J]. Eur J Nucl Med Mol Imaging, 2004, 31(2):155-161.

[39] Constantinescu R, Richard I, Kurlan R. Levodopa responsiveness in disorders with parkinsonism: a review of the literature[J]. Mov Disord, 2007, 22(15):2141-2148.

[40] Zijlmans JC, Katzenschlager R, Daniel SE, et al. The L-dopa response in vascular parkinsonism[J]. J Neurol Neurosurg Psychiatry, 2004, 75(4):545-547.

[41] 高桂秀. 神经节苷脂联合普拉克索治疗血管性帕金森综合征效果分析[J]. 中国实用神经疾病杂志,2015,18(7):107-108.

[42] 林荃. 神经节苷脂治疗血管性帕金森综合征的临床分析[J]. 临床医学,2014,27(11):62-63.

(刘运林)

第二节 帕金森病疼痛

帕金森病疼痛是指帕金森病(PD)患者出现的与PD病情相关的各类

疼痛，为PD的非运动症状之一，在PD患者中相当常见[1-8]。其临床表现十分多样，发生机制考虑与PD相关病变侵犯痛觉传导通路有关[2]，目前尚无规范的治疗方案，以临床经验用药为主。

一、流行病学

帕金森病疼痛是PD常见的非运动症状之一。有文献报道，帕金森病疼痛在PD患者中的总体发生率在40%～80%，PD患者疼痛的发生率是正常人的2倍[2]。帕金森病疼痛的表现形式多样，按发生率由高至低排列依次为肌肉骨骼性疼痛、肌张力障碍性疼痛、神经根性疼痛、中枢性疼痛；其发生的时间不定，有1/4的患者疼痛症状甚至会比运动症状出现更早，1/3的患者主诉有2种以上疼痛，多为中度疼痛。相对于帕金森病疼痛的高发率，其就诊率则相当低，报道接受镇痛药物治疗的患者仅占1/3左右[5,9]。

二、分类

帕金森病疼痛尚无统一的分类标准，许多学者尝试按其发生机制、部位、表现形式等进行分类，目前较常用的有两种。一种是2010年的Ford分类，依据患者对疼痛的描述，将帕金森病疼痛分为以下6类：肌肉骨骼性疼痛、神经根性疼痛、肌张力障碍相关性疼痛、中枢性疼痛、静坐不能性疼痛及其他形式的疼痛[3,7]。另一种分类是2012年Wassner和Deuschl依据神经解剖提出的，分为伤害性疼痛、神经病理性疼痛以及混合痛[10]。

三、病理生理机制

目前研究认为，PD患者的痛觉阈及对疼痛的耐受力明显降低，且随着病情的进展而逐渐加重，在“关”期尤为明显，可能与PD病变侵犯痛觉传导通路有关，亦可能与PD患者体内多巴胺水平变化有关[1]。

传统上认为，痛觉传导通路有两条，分别是脊髓丘脑侧束和脊髓网状丘脑束。前者是痛觉快传导通路，直接投射于丘脑及初级感觉中枢，向大脑快速提供分辨痛觉的信息；后者是痛觉慢传导通路，投射至延髓核团及中脑,负责对痛觉的自主功能反应、情绪和认知[4]。对PD患者的病理解剖发现,在脊髓网状丘脑束的通路上,有路易小体及神经元缺失的好发部位,包括臂旁核、蓝斑、中脑导水管周围灰质[1]。

另外,PD患者体内存在广泛的神经递质的改变,除了众所周知的多巴胺外,还包括与疼痛密切相关的5-羟色胺和去甲肾上腺素等。研究发现,多巴胺可在不同的神经水平调节疼痛,如当机体感知疼痛时,纹状体背侧会开始分泌多巴胺,调节机体对疼痛强度的主观认知[11,12]。除此之外,已被证实与抑郁过程中疼痛有关的神经递质——5-羟色胺及去甲肾上腺素,在脑中的分泌依赖于完整的多巴胺能神经环路来进行传导,从而对疼痛的下行调节通路产生影响;而PD患者普遍存在蓝斑、中缝核等核团的损伤,导致5-羟色胺及去甲肾上腺素水平下降,进而减弱下行调节通路的抑制作用,使痛觉阈下降,而度洛西汀可拮抗这一改变[12-14]。

四、临床表现及鉴别诊断

帕金森病疼痛的临床表现形式多样,与PD的运动症状相比,前者更加隐匿,在临床实践时常被忽略甚至误诊,因此了解各类疼痛的发生及表现形式对早期准确判断病情是十分必要的。以下按Ford分类对其进行描述[4,5,7,10,15,16]。

(一)肌肉骨骼性疼痛

肌肉骨骼性疼痛为报道最多的疼痛类型,常伴随肌强直、运动及姿势障碍,多由PD的运动症状如肢体运动范围及幅度降低、姿势不当等引起,常在“开”期表现更为明显。肌肉骨骼性疼痛可分为肌肉痉挛性疼痛及关节疼痛,前者发生以在肩周、小腿及脊柱旁的肌肉为主;后者多发于肩关节、膝关节、踝关节及髋关节,其中以“冰冻肩”最为常见,表现为肩关节及附近有局限或广泛的压痛,伴有运动受限。

（二）肌张力障碍相关性疼痛

肌张力障碍相关性疼痛与持续性的不自主运动有关，长时间的姿势异常导致局部肌肉痉挛而引发疼痛感，常由抗PD药物导致的症状波动引起，在“关”期出现，晨起服药前为甚，也可发生在“剂末效应”出现的日间或半夜，活动或服药后可缓解。肌张力障碍相关性疼痛可表现为阵发性、自发性或由特定动作诱发，不同个体间疼痛的持续时间及程度差异很大，采用长效多巴胺制剂、多巴胺受体激动剂或阿扑吗啡可明显改善此类疼痛。肌张力障碍相关性疼痛偶发于“开”期，与峰剂量型肌张力障碍或双相性肌张力障碍有关。

（三）神经根性疼痛

神经根性疼痛为局限于某一神经或神经根所支配区域的放射性疼痛，多表现为手指或脚趾的麻木感和针刺感，约占PD疼痛的10%，须与中枢性疼痛相鉴别。对于受累神经感觉异常，考虑与神经受压有关，神经电生理检查可提供特定神经或神经根受损证据。

（四）中枢性疼痛

中枢性疼痛可能与基底节区或丘脑皮层的感觉传导通路受损有关，疼痛累及的部位包括头面部、喉部、腹部，甚至生殖系统或无明确定位。其表现形式多样，可为持续性的钝痛、针刺样疼痛、烧灼痛或束带痛，或为短暂性的刀割样或电击样疼痛，发作时疼痛程度多为中至重度。部分中枢性疼痛患者的症状随药物剂量发生波动，并表现为自主神经功能障碍，但通常无阳性检查结果。此类疼痛须与肌肉骨骼性疼痛和肌张力障碍相关性疼痛相鉴别。

（五）静坐不能性疼痛

静坐不能性疼痛是由中脑皮质的多巴胺缺失而引起的一类疼痛。患者情绪上烦躁不安，须时刻移动或改变姿势，表现为无法控制的静坐不能、反复走动及原地踏步，严重时可影响患者的日常活动。帕金森静坐不能须与运动障碍、焦虑、抑郁或幽闭恐惧症引起的运动冲动相鉴别。超过半数静坐不能性疼痛患者的症状严重程度与多巴胺治疗剂量呈反比，多巴胺治疗可缓解。

五、诊断

目前国内外尚无帕金森病疼痛的统一诊断标准，临床上以排除性诊断为主。综合现有文献，诊断帕金森病疼痛，推荐以下步骤：①须符合PD的诊断标准及慢性疼痛的定义（持续时间3～6个月的疼痛）。②明确疼痛症状的发生与PD病程的相关性。③鉴别并排除由其他原因引起的疼痛。④判断疼痛的种类及评估疼痛程度（WHO疼痛分级）。

六、治疗

疼痛症状极大影响着PD患者的生存质量，治疗方案须遵循个体化原则，可分为药物治疗、手术治疗及其他治疗。

（一）药物治疗[3,17,18]

1. 抗PD药物：报道中抗PD药物以多巴胺能药物居多，包括左旋多巴、罗替戈汀、普拉克索、阿扑吗啡等，其中左旋多巴能显著提高患者非运动症状量表的得分。

2. 镇痛药物：调整多巴胺方案后，若不能有效缓解疼痛，临床上建议采用WHO提议的“疼痛三级阶梯治疗方案”。镇痛药可缓解PD患者的关节痛及神经根性疼痛。常用镇痛药有非甾体类消炎药、安乃近及阿片类镇痛药，这些药物对合并风湿性疾病及骨关节性疾病的疼痛尤其有效。

3. 抗惊厥或抗癫痫药物：当上述两种药物效果不理想时，可以试用抗惊厥药，如加巴喷丁、普瑞巴林、卡马西平、拉莫三嗪等。

4. 抗抑郁药物：中枢性疼痛或躯体性疼痛多合并抑郁，而5-羟色胺再摄取抑制剂(如度洛西汀)对合并抑郁患者的疼痛疗效明显,故也可用三环类抗抑郁药。

5. 肉毒毒素注射:对肌张力障碍相关性疼痛有明显的治疗效果,可能与肉毒毒素的神经麻痹作用有关。

(二) 手术治疗

药物治疗对早期PD患者的疼痛有较好疗效,而对中晚期患者的疗效不佳。但临床上恰恰是中晚期PD患者疼痛的发生率高且程度重,故药物治疗的作用有限。此外,长期的药物治疗会导致一些难以控制的并发症,如抗帕金森病药物引起的症状波动、镇痛药的耐药现象以及肝、肾毒性等,使药物治疗在临床上难以达到理想的效果,此时可对条件允许的患者进行手术治疗[3,18]。

1. 大脑深部刺激(Deep brain stimulation,DBS)术:将电极置入大脑深部的特定核团,通过传送高频电刺激来达到控制症状的目的。该手术目前常用的刺激部位包括苍白球和丘脑底核。有报道,采用苍白球DBS治疗的PD患者可在术后3～5 d出现明显的疗效,且疼痛、肌张力异常及感觉迟钝等症状也均有改善,上述作用在后续随访中持续存在。DBS对各类疼痛的改善效果依次为肌张力障碍相关性疼痛(几乎可完全消失)、神经性疼痛(92%)、神经根性疼痛(63%)、肌肉骨骼相关性疼痛(61%)[19]。另外,DBS对治疗前的非PD相关性疼痛也有效。但是,DBS对设备及术者技术要求很高,不易普及。

2. 毁损性手术:是指通过立体定向方法对大脑特定部位进行毁损,常用术式有丘脑底核毁损术、内侧苍白球腹后部毁损术等。该手术使用早,但损伤较大。有报道,苍白球毁损术可明显降低患者的帕金森综合评分量表评分,显著改善患者疼痛症状,对肌肉骨骼性疼痛和肌张力障碍性疼痛尤为有效。但是,此手术操作过程及毁损位置尚无规范指南,在创伤较小且操作相对简单的DBS出现后,已经逐渐被取代。

3. 无创性大脑刺激术:主要包括重复经颅磁刺激(rTMS)和经颅微电

流刺激(Cranial electrotherapy stimulation,CES)。rTMS利用不同频率的脉冲磁场作用于脑组织,诱发感应电流而达到治疗目的;而CES是直接向脑部导入低强度的微量生物电流。据报道,rTMS可有效缓解“关”期肌张力障碍,而CES对慢性疼痛有效。该手术的无创性为其发展优势,但其具体操作规范还须进一步摸索。

(三) 其他治疗

早期及疼痛程度较低的患者可进行适当的锻炼和理疗,以维持关节活动度、灵活性,防止发生肌肉挛缩。此外,针灸、推拿等中医治疗对骨骼肌肉性疼痛有一定效果,可作为辅助治疗。

参考文献

[1] Defazio G, Tinazzi M, Berardelli A. How pain arises in Parkinson’s disease? [J]. Eur J Neurol, 2013, 20(12):1517-1523.

[2] Wen HB, Zhang ZX, Wang H, et al. Epidemiology and clinical phenomenology for Parkinson’s disease with pain and fatigue[J]. Parkinsonism Relat Disord, 2012, 18 (Suppl 1):S222-S225.

[3] Sophie M, Ford B. Management of pain in Parkinson’s disease[J]. CNS Drugs, 2012, 26(11):937-948.

[4] Ford B. Pain in Parkinson’s disease[J]. Mov Disord, 2010, 25 (Suppl 1): S98-S103.

[5] Beiske AG, Loge JH, Ronningen A, et al. Pain in Parkinson’s disease: Prevalence and characteristics[J]. Pain, 2009, 141(1/2):173-177.

[6] Ford B. Parkinson disease: Pain in Parkinson’ disease: the hidden epidemic [J]. Nat Rev Neurol, 2009, 5(5):242-243.

[7] Ford B. Pain in Parkinson’s disease[J]. Clin Neurosci, 1998, 5(2):63-72.

[8] Ford B, Louis ED, Greene P, et al. Oral and genital pain syndromes in Parkinson’s disease[J]. Mov Disord, 1996, 11(4):421-426.

[9] Broen MP, Braaksma MM, Patijn J, et al. Prevalence of pain in Parkinson's disease: a systematic review using the modified QUADAS tool[J]. Mov Disord, 2012, 27(4):480-484.

[10] Broetz D. Radicular and nonradicular back pain in Parkinson's disease: a controlled study[J]. Mov Disord, 2007, 22(6):853-856.

[11] Juri C, Rodriguez-Oroz M, Obeso JA. The pathophysiological basis of sensory disturbances in Parkinson's disease[J]. J Neurol Sci, 2010, 289(1/2):60-65.

[12] Chaudhuri KR, Schapira AH. Non-motor symptoms of Parkinson's disease: dopaminergic pathophysiology and treatment[J]. Lancet Neurol, 2009, 8(5):464-474.

[13] Drake DF, Harkins S, Qutubuddin A. Pain in Parkinson's disease: pathology to treatment, medication to deep brain stimulation [J]. Neuro Rehabilitation, 2005, 20(4):335-341.

[14] 张丽梅,陈永乾,李婉君,等. 钠离子通道SCN9A基因与帕金森病疼痛的相关性研究[J]. 中华医学遗传学杂志,2013,30(1):17-20.

[15] 张晓艺,毛成洁,陈怡,等. 帕金森病伴疼痛患者临床特征及认知功能研究[J]. 中华内科杂志,2014,53(1):27-30.

[16] 江名芳,于生元. 帕金森病的疼痛[J].中国疼痛医学杂志,2013,19(12):743-746.

[17] Perez-Lloret S, Rey MV, Dellapina E, et al. Emerging analgesic drugs for Parkinson's disease[J]. Expert Opin Emerg Drugs, 2012, 17(2):157-171.

[18] 徐馨,彭国光. 帕金森病疼痛的临床表现与治疗[J]. 中华医学杂志,2014, 94(29):2316-2318.

[19] Loher TJ, Burgunder JM, Weber S et al. Effect of chronic pallidal deep brain stimulation on off period dystonia and sensory symptoms in advanced Parkinson's disease[J]. J Neurol Neurosurg Psychiatry, 2002, 73(4):395-399.

（邹海强）

第三节 帕金森病的重复经颅磁刺激治疗

帕金森病(PD)是一种慢性、进展性的神经系统变性性疾病。现有的治疗手段主要包括药物治疗和手术治疗,旨在改善患者的症状,使其生活质量得到长期改善。最新的治疗指南[1]强调应对PD患者进行全面的综合性治疗,包括运动康复、心理、照料等。作为康复治疗的一部分,重复经颅磁刺激(rTMS)的作用近年来逐渐被人们所认识。

一、rTMS的基本原理和参数

rTMS诞生于20世纪80年代末期,是在单脉冲经颅磁刺激(Single-pulse transcranial magnetic stimulation,sTMS)基础上衍生出来的一种无创性技术手段。rTMS是利用通电线圈在颅骨表面对大脑皮层某些区域进行一定频率的磁脉冲刺激,使刺激部位的皮层神经元内产生感应电流,进而在刺激局部和功能相关区域[2]引起细胞生理和功能改变的一种方法[3]。sTMS和rTMS的最大区别在于,前者主要用于诊断和评估运动皮层的兴奋性,后者因具有相对持久的效应,故对某些神经系统疾病及精神类疾病有潜在的治疗价值。

虽然称为磁刺激,但是效应的产生实际上经历了“电-磁”和“磁-电”两次转换:第1次转换使刺激线圈内产生磁场,第2次转换使在线圈下的皮层产生感应电场,从而引起皮层神经元轴突的去极化。一般线圈内的电流强度可达160 A/μs,经历两次转换后,电流的强度大大降低,皮层内诱导电流的强度为15～20 mA/μs,故较电刺激具有更好的安全性。

rTMS的参数很多,重要的基本参数包括频率、强度、时间间隔和刺激总量。通常认为,频率≤1 Hz为低频刺激,对皮层具有短暂的抑制作用;频率>1 Hz为高频刺激,频率>5 Hz对皮层具有兴奋作用。强度的评价一般以静息运动阈值(Resting motor threshold,rMT)为参照。rMT是指能在连续10次单脉冲磁刺激中引出至少5次波幅≥10 μV的运动诱发电位波形的最小刺激强度。此外,也有使用易化状态下的活动运动阈值(Active motor threshold,AMT)作为评价指标。高于rMT的为阈上刺激,反之,则为阈下刺激。rTMS对皮层的兴奋或抑制作用不仅取决于频率,而且与刺激部位和刺激部位所处的状态、是否有自主活动以及活动的类型(周期性活动或强直性活动)有关[3]。另外,评价的时间(刺激当时或之后)对实际的评估效果亦有影响。

二、rTMS治疗PD的机制

目前,rTMS治疗PD的机制尚不清楚,多数机制研究涉及两种理论:重塑和环路。神经重塑是指神经元在受到一定刺激后,自身结构和功能发生可持续性调整效应的一种能力。在神经生理方面,这种重塑效应表现为长程抑制(Long-term depression,LTD)和长程易化(Long-term potentiation,LTP)。LTD和LTP与大脑的学习功能密切相关。总的来说,低频刺激将导致局部运动阈值升高,兴奋性降低,产生LTD样效应;而高频刺激将导致阈值降低,兴奋性增高,产生LTP样效应[3]。Francesca等[4]曾对16例病情严重程度为中度的PD患者和健康对照进行配对组合刺激(Paired associative stimulation,PAS),结果发现“关”期的PD患者运动皮层明显缺乏LTP样的可塑性。因此,理论上rTMS可以根据病理状态下某处脑区兴奋性的改变进行相应的调整,使之恢复平衡。

大脑内存在默认网络,经典的网络是纹状体-丘脑-皮层(Striato-thalamo-cortical,STC)环路和小脑-丘脑-皮层(Cerebello-thalamo-cortical,CTC)环路。研究表明,PD患者脑内的这些网络发生了病理生理改变[5-7]。PD组患者的运动皮层活动较对照组增多,脑部刺激技术可能作用于额叶脑区与丘脑底核之间的超直接通路而发挥抑制作用[8]。初级运动皮层(Primary motor cortex, PMC)和辅助运动区(Supplementary motor area,SMA)与运动症状的改善有关[9,10]。事实上,成功的脑深部刺激或药物治疗都伴随着功能性脑区活动的改变[6,8]。

此外,动物实验及人类影像学研究还提示,rTMS可能通过促进内源性多巴胺释放[11]、影响多巴胺载体、改变信号通路、诱导神经再生、影响基因表达等方式发挥作用[12]。值得注意的是,大脑功能的复杂性既体现在脑区之间解剖和功能的复杂连接,也体现在它们都会受到疾病状态和药物的影响。因此,对病理生理状态下的机制研究还有待深入。

三、rTMS治疗PD

(一) 运动症状

1994年,Pascual-Leone等[13]首先报道了用5 Hz阈下rTMS治疗6例PD患者和10例正常对照的研究,结果发现PD组的行为学指标得到明显改善,首次提示了rTMS对PD的治疗价值。在其后十多年里,其他团队陆续开展了多项研究,发现rTMS能够改善PD患者运动迟缓的症状,包括上肢的插孔试验、下肢的步行速度等,而对于震颤的改善少有报道。此外,帕金森病评估量表的运动评分和日常生活活动能力也经常被用作评估的指标。遗憾的是,从这些研究中尚不能得出一致性的结论,主要原因在于试验方案的差异过大,特别是在频率、刺激部位的选择以及刺激量等方面。另外,研究的样本量普遍偏小也影响了结果的说服力。

在已有的rTMS治疗PD的研究中,人们在参数设计方面做了许多尝试。在结论为有效的研究中,多数采用高频(5～50 Hz),少数选择低频(0.2～1 Hz),但后者不能排除安慰剂效应;强度一般采用90%～110% RMT;M1和SMA是最常用的刺激部位。2009年,Behzad Elahi等[14]发表了关于rTMS治疗PD的荟萃分析,共纳入10项随机对照试验(Random control test,RCT),结果发现高频刺激(5～25 Hz)对于PD的运动症状有效,而低频刺激无效。在最近的一项纳入20项RCT研究共计470例患者的荟萃分析中[15],随机效应分析提示,rTMS对运动症状的改善优于假性刺激,效应强度为中等[标准化均方差(Standardized mean difference,SMD)

为0.46,95%CI为0.29～0.64]。亚组分析提示,M1区的高频刺激(频率≥5 Hz)和其他额叶区域的低频刺激对运动症状的改善效果最为肯定,而M1区的低频刺激和其他额叶区域的高频刺激则效果不明显。

刺激量或疗程上的设计不均一性最为明显,时程1～8周,有的是每日刺激,有的是每周刺激,刺激量差异也较大。虽然可比性不佳,但是似乎提示了足够的刺激时程对于取得临床疗效的必要性。但最新的荟萃分析提示,单程或全程脉冲数量与效应的大小直接相关,而短程刺激(≤1周)与长程刺激(＞1周)的效果并无显著差异,"开"期或"关"期评价对于效应亦没有显著影响[15]。

(二)运动并发症

2005年,Koch等[9]首次尝试用rTMS干预左旋多巴诱发异动症(Levodopa-induced dyskinesia,LID)。在这项仅纳入8例PD患者的研究中,他们发现SMA区1 Hz的单程刺激能够使LID改善达30 min,而5 Hz并未观察到类似结果。此后类似的研究不多[10,16-18],但几乎比较一致地提示低频刺激(1 Hz或0.9 Hz)对于剂峰LID具有改善作用。在刺激部位的选择上,M1区和SMA区仍然是常用的靶点。此外,有研究发现,双侧小脑rTMS刺激可以改善剂峰LID长达4周之久[19],既提示CTC环路在LID的发病机制中发挥了一定作用[6],同时也预示小脑可能成为rTMS治疗LID的候选靶点。

(三)非运动症状

晚期PD合并的非运动症状对患者的生活质量影响极大,且缺乏有效的治疗手段。值得欣慰的是,rTMS在抑郁、认知、构音、排尿障碍等方面都曾有过成功的尝试。总体而言,多数研究选择了高频刺激左侧背外侧前额叶皮层(Dorsolateral prefrontal cortex,DLPFC)的方案,但机制尚不详。

在改善抑郁障碍方面,rTMS治疗重症抑郁的经验在PD伴发抑郁的患者中得到了验证。2004年,研究者对42例PD伴发抑郁患者进行了

RCT研究,两组患者分别接受左侧DLPFC区rTMS刺激(15 Hz)合并安慰剂与假性刺激合并氟西汀,结果发现两组抑郁的改善程度相当[20]。另外一项交叉设计的RCT研究发现,持续10 d的同一部位5 Hz刺激可以使PD伴随的轻中度抑郁症状改善长达30 d[21]。

在rTMS治疗认知功能障碍的研究中[22],多数使用的也是左侧DLPFC的高频刺激(5～25 Hz)。结果发现,患者简易精神状态检查量表(Mini-mental state examination,MMSE)、斯楚普测验、威斯康星卡片分类测试(Wisconsin card sorting test,WCST)评分等均有改善。由于评价的标准差异较大,因此尚不足以对结果作出结论性的解读。而少数几项高频rTMS研究提示构音障碍有望因此获得改善。

四、rTMS治疗PD的安全性问题

rTMS总体上是安全无创的,仅有少数报道患者发生不良反应。有文献[23]回顾了77项共纳入1137例PD患者的rTMS研究,发现无论哪种设计方案,不良反应的发生风险都较低(人均风险为0.040,95%CI为0.029～0.053)。这些不良反应包括一过性头痛(7例)、头皮疼痛(17例)、耳鸣、恶心(1例)、肌肉抽搐等,无癫痫发作报道。最近的荟萃分析中有13项研究涉及安全性评估,无一报道有严重的不良反应发生[15]。更有122例接受丘脑底核深部刺激手术的患者,给予TMS或rTMS干预后没有发生不良反应[23]。尽管如此,在PD患者中进行rTMS治疗时,仍然需要遵守TMS安全性指南[24],并注意在施行rTMS前筛查患者的用药史和既往史(特别是心脏病和癫痫)。

总之,现有研究表明,rTMS对于PD的运动症状、运动并发症、非运动症状均有一定的应用价值,表现出乐观的治疗前景。其安全、无创、操作简单的特点更为其临床应用的开展提供了有利条件。虽然目前尚无公认的治疗方案,但M1区高频刺激改善运动症状、SMA区或小脑低频刺激改善LID、DLPFC区高频刺激改善非运动症状的趋势已初见端倪。由于人脑的复杂性和病理生理状态对脑功能的影响,因此研究健康人的结论还不能照搬到临床。未来人们需要开展大规模多中心的RCT研究，以进一步形成一致性的治疗方案，并发掘其应用价值。

参考文献

[1] 中华医学会神经病学分会PD及运动障碍学组. 中国PD治疗指南[J].中华神经科杂志，2014，47(6)：1-6.

[2] Hayashi T, Ohnishi T, Okabe S, et al. Long-term effect of motor cortical repetitive transcranial magnetic stimulation[J]. Ann Neurol, 2004, 56(1):77-85.

[3] Platz T, Rothwell JC. Brain stimulation and brain repair rTMS: from animal experiment to clinical trials—what do we know?[J]. Restor Neurol Neurosci, 2010, 28(4):387-398.

[4] Morgante F, Espay AJ, Gunraj C, et al. Motor cortex plasticity in Parkinson's disease and levodopa-induced dyskinesias[J]. Brain, 2006, 129(Pt 4):1059-1069.

[5] Sen S, Kawaguchi A, Truong Y, et al. Dynamic changes in cerebello-thalamo-cortical motor circuitry during progression of Parkinson's disease[J]. Neuroscience, 2010, 166(2):712-719.

[6] Kishore A, Meunier S, Popa T. Cerebellar influence on motor cortex plasticity: behavioral implications for Parkinson's disease[J]. Front Neurol, 2014, 5:68.

[7] Kishore A, Popa T. Cerebellum in levodopa-induced dyskinesias: the unusual suspect in the motor network[J]. Front Neurol, 2014, 5:157.

[8] Ni Z, Bahl N, Gunraj CA, et al. Increased motor cortical facilitation and decreased inhibition in Parkinson disease[J]. Neurology, 2013, 80(19):1746-1753.

[9] Koch G, Brusa L, Caltagirone C, et al. rTMS of supplementary motor area modulates therapy-induced dyskinesias in Parkinson disease[J]. Neurology, 2005, 65(4):623-625.

[10] Brusa L, Versace V, Koch G, et al. Low frequency rTMS of the SMA transiently ameliorates peak-dose LID in Parkinson's disease[J]. Clin Neurophysiol, 2006, 117(9):1917-1921.

[11] Strafella AP, Paus T, Fraraccio M, et al. Striatal dopamine release induced by repetitive transcranial magnetic stimulation of the human motor cortex[J]. Brain, 2003, 126(Pt 12):2609-2615.

[12] Arias-Carrion O. Basic mechanisms of rTMS: Implications in Parkinson's disease[J]. Int Arch Med, 2008, 1(1):2.

[13] Pascual - Leone A, Valls - Solé J, Brasil - Neto JP, et al. Akinesia in Parkinson's disease. II. Effects of subthreshold repetitive transcranial motor cortex stimulation[J]. Neurology, 1994, 44(5):892-898.

[14] Elahi B, Chen R. Effect of transcranial magnetic stimulation on Parkinson motor function—systematic review of controlled clinical trials[J]. Mov Disord, 2009, 24(3):357-363.

[15] Chou YH, Hickey PT, Sundman M, et al. Effects of repetitive transcranial magnetic stimulation on motor symptoms in Parkinson disease: a systematic review and meta-analysis[J]. JAMA Neurol, 2015, 72(4):432-440.

[16] Sayin S, Cakmur R, Yener GG, et al. Low - frequency repetitive transcranial magnetic stimulation for dyskinesia and motor performance in Parkinson's disease[J]. J Clin Neurosci, 2014, 21(8):1373-1376.

[17] Filipovic SR, Rothwell JC, van de Warrenburg BP, et al. Repetitive transcranial magnetic stimulation for levodopa - induced dyskinesias in Parkinson's disease[J]. Mov Disord, 2009, 24(2):246-253.

[18] Kodama M, Kasahara T, Hyodo M, et al. Effect of low - frequency repetitive transcranial magnetic stimulation combined with physical therapy on L-dopa-induced painful off - period dystonia in Parkinson's disease [J]. Am J Phys Med Rehabil, 2011, 90(2):150-155.

[19] Koch G, Brusa L, Carrillo F, et al. Cerebellar magnetic stimulation decreases levodopa-induced dyskinesias in Parkinson disease[J]. Neurology, 2009, 73(2):113-119.

[20] Fregni F, Santos CM, Myczkowski ML, et al. Repetitive transcranial magnetic stimulation is as effective as fluoxetine in the treatment of depression in

patients with Parkinson's disease[J]. J Neurol Neurosurg Psychiatry, 2004, 75(8): 1171-1174.

[21] Pal E, Nagy F, Aschermann Z, et al. The impact of left prefrontal repetitive transcranial magnetic stimulation on depression in Parkinson's disease: a randomized, double-blind, placebo-controlled study[J]. Mov Disord, 2010, 25(14): 2311-2317.

[22] Anderkova L, Rektorova I. Cognitive effects of repetitive transcranial magnetic stimulation in patients with neurodegenerative diseases - clinician's perspective[J]. J Neurol Sci, 2014, 339(1/2):15-25.

[23] Vonloh M, Chen R, Kluger B. Safety of transcranial magnetic stimulation in Parkinson's disease: a review of the literature[J]. Parkinsonism Relat Disord, 2013, 19(6):573-585.

[24] Rossi S, Hallett M, Rossini PM, et al. Safety, ethical considerations, and application guidelines for the use of transcranial magnetic stimulation in clinical practice and research[J]. Clin Neurophysiol, 2009, 120(12):2008-2039.

（王　含）

第四节　进展期帕金森病的脑深部刺激治疗

帕金森病(PD)是发生于中老年人群的进展性神经系统疾病。其主要病理改变为黑质部位为主的多巴胺能神经元的进行性丢失以及残存神经元内路易氏包涵体的形成。主要临床特征为静止性震颤、肌强直、运动迟缓和姿势反射障碍。Hoehn-Yahr分期的4期和5期常被定义为进展期PD,但更多学者认为,在持续的药物和行为治疗基础上出现运动并发症是疾病进展的标志[1]。

在我国,年龄≥65岁老年人中PD的发病率达1.7%。PD诊断后早期应进行有效的药物治疗,但病程5年后约有40%的患者和病程10年后约有80%的患者出现运动并发症,主要包括以“开关”现象和剂末衰竭为主的运动波动以及异动症等,此时应考虑进行大脑深部刺激(Deep brain stimulation,DBS)治疗。DBS手术的适应证包括:①原发性PD;②服用复方左旋多巴曾经有良好的效果;③疗效已明显下降或出现严重的运动波动或异动症以及难以控制的震颤;④排除痴呆和严重的精神疾病。

一、DBS治疗PD的疗效

DBS指将电极置入脑深部的特定区域,起搏器根据设定的参数发放连续电脉冲,通过置入电极刺激脑内相关神经核团,控制引起疾病症状的异常脑活动,从而达到治疗疾病的目的[2]。DBS自1987年发展至今,已成为功能神经外科领域中的重要手术方法之一,其对PD、肌张力障碍、特发性震颤等运动障碍性疾病治疗的有效性和长期稳定性已得到世界公认,具有选择性好、靶点明确、微创、可调、可逆等优点[3]。截至2014年,全球已有超过10万例患者接受DBS治疗[4],但仍有数以百万计的患者正在等待接受该项治疗。

在我国,PD已成为DBS技术应用最多的病种,其可以全面改善PD三大主要症状:静止性震颤、肌僵直、运动减少。丘脑底核(Subthalamic nucleus, STN)是目前DBS治疗PD的首选靶点,其次为苍白球内侧部(Globus pallidus interior,GPi)和脚桥核,治疗靶点不同,PD症状改善程度亦有所不同。近年来,有三项随机对照临床研究对比GPi-DBS、STN-DBS与最佳药物治疗进展型PD患者的效果,认为DBS优于药物治疗,并且显著改善患者生活质量,术后6个月手术组患者可以达到每天4~6 h的无症状“开”期,而药物治疗组为0 h;术后1年手术组患者代表生活质量的PDQ-39评分为5.0分,而药物组为0.3分,差异均具有统计学意义($P<0.001$)[5-7]。

NSTAPS随机对照试验对比了65例GPi-DBS和63例STN-DBS的治疗效果,结果显示从改善症状的角度,GPi-DBS与STN-DBS具有同样的效果,两个靶点在不良反应方面没有差别,但STN-DBS在改善"关"期症状方面优于GPi-DBS,同时STN-DBS和GPi-DBS均可以减轻运动波动和左旋多巴诱发异动症(LID);STN-DBS术后患者能够减少抗PD药物的用量,从而减轻LID;而GPi-DBS术后并未发现药量减少,其作用是直接的。虽然两个靶点效果相同,但考虑到核团大小以及耗电量的问题,进展期PD患者应当优先选择STN-DBS[8]。也有学者认为,STN-DBS适用于术前药物剂量较大而认知功能基本正常的患者,GPi-DBS适用于运动障碍及术前已经存在认知功能问题的患者,同时应考虑患者临床表现的亚型,并采取针对性的个体化的治疗方案[9]。PD晚期患者可出现姿势异常步态障碍(Postural instability gait difficulty,PIGD),也称中线症状。DBS手术可在短期内缓解此症状,但长期效果并不理想,远远低于改善震颤症状的程度[10]。脚桥核DBS对姿势不稳和步态障碍有特异性的治疗作用,但还有待进一步的验证[11]。

PD的非运动症状涉及多个系统:神经精神症状有抑郁、焦虑、记忆力下降;睡眠障碍有失眠、嗜睡、不安腿综合征;自主神经功能障碍有体位性低血压、便秘、尿急尿频、多汗;胃肠道症状有流涎、吞咽困难;此外,还有疼痛、嗅觉减退等。值得注意的是,DBS术后部分患者的非运动障碍症状得到减轻,其原因可能与运动障碍症状改善或者抗PD药物剂量的减少有关。DBS对于非运动障碍症状尤其是认知和精神症状的改善作用仍缺乏证据支持,但其可以明显改善PD相关疼痛以及睡眠症状[12-14]。

总体来讲,DBS手术是安全和有效的,手术相关的并发症主要是谵妄与意识错乱,且往往是一过性的,而STN-DBS术较GPi-DBS术在术后更易出现与手术相关的并发症。颅内出血的发生率为1%~2%,手术或设备相关的感染发生率约为10%。此外,可能出现的并发症还包括幻想、幻觉、抑郁、焦虑、淡漠、体重增加以及轻度的视野缺损等[15]。

二、DBS靶点定位技术

在DBS的临床应用中,电极置入靶点的精确定位是直接决定疗效的关键因素。而脑深部神经核团结构复杂,许多核团的几何结构仅仅为数毫米至十余毫米,电极置入的微小偏差将会导致治疗效果的显著降低,同时有可能刺激非治疗靶点而引起构音障碍、癫痫、异动症、认知功能障碍、情绪改变等不良反应。在电极置入有误时,临床上往往通过加大电刺激强度以达到预期治疗效果,但这将缩短植入装置的电池的使用寿命,而且大范围刺激将进一步带来更多潜在的不良反应。对于手术而言,电极置入到预定脑功能区靶点的精确度与准确性是手术治疗效果的决定性因素,同时也是降低并发症、减少不良反应的关键因素。需要说明的是,即使是在最好的中心接受治疗,DBS电极也有可能被植入到不满意的位置,而需要通过再次手术在一个更加满意的位置植入电极[16]。

电极置入靶点的精确定位是临床迫切需要解决的难题。目前,临床上DBS电极置入定位方法主要分为以下两大类:一类是基于解剖学的影像学定位,另一类是基于电生理学的微电极记录[17]。

影像学定位主要是利用手术前脑室造影、CT影像、磁共振影像等方法与标准图谱进行比对,分辨神经核团的结构,标出靶点并计算靶点位置坐标,换算成立体定向系统上的三维坐标;然后安装立体定向仪,利用立体定位脑支架系统预先设定植入位置的坐标,在术中以微推进器导入至靶点,针道的角度和方向依赖于立体定向仪上的三维坐标值[18]。此外,也有医院利用术中磁共振对电极置入位置进行确认。尽管术前磁共振能够提供高空间分辨率的图像,但是磁场不均匀、磁场强度非线性梯度、框架类型不同等所致的图像失真[19]以及在术中开颅后会有脑移位[20]等原因,会导致预先设定的靶点位置与术中DBS电极置入位置有偏差,误差可达到2.5～3.2 mm[21,22]。术中磁共振可以克服脑组织移位的问题,但其缺点为使用1.5 T核磁扫描会导致图像分辨率较低;此外,磁共振图像中电极周围因金属触点形成椭圆形的阴影[23],影响了周围神经核团结构的识别[24]。限于手术室设备复杂和成本较高等,我国仅有个别医院开展了DBS置入术中磁共振扫描技术[25]。此外,基于影像的定位分析也存在个体差异大的问题[26],并且在一定程度上会受到所用坐标系统或者图谱的影响。

电极置入靶点的精确定位是临床迫切需要解决的难题。微电极记录是将尖端约几微米的针插入脑中来记录单神经元放电特征，根据微电极记录的神经元放电的特征，对靶点及其周围结构的电生理特性进行监测，在术中对靶点进行功能定位。

通过植入到脑深部的DBS电极系统可直接记录神经电活动，这些脑深部场电位神经活动信号具有较高的时间和空间分辨率，它反映了神经核团的集群同步化或去同步化神经波动，蕴涵了丰富的与生理和病理功能相关的信息。脑深部局部场电位具有神经波动特性，由多个频率成分组成，不同的频率具有不同的临床意义，如3～8 Hz与PD震颤症状相关，10～30 Hz的Beta成分与运动、PD的行动迟缓相关，并且与药物、DBS的治疗效果相关。在多巴胺受体激动剂的作用下，STN的Beta成分明显降低，其降低幅度与症状的改善程度相关。此外，DBS作用于STN，也可显著抑制场电位的Beta成分，且降低程度与症状的改善密切相关[27]。

三、影响手术效果的重要因素

在行DBS治疗前，应对PD的诊断及手术适应证进行再次确认，并确定DBS手术治疗的最佳时机。由于PD是一种进行性的疾病，而DBS手术治疗也仅是一种对症治疗的手段，因此过早进行手术并不可取，但盲目延迟手术时机同样是不明智的。早期手术患者无论在生活质量的改善方面，还是在运动功能的提高方面均明显好于晚期手术者；与手术前相比，早期手术组术后8年生活能力下降28.7%，而晚期手术组下降43.8%[28]，这从另一个侧面说明，DBS手术对PD病程的发展具有一定的延缓作用。年龄和病程是影响患者DBS手术效果的重要因素。年龄较轻的患者有更多提高生活质量和改善运动障碍症状的机会，以及更少的认知功能障碍并发症和更为缓慢的中轴症状的恶化。病程＞5年，特别是出现药物疗效已明显下降或严重的运动波动或异动症，均考虑接受DBS植入[29]。

四、PD患者的全程管理

神经内科、神经外科、精神科、心理科以及康复科医师的密切配合与合作对于DBS治疗的顺利实施十分重要。术前要对患者的病情进行正确诊断,判断患者是否适合手术、是否合并认知及精神障碍。手术风险与近远期疗效的评估、最佳手术靶点的确定、手术后DBS刺激参数的程控、抗PD药物的调整、心理治疗、功能康复训练、随访等一系列工作均需要神经外科、神经内科、精神科、心理科医师来共同完成。有一些专业的中心成立了多科联合门诊,为PD患者提供综合的治疗方案。术前由神经内科和精神科、心理科医师进行病情评估,康复科医师在手术前着手制订有针对性的康复计划,手术中由神经内科医师配合神经外科医师进行手术效果的评定。手术后神经内科医师进行药物调整,大多数患者手术后可以减少抗PD药物的用量,并且药物的调整和刺激器参数的程控需要相互配合。同时,术后需要通过多次随访来调整DBS刺激参数(需要3～6个月),直到刺激参数达到最佳,并且仍然需要6～12个月进行随访和参数调整(具体情况与患者治疗模式密切相关)。当神经刺激器的电池快要耗尽时,应及时进行更换,但电极和导线无须更换。加强团队协作,建立一支由神经外科、神经内科、精神科、心理科、康复科医师组成的DBS团队,对患者实施术前及术后的全程管理,是确保患者接受DBS治疗后取得满意疗效的关键[30]。

五、设备研发与发展

随着DBS的发展,脑深部电刺激器的性能和实用性等方面也不断取得进步。三维多触点电极也已经在研发过程中,它可以实现更精确的、不良反应更小的刺激模式[31]。它可兼容高场强磁共振的脉冲发生器,相信在不久的将来就会面世,刺激器也向小型化发展。目前,非充电式电池的寿命可达9年,充电式刺激器电池的寿命可达10年以上。在原有“开环刺激”的模式上,开发“闭环刺激”的刺激方式,依据大脑功能变化情况形成反馈环路，进行实时反馈刺激治疗，这将有效降低电池能耗，更适用于一些特殊病种的治疗。此外，术后远程程控已经成为现实。随着人类脑计划的开展，DBS技术有望成为了解大脑功能和神经网络结构的一个有力工具。

参考文献

[1] Schrag A, Dodel R, Spottke A, et al. Rate of clinical progression in Parkinson's disease. a prospective study[J]. Mov Disord, 2007, 22(7):938-945.

[2] Deep-Brain Stimulation for Parkinson's Disease Study Group. Deep-brain stimulation of the subthalamic nucleus or the pars interna of the globus pallidus in Parkinson's disease[J]. N Engl J Med, 2001, 345(13):956-963.

[3] Benabid AL. Deep brain stimulation for Parkinson's disease[J]. Curr Opin Neurobiol, 2003, 13(6):696-706.

[4] Deuschl G, Schade-Brittinger C, Krack P, et al. A randomized trial of deep brain stimulation for Parkinson's disease[J]. N Engl J Med, 2006, 355(9):896-908.

[5] Weaver FM, Follett K, Stern M, et al. Bilateral deep brain stimulation vs best medical therapy for patients with advanced Parkinson disease: a randomized controlled trial[J]. JAMA, 2009, 301(1):63-73.

[6] Williams A, Gill S, Varma T, et al. Deep brain stimulation plus best medical therapy versus best medical therapy alone for advanced Parkinson's disease (PD SURG trial): a randomised, open-label trial[J]. Lancet Neurol, 2010, 9(6): 581-591.

[7] Odekerken VJ, van Laar T, Staal MJ, et al. Subthalamic nucleus versus globuspallidus bilateral deep brain stimulation for advanced Parkinson's disease (NSTAPS study): a randomised controlled trial[J]. Lancet Neurol, 2013, 12(1):37-44.

[8] Williams NR, Okun MS. Deep brain stimulation (DBS) at the interface of neurology and psychiatry[J]. J Clin Invest, 2013, 123(11):4546-4556.

[9] Katz M, Luciano MS, Carlson K, et al. Differential effects of deep brain

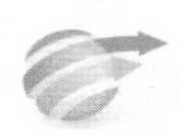

stimulation target on motor subtypes in Parkinson's disease[J]. Ann Neurol, 2015, 77(4):710-719.

[10] Kim SD, Allen NE, Canning CG, et al. Postural instability in patients with Parkinson's disease. Epidemiology, pathophysiology and management[J]. CNS Drugs, 2013, 27(2):97-112.

[11] Smith H, Gee L, Kumar V, et al. Deep brain stimulation significantly decreases disability from low back pain in patients with advanced Parkinson's disease [J]. Stereotact Funct Neurosurg, 2015, 93(3):206-211.

[12] Cury RG, Galhardoni R, Fonoff ET, et al. Effects of deep brain stimulation on pain and other nonmotor symptoms in Parkinson disease[J].Neurology, 2014, 83(16):1403-1409.

[13] Kim HJ, Jeon BS, Paek SH.Nonmotor symptoms and subthalamic deep brain stimulation in Parkinson's disease[J]. J Mov Disord, 2015,8(2):83-91.

[14] Da Cunha C, Boschen SL, Gómez-A A, et al. Toward sophisticated basal ganglia neuromodulation: Review on basal ganglia deep brain stimulation [J]. Neurosci Biobehav Rev, 2015,pii:S0149-7634(15)00048-2.

[15] 高国栋,王学廉,李楠. 脑深部电刺激—帕金森病外科治疗适宜技术—《中国帕金森病脑深部电刺激疗法专家共识》解读[J]. 中华医学信息导报,2012,27(18):22-23.

[16] 杨岸超,马羽,刘焕光,等. Leksell三维手术计划系统联合3.0T核磁共振辅助丘脑底核脑深部电刺激手术[J]. 中国微侵袭神经外科杂志,2011,16(2):56-59.

[17] Verhagen R,Zwartjes DG,Heida T,et al. Advanced target identification in STN-DBS with beta power of combined local field potentials and spiking activity[J]. J Neurosci Methods, 2015, 253:116-125.

[18] Sumanaweera TS, Adler JR Jr, Napel S, et al. Characterization of spatial distortion in magnetic resonance imaging and its implications for stereotactic surgery [J]. Neurosurgery, 1994, 35(4):696-704.

[19] Khan MF, Mewes K, Gross RE, et al. Assessment of brain shift related to

deep brain stimulation surgery[J]. Stereotact Funct Neurosurg, 2008, 86(1):44-53.

[20] Guo T, Finnis KW, Deoni SC, et al. Comparison of different targeting methods for subthalamic nucleus deep brain stimulation [J]. Med Image Comput Comput Assist Interv, 2006, 9(Pt 1), 768-775.

[21] Toda H, Sawamoto N, Hanakawa T, et al. A novel composite targeting method using high-field magnetic resonance imaging for subthalamic nucleus deep brain stimulation[J]. J Neurosurg, 2009, 111(4):737-745.

[22] Pollo C, Villemure JG, Vingerhoets F, et al. Magnetic resonance artifact induced by the electrode Activa 3389: an in vitro and in vivo study [J]. Acta Neurochir (Wien), 2004, 146(2):161-164.

[23] Rezai AR, Baker KB, Tkach JA, et al. Is magnetic resonance imaging safe for patients with neurostimulation systems used for deep brain stimulation?[J]. Neurosurgery, 2005, 57(5):1056-1062.

[24] Derrfuss J, Mar RA. Lost in localization: The need for a universal coordinate database[J]. Neuroimage, 2009, 48(1):1-7.

[25] Anderson JS, Dhatt HS, Ferguson MA, et al. Functional connectivity targeting for deep brain stimulation in essential tremor[J]. Am J Neuroradiol, 2011, 32(10):1963-1968.

[26] Caire F, Ranoux D, Guehl D, et al. A systematic review of studies on anatomical position of electrode contacts used for chronic subthalamic stimulation in Parkinson's disease[J]. Acta Neurochir(Wien), 2013,155(9):1647-1654.

[27] Merola A, Romagnolo A, Bernardini A, et al. Earlier versus later subthalamic deep brain stimulation in Parkinson's disease[J]. Parkins Relat Disord, 2015, 21(8):972-975.

[28] Krüger R, Hilker R, Winkler C, et al. Advanced stages of PD: interventional therapies and related patient centered care [J]. J Neural Transm (Vienna), 2016,123(1):31-43.

[29] 中国帕金森病脑深部刺激疗法专家组. 中国帕金森病脑深部电刺激疗法专家共识[J]. 中华神经科杂志, 2012, 45(7):541-543.

[30] Bour LJ, Lourens MA, Verhagen R, et al. Directional recording of subthalamic spectral power densities in parkinson's disease and the effect of steering deep brain stimulation[J]. Brain Stimul, 2015, 8(4):730-741.

[31] Fasano A, Lozano AM. Deep brain stimulation for movement disorders: 2015 and beyond[J]. Curr Opin Neurol, 2015, 28(4):423-436.

(章文斌　徐　俊)

第五节　帕金森病患者的蛋白质饮食管理

帕金森病(PD)是一种老年期常见的神经变性疾病,其病因尚未明,缺少修复性治疗手段,对症治疗仍是目前可以实施的主要治疗方式。左旋多巴是治疗PD最有效的药物,也是中晚期患者必然的治疗选择。然而,在经历5～10年的治疗之后,50%～80%的患者将出现症状波动("开关现象")和异动症等运动并发症[1,2],其中无法预测的"关"期的突然出现,常会导致患者的日常生活能力和生活质量受到严重影响。如何改善左旋多巴长期治疗过程中出现的运动波动,是PD治疗领域面临的重大挑战之一。

一、蛋白质饮食对左旋多巴疗效的影响

运动波动的发生与多种原因有关,其中饮食中蛋白质构成是运动波动一个重要的可调控的因素。研究发现,在左旋多巴摄入量不变的前提下,给予高蛋白质饮食,患者血浆内的长链中性氨基酸(Large neutral amino acid,LNAA)的浓度会增高,造成PD患者对左旋多巴的反应减弱,导致PD症状加重[3,4]。蛋白质饮食对左旋多巴疗效的影响可能有两方面的原因:一方面,食物中所含的蛋白质与左旋多巴在小肠竞争,导致左旋多巴的吸收减少。有研究表明,饮食因素可以使左旋多巴在血浆中的浓度峰值降

低29%，吸收时间延缓34 min[4]。另一方面，LNAA与左旋多巴在通过血脑屏障时也需竞争同一转运系统[5]。正电子发射计算机断层扫描(PET)显示，^{18}F-Flurodopa在与氨基酸一起被吸收时，前者在大脑的摄取量是空腹时的1/3[6]。LNAA的瞬时血浆浓度可明显影响左旋多巴在PD患者中的药效[7]。此外，随着PD的进展，中枢神经系统中纹状体贮存多巴胺的能力下降，因而中晚期PD患者对短期内左旋多巴从外周进入中枢的速率的反应变得更为敏感。

由此PD的蛋白质饮食管理策略应运而生。这一策略旨在通过控制PD患者饮食中的蛋白质含量，减少LNAA对左旋多巴药效的影响，以缓解患者的运动波动。

二、蛋白质饮食管理的内容

为减少饮食中蛋白质对PD治疗的不利影响，主要可采用两种蛋白质饮食方案：一是低蛋白质饮食(Low-protein diet，LPD)，即控制全天蛋白质摄入的总量；二是蛋白质再分配饮食(Protein-redistribution diet，PRD)，即将一天中的大部分蛋白质集中在晚餐摄入，并在早、中餐两餐中限制蛋白质的摄入。研究表明，这两种策略均可改善运动波动。

(一) LPD

研究发现，摄入蛋白质的总量与左旋多巴的疗效有直接关系，蛋白质摄入量>1.6 g/(kg·d)可加重患者症状[8-10]；反之，将蛋白质总量控制在0.5～0.8 g/(kg·d)的低蛋白饮食，可使左旋多巴的药效得到恢复，患者症状显著改善[3,8,9]。Juncos等[3]指出，将PD患者的蛋白质摄入量控制在摄取推荐量以下，即蛋白质摄入量<0.8 g/(kg·d)，即可有效改善高蛋白饮食造成的症状加重。同时，在总量少于摄取推荐量的情况下，蛋白质的摄入时间如何分配，是否采取“少吃多餐”，并不影响患者的临床疗效。由此可见，低蛋白饮食操作简单、易于理解、效果明显，症状波动尚不严重的患者值得尝试。

（二）PRD

症状波动严重的PD患者，其白天尤其是下午的运动功能通常较差，对日常生活能力及生活质量有显著影响。此时，PRD可能是一项更佳的选择。它除了将蛋白质摄入量控制在0.8 g/(kg·d)以下外，还将白天的蛋白质总量严格限制在7 g，而在晚餐时才给予计划中余下的全部蛋白质。具体而言，PRD调整了白天和晚上的食物种类，在晚餐时给予患者肉类、奶制品、蛋类、豆类等蛋白质含量高的食物，而在早餐和中餐时主要给予谷类食品（如米饭、面条、面包、饼干）、蔬菜、水果等低蛋白食物。

多项研究表明，PRD可显著改善PD患者的症状波动。PRD可消除高蛋白饮食导致的运动迟缓，显著增加患者的“开”期时长，改善患者的运动功能（明显缩短定距步行时间，并且改善运动评分），降低患者的残疾程度评分[8,11-13]。进一步对比LPD和PRD的效果可发现，两者均可显著提高患者“开”期时间和运动评分，但PRD的作用更显著[8]。

长期随访发现，PRD可缓解患者的突然“关”期，使患者能更自由地安排日常生活，因而多数患者自觉获益并愿意长期坚持[12,13]。但是，也有少数患者开始即对PRD反应不明显，或是在PRD短暂获益后反应迅速消失，甚至有患者在PRD期间出现PD症状加重。不同患者对PRD反应的差异，可能与其症状波动病程、PD起病年龄及病程、左旋多巴治疗时间长短等因素有关。但这一问题目前尚无明确结论，有待进一步研究[14-16]。

PRD在改善PD症状的同时，亦能减少抗PD药物的用量。具体而言，随着PRD期间异动症出现的症状的减轻，左旋多巴剂量也相应减少，其他辅助治疗药物也可相应减少。更重要的是，减少药物并未导致临床症状的加重[12,17]。

此外，还有人发现，PRD除适用于症状波动患者外，在左旋多巴无反应的受试患者中，约86%的患者对药物的敏感性可通过PRD得以迅速改善，受试者的平均残疾程度评分降低51.5%[17]。但该研究未说明这些患者是对左旋多巴治疗从未有过反应，还是取得过效果，只是随后药效逐渐减退。

（三）低蛋白产品的使用

PRD策略的主要缺点是晚餐前的饥饿感，这与前两餐尤其是中餐的食物种类单一有关[18]，可能是患者无法长期依从的主要原因。有人设想，利用为肾衰竭患者设计的低蛋白产品代替PRD策略的常规食物，希望在限制白天蛋白质摄入总量的同时保证食物的口味，以提高患者对PRD的接受度。Barichella等[19,20]发现，使用低蛋白产品的PRD能够比单纯控制蛋白质总量的LPD更有效地控制患者的症状波动，且不引起睡眠减少和营养不良等情况。目前，有关低蛋白产品使用的研究尚少，它是否可以达到设计初衷，即提高患者对PRD的接受度，还有待进一步观察。

（四）控制蛋白质/碳水化合物比值

除LPD和PRD外，还可通过其他蛋白质饮食管理措施来改善PD的症状波动，但尚未引起人们的足够重视。控制蛋白质与碳水化合物比值的饮食不仅可以保证PD患者的营养供给，而且碳水化合物的适量摄入可以促进胰岛素分泌，从而降低血浆LNAA水平，维持左旋多巴药效。Berry等[21]发现，相较高蛋白-低碳水化合物饮食和低蛋白-高碳水化合物的饮食而言，将蛋白质与碳水化合物的比例控制在5:1的“平衡饮食”能有效减少LNAA和左旋多巴在血浆中的浓度波动，显著改善患者的运动表现。但是，有关这种方法的研究尚少，其疗效有待进一步观察。

三、蛋白质饮食管理的不良反应

尽管蛋白质饮食管理能显著改善症状波动，但其在运动功能和营养状况两个方面的不良反应也不容忽视。这些不良反应主要包括异动症、体重下降，以及可能存在的各种营养物质尤其是蛋白质的缺乏。这些问题如何控制，是否会影响到患者的营养状况及患者对蛋白质饮食管理的接受度，需要给予充分的关注。

(一) 异动症

随着PRD期间对左旋多巴反应的改善,患者的异动症症状亦相应加重[12,15,17]。采取下调左旋多巴剂量,及时补充蛋白质,或调整碳水化合物与蛋白质摄入比例等措施,即可减轻异动症症状[15,18,19]。此外,异动症的出现或加重通常并不影响患者运动功能的改善,PRD仍可促使患者总体改善(Patient global improvement,PGI)评定分数的显著提高[20]。

(二) 体重下降与营养不足

无论是常规食物还是低蛋白食品,轻微体重下降是各种PRD研究普遍存在的问题[15,18,19]。与常规饮食相比,PRD带来的“关”期减少、运动功能改善、体力活动增加,以及异动症加重等变化,导致患者的热量消耗增加,是体重减轻的主要原因[19-22]。此外,患者在PRD初期对该饮食不适应及PRD期间代谢率的提高也是体重下降的部分原因[18,20,22]。尽管在大部分研究中,PRD引起的体重减轻均较轻微,且患者均可保持理想的体重,但在Karstaedt等[13]进行的一项为期3年的随访中,仍有2例患者因无法维持理想体重而终止PRD。因此,在实施PRD时,须提醒患者注意在饮食中适当增加热量摄入,并定期监测体重变化,以防止长期治疗中出现体重过度减轻。

PRD是否会导致PD患者营养物质的缺乏,则是另一个需要关注的问题。在已完成的绝大多数研究中,患者在6周至10个月的随访中均未出现营养不良。Paré等[18]对11例PD患者在PRD期间的营养素摄入变化进行监测,包括蛋白质、碳水化合物、脂肪、钙、铁、钾、磷、维生素A、维生素C、维生素B_1、维生素B_2、烟酸、叶酸及维生素B_{12},结果发现仅有钙摄入少于推荐摄入量,提示在PRD期间应注意钙的补充。在Riley等[15]进行的为期4周的研究中,33例患者中仅有1例出现血清白蛋白浓度下降,提示蛋白质再分配饮食对患者的蛋白质营养情况无显著影响。

综上可知,蛋白质控制饮食对患者体重与营养状况的影响在多数患者中并不严重。而对患者进行必要的定期监测与适当的营养补充,是预防PRD导致的营养不良的关键。

四、关于蛋白质饮食管理的具体建议

由于饮食中的蛋白质会影响左旋多巴在肠道的吸收与血脑屏障通过率,因此建议PD患者在空腹时服用左旋多巴,服用时间通常为在餐前1 h或餐后2 h[23]。对于症状波动严重的患者,可尝试给予白天蛋白质摄入量控制在7 g左右、晚餐补足全天蛋白质摄入总量的PRD饮食,同时注意监测体重和营养状况。

参考文献

[1] Marsden CD, Parkes JD. Success and problems of long-term levodopa therapy in Parkinson's disease[J]. Lancet, 1977, 1(8007):345-349.

[2] Rajput AH, Fenton ME, Birdi S, et al. Clinical-pathological study of levodopa complications [J]. Mov Disord, 2002, 17(2):289-296.

[3] Juncos JL, Fabbrini G, Mouradian MM, et al. Dietary influences on the antiparkinsonian response to Levodopa[J]. Arch Neurol, 1987, 44(10):1003-1005.

[4] Nutt JG, Woodward WR, Hammerstad JP, et al. The "on-off" phenomenon in Parkinson's disease. Relation to levodopa absorption and transport[J]. N Engl J Med, 1984, 310(8):483-488.

[5] Leenders KL, Poewe WH, Palmer AJ, et al. Inhibition of L-[18F] fluorodopa uptake into human brain by amino acids demonstrated by positron emission tomography[J]. Ann Neurol, 1986, 20(2):258-262.

[6] Leenders KL, Palmer AJ, Quinn N, et al. Brain dopamine metabolism in patients with Parkinson's disease measured with positron emission tomography[J]. J Neurol Neurosurg Psychiatry, 1986, 49(8):853-860.

[7] Nutt JG, Carter JH, Lea ES, et al. Motor fluctuations during continuous levodopa infusions in patients with Parkinson's disease[J]. Mov Disord, 1997, 12(3):285-292.

[8] Pincus JH, Barry K. Protein redistribution diet restores motor function in patients with dopa-resistant "off" periods[J]. Neurology, 1988, 38(3):481-483.

[9] Mena I, Cotzias GC. Protein intake and treatment of Parkinson's disease with levodopa[J]. N Engl J Med, 1975, 292(4):181-184.

[10] Tsui JK, Ross S, Poulin K, et al. The effect of dietary protein on the efficacy of L-dopa: a double-blind study[J]. Neurology, 1989, 39(4):549-552.

[11] Pincus JH, Barry KM. Plasma levels of amino acids correlate with motor fluctuations in parkinsonism[J]. Arch Neurol, 1987, 44(10):1006-1009.

[12] Pincus JH, Barry K. The influence of dietary protein on motor fluctuations in Parkinson's disease[J]. Arch Neurology, 1987, 44(3):270-272.

[13] Karstaedt PJ, Pincus JH. Protein redistribution diet remains effective in patients with fluctuating parkinsonism[J]. Arch Neurology, 1992, 49(2):149-151.

[14] Bracco F, Malesani R, Saladini M, et al. Protein redistribution diet and antiparkinsonian response to levodopa[J]. Eur Neurol, 1991, 31(2):68-71.

[15] Riley D, Lang AE. Practical application of a low-protein diet for Parkinson's disease[J]. Neurology, 1988, 38(7):1026-1031.

[16] Croxson S, Johnson B, Millac P, et al. Dietary modification of Parkinson's disease[J]. Eur J Clin Nutr, 1991, 45(5):263-266.

[17] Pincus JH, Barry KM. Dietary method for reducing fluctuations in Parkinson's disease[J]. Yale J Biol Med, 1987, 60(2):133-137.

[18] Paré S, Barr SI, Ross SE. Effect of daytime protein restriction on nutrient intakes of free-living Parkinson's disease patients[J]. Am J Clin Nutr, 1992, 55(3):701-707.

[19] Barichella M, Marczewska A, De NR, et al. Special low-protein foods ameliorate postprandial off in patients with advanced Parkinson's disease[J]. Mov Disord, 2006, 21(10):1682-1687.

[20] Barichella M, Savardi C, Mauri A, et al. Diet with LPP for renal patients increases daily energy expenditure and improves motor function in parkinsonian patients with motor fluctuations[J]. Nutr neurosci, 2007, 10(3/4):129-135.

[21] Berry EM, Growdon JH, Wurtman JJ, et al. A balanced carbohydrate: protein diet in the management of Parkinson's disease[J]. Neurology, 1991, 41(8): 1295-1297.

[22] Cereda E, Pezzoli G, Barichella M. Role of an electronic armband in motor function monitoring in patients with Parkinson's disease[J]. Nutrition, 2010, 26(2):240-242.

[23] Olanow CW, Watts RL, Koller WC. An algorithm (decision tree) for the management of Parkinson's disease (2001): treatment guidelines[J]. Neurology, 2001, 56(1):S1-S88.

（王　涛）

第六章　老年认知功能障碍

我国的认知功能障碍研究起步较晚，但近10年来，在诸多神经精神科、老年科同行的共同努力下已经取得了长足的进步，从老年人群认知功能障碍的流行病学、临床诊治和发病机制研究，到社区防治体系的建立都逐渐与国际接轨。目前，影响该领域深入进展的瓶颈仍然是早期识别的警惕性不足（社区医疗网络），以临床诊断为核心的患者数据库的缺乏（临床研究中心），政府职能部门对老龄化健康问题认识滞后，以及社会公众的医学科学认知过于陈旧。因此，持续推动老年认知功能障碍的早期筛查和规范化诊治不仅是老年医院或老年医学科的职责，而且已成为医护工作人员的基本认识。只有科学管理中年阶段的危险因素，才能从源头上减少老年认知功能障碍的发生。此外，积极开展与非医学专业的合作交叉研究，利用大数据进行前瞻性随访研究设计，可以更全面地分析高危个体/患者的特征数据和疗效数据，随访对比多种干预措施的有效性，从而找到针对特定患者的最佳治疗途径。实现医疗资源的最优化配置，从而帮助医疗行业提高生产力、改进护理水平、增强竞争力、加快增长和创新。

第一节　帕金森病伴轻度认知功能障碍

帕金森病(PD)是一种常见的神经系统变性病,其主要的运动症状有震颤、肌张力增高、行动迟缓、步态不稳。近年来,PD的非运动症状也受到了较多的关注。轻度认知功能障碍(MCI)是PD常见的一种非运动症状。MCI指与年龄不符的认知能力下降而正常功能活动不受影响。早期MCI研究的重点在遗忘型MCI(amnestic Mild cognstive impairment, a-MCI),现多认为这是阿尔茨海默病(AD)的前驱状态。MCI概念经历了从最初代表认知程度到代表有明确临床和研究标准的认知症状的过程。20世纪80年代末,PD-MCI(Parkinson's disease mild cognstive impairment, PD-MCI)由AD中的MCI借鉴而来,因为研究者发现很多PD患者存在记忆缺陷。应用Petersen及DSM-IV诊断标准进一步研究发现,PD-MCI患者的PD患病时间及简易精神状态量表(MMSE)得分均在PD认知正常(PD cognitively normal, PD-CogNL)患者和PD痴呆(PD dementia, PDD)患者中间,并且临床症状也不同。PD-MCI是异质性的,其认知损害领域主要是前额叶管理领域,其次是记忆领域缺陷,还有多领域复合损害。于是人们总结得出,在PD-CogNL和PDD之间存在一个中间状态,并定义为PD-MCI。PD-MCI代表PD认知损害的早期阶段,也是PDD发生的一个危险因素[1]。PDD的症状性治疗是有限的,目前尚无成文的神经保护性干预指南。因此,研究PD-MCI的特点、进展、病理机制可以指导进一步的症状性干预,延缓PDD的发病,提高患者生存质量。

一、PD-MCI的流行病学

近年来,社区的大样本PD队列提示有20%～30%的患者患有PD-MCI。英国Foltynie等[2]报道,36%的PD早期患者患有MCI。荷兰

Muslimovic 等[3]报道,24%新诊断的PD患者存在MCI,而对照组则只有4%存在MCI。尽管这些研究对PD-MCI的定义不同,但都一致认为认知损害出现在PD的早期,甚至在针对运动症状的多巴胺治疗之前就已经出现。

PD-MCI发病率不同与PD-MCI不同定义的使用有关。Aarsland 等[4]运用标准化分析方法和常用的PD-MCI定义评估了多中心PD队列数据,应用相同的PD-MCI定义,发现25.8%的PD患者患有MCI。MDS工作组横断面研究显示,PD-MCI的平均患病率为26.7%[5]。此外,PD-MCI的发病率统计还与某些因素相关,这些因素包括研究人群、PDD排除标准、正常对照组或神经心理测试数据以及神经心理或认知领域测试数量和类型。

二、PD-MCI的临床特点

PD-MCI影响了记忆性和非记忆性的认知领域。其典型的主诉包括处理事情慢、多任务或计划困难、注意力下降以及找词困难。在多个认知领域如管理能力、注意力、视空间能力、语言和记忆能力等方面均受到损害。

PD患者多项认知领域的受损使得PD-MCI的临床亚型多样化,包括非记忆性单一认知领域、记忆性单一认知领域、记忆性多认知领域和非记忆性多认知领域等。尽管一些患者记忆性或皮层性认知受损更严重,但非记忆性单一认知领域受损在PD-MCI患者中仍占主导,其中管理领域认知受损最常见[6]。在CamPaIGN研究中,58%的受试者出现单一认知领域MCI,其中额叶纹状体受损为34%,颞叶受损为24%;多领域MCI占到42%[2]。Muslimovic 等[3]研究报道,24%的PD-MCI患者管理能力、记忆和心理运动能力较差。

目前的PD队列研究显示,相似的认知领域损害,以非记忆性单一认知领域MCI亚型更为常见。Caviness 等[7]描述,单一领域MCI为67%,多领域受损为33%。额叶或管理领域是最常见的受累领域,其次是记忆性领域受损。PD-MCI亚型分布如下:非记忆性单一领域＞记忆性单一领域＝非记忆性多领域＞记忆性多领域。

三、PD-MCI的诊断

PD-MCI的诊断标准依据神经生理测试的全面性使用了两个层次的应用型框架。这套标准适用于不同种族和教育背景的人群[6]。

(一) 诊断标准

纳入标准:①根据UK PD Brain Bank Criteria诊断为帕金森病。②在PD背景下,患者家属陈述或临床医生发现患者逐渐的认知能力下降。③神经心理测试认知能力受损。④认知损害不能明显干预患者功能的独立性。

排除标准:①MDS推荐的PDD诊断成立;②认知损害可以用其他原因解释(如糖尿病、卒中、抑郁、代谢异常、药物不良反应以及大脑损伤等);③PD相关并发症(如运动障碍、严重的焦虑、心理障碍等)影响认知测试。

(二) 针对PD-MCI的分级评估

简化评估:①PD认知能力的损害。②至少进行2项神经心理测试(如在5个认知领域中,每个认知领域少于2项测试或评估少于5个认知域)。

详细评估:①包括每项认知领域2项神经心理测试(注意力、管理能力,以及语言、记忆和视空间能力)。②至少2项测试显示认知功能障碍(可以是1个认知领域有2项测试显示认知损害或2个认知领域各有1项测试受损)。③神经心理测试损害结果可以如下:低于适应年龄、教育程度、性别和文化的正常值1～2个SD;几项认知测试显示认知明显下降或较发病前水平认知下降。一个患者并未达到低于正常均值的1个SD,但是经历了神经心理测试存在认知改变,经过一段时间后认知恶化,就可以诊断为PD-MCI。

(三) 认知损害的亚型

单一认知PD-MCI:单一认知领域2项测试显示,认知损害而其他领域未受损。

多领域PD-MCI:2个或2个以上认知领域中,至少1项测试显示认知损害。

(四) PDD和路易体痴呆

PDD和路易体痴呆(Lewy body dementia,DLB)在临床和病理表现上有许多重叠。除了症状出现顺序、起病年龄不同及对左旋多巴制剂的反应有些微差别外,DLB和PDD患者在认知损害领域、神经心理学表现、睡眠障碍、自主神经功能损害、帕金森症状、神经阻断剂高敏性以及对胆碱酯酶抑制剂疗效等诸多方面均十分相似。对于明确的PD患者合并痴呆的,应诊断为PDD,如区别PDD和DLB,则遵循“1年原则”,即帕金森症候出现1年内发生痴呆,考虑DLB;1年后出现的痴呆为PDD,因为PD患者痴呆症状一般在运动症状出现10年后出现。但无论是PDD还是DLB,目前治疗仅仅是减轻症状[8]。

四、PD-MCI的发病机制

非PDD患者认知损害大多与多巴胺能、胆碱能及其他神经递质有关。低多巴胺能状态,如多巴胺治疗启动之前、左旋多巴或多巴胺能药物撤药时,与管理失能、精神弹性下降以及工作记忆受损有关[9]。多巴胺能治疗可以提高PD患者的神经心理测试值,对觉醒、注意力、计划任务、认知弹性及淡漠等方面产生非特异性影响[10]。除了多巴胺系统之外,胆碱能系统也被认为与认知功能下降有关[11],这与Meynert基底核退行性变、皮质胆碱能活动减少、额颞叶乙酰胆碱转移酶减少有关。胆碱能系统的缺陷可能与PD患者的注意力、学习和记忆能力下降有关。

目前,PD-MCI的神经病理学研究较少。PD患者活检表明,认知正常、临界认知损害以及轻度认知损害都在神经病理3～4期[12]。神经病理3期存在早期的认知受损[13]，其主要特点是黑质神经元和基底前脑大细胞核投射神经元改变，基底前脑和前额叶皮层胆碱能缺陷可能与PD认知缺陷有关[14]；神经病理4期涉及边缘结构包括前内侧颞叶皮质层，与记忆有关。Adler等[15]报道，PD-MCI患者会有不同的路易体分布区域、淀粉样沉积、神经纤维团等，主要累及边缘系统或新皮质。未来的研究需要查明PD-MCI的神经病理与各亚型的关系。

五、PD-MCI的治疗

目前，针对PD-MCI的治疗性干预十分有限。已有研究将胆碱酯酶抑制剂和美金刚用于治疗PDD，但在PD-MCI治疗方面还未开展。多巴胺治疗（如左旋多巴或多巴激动剂）对认知有不同的影响，一些PD患者的认知功能得到提高，而对其他患者可能没有作用[10]。随机双盲研究表明，雷沙吉兰在改善管理能力和注意力等认知任务中有明显作用[16]。托莫西汀（去甲肾上腺素再摄取抑制剂）提高了管理能力的得分，但有轻度躁狂、睡眠减少以及胃肠道反应等不良反应[17]。

无论PD患者是否存在认知损害，心血管疾病、社会干预、运动疗法、认知刺激以及相关抑郁和应激的纠正与治疗都是有益的。同时，改善抑郁、焦虑及睡眠障碍在PD-MCI治疗中也起到了一定作用。另外，避免或慎重应用可潜在影响认知的非PD治疗。越来越多关于PD认知康复的文献表明，计算机项目可以提高患者在管理能力、注意力、视空间能力以及记忆测试方面的成绩，但是还需要进行严格的试验研究。

六、PD-MCI的预后

目前关于PD-MCI的进展及转归研究很少，但并非所有的PD-MCI都会进展为PDD。有研究显示，非痴呆PD患者在2～5年后有20%～60%进展为PDD[18]。Janvin等[19]发现，62%的PD-MCI患者在4年后转变为PDD，而20%的认知正常的PD患者进展为PDD，4年后PDD转化发生率如下:多领域为63%、非记忆性单一领域为69%、记忆性单一领域为40%、正常认知为20%。CamPaIGN研究随访3～5年后,10%的患者被诊断为痴呆,57%的患者为认知功能障碍,大部分是额叶纹状体区损害。这表明PD-MCI患者有很高的风险进展为PDD[18]。因此,针对PD-MCI向PDD的转化因素及延缓PDD的发生的各项研究具有重大意义。

参考文献

[1] Williams-Gray CH, Foltynie T, Brayne CE, et al. Evolution of cognitive dysfunction in an incident Parkinson's disease cohort[J]. Brain, 2007, 130(7):1787-1798.

[2] Foltynie T, Brayne CE, Robbins TW, et al. The cognitive ability of an incident cohort of Parkinson's patients in the UK. The CamPaIGN study[J]. Brain, 2004, 127(Pt 3):550-560.

[3] Muslimovic D, Post B, Speelman JD, et al. Cognitive profile of patients with newly diagnosed Parkinson disease[J]. Neurology, 2005, 65(8):1239-1245.

[4] Aarsland D, Bronnick K, Williams - Gray C, et al. Mild cognitive impairment in Parkinson disease: a multicenter pooled analysis[J]. Neurology, 2010, 75(12):1062-1069.

[5] Litvan I, Aarsland D, Adler CH, et al. MDS Task Force on mild cognitive impairment in Parkinson's disease: critical review of PD-MCI[J]. Mov Disord, 2011, 26(10):1814-1824.

[6] Litvan I, Goldman JG, Troster AI, et al. Diagnostic criteria for mild cognitive impairment in Parkinson's disease: Movement Disorder Society Task Force guidelines [J]. Mov Disord, 2012, 27(3):349-356.

[7] Caviness JN, Driver - Dunckley E, Connor DJ, et al. Defining mild cognitive impairment in Parkinson's disease[J]. Mov Disord, 2007, 22(9):1272-1277.

[8] Savica R, Grossardt BR, Bower JH, et al. Incidence of dementia with Lewy bodies and Parkinson disease dementia[J]. JAMA Neurol, 2013, 70(11):1396-

1402.

[9] Lewis SJ, Slabosz A, Robbins TW, et al. Dopaminergic basis for deficits in working memory but not attentional set - shifting in Parkinson ' s disease [J]. Neuropsychologia, 2005, 43(6):823-832.

[10] Goldman JG, Litvan I. Mild cognitive impairment in Parkinson's Disease [J]. Minerva Med, 2011, 102(6):441-459.

[11] Cools R, Lewis SJ, Clark L, et al. L - DOPA disrupts activity in the nucleus accumbens during reversal learning in Parkinson ' s disease [J]. Neuropsychopharmacology, 2007, 32(1):180-189.

[12] Braak H, Rub U, Jansen Steur EN, et al. Cognitive status correlates with neuropathologic stage in Parkinson disease[J]. Neurology, 2005, 64(8):1404-1410.

[13] Braak H, Ghebremedhin E, Rub U, et al. Stages in the development of Parkinson's disease-related pathology[J]. Cell Tissue Res, 2004, 318(1):121-134.

[14] Tiraboschi P, Hansen LA, Alford M, et al. Cholinergic dysfunction in diseases with Lewy bodies[J]. Neurology, 2000, 54(2):407-411.

[14] Adler CH, Caviness JN, Sabbagh MN, et al. Heterogeneous neuropathological findings in Parkinson's disease with mild cognitive impairment[J]. Acta Neuropathol, 2010, 120(6):827-828.

[16] Hanagasi HA, Gurvit H, Unsalan P, et al. The effects of rasagiline on cognitive deficits in Parkinson's disease patients without dementia: A randomized, double-blind, placebo-controlled, multicenter study[J]. Mov Disord, 2011, 16(10): 1851-1858.

[17] Marsh L, Biglan K, Gerstenhaber M, et al. Atomoxetine for the treatment of executive dysfunction in Parkinson's disease: a pilot open-label study [J]. Mov Disord, 2009, 24(2):277-282.

[18] Aarsland D, Bronnick K, Williams - Gray C, et al. Mild cognitive impairment in Parkinson disease: a multicenter pooled analysis[J]. Neurology, 2010, 75(12):1062-1069.

[19] Janvin CC, Larsen JP, Aarsland D, et al. Subtypes of mild cognitive

impairment in Parkinson's disease: progression to dementia[J]. Mov Disord, 2006, 21(9): 1343-1349.

(谢安木)

第二节 慢性肾脏病相关认知功能障碍

慢性肾脏病(Chronic kidney disease, CKD)指各种原因导致肾脏损伤或肾小球滤过率(Glomerular filtration rate, GFR)<60 mL/(min·1.73 m²),持续时间≥3个月[1]。由于其常有肾衰竭的不利结局,伴发心血管病,甚至过早死亡,因此CKD已成为一个全球性的公共健康问题,其全球患病率为8%~16%[2],且随着社会经济的发展,其发病率与患病率也在逐年上升。国内外大量文献报道,CKD患者多存在认知功能障碍,认知功能障碍严重影响患者的生活质量,降低患者的生存率,并给其家庭和社会带来严重的经济负担。目前,国内对CKD患者认知功能障碍的认识仍严重不足,尤其是对CKD早期轻度认知功能障碍(MCI)的诊断和治疗明显滞后。因此,本节主要就CKD患者的认知功能障碍流行病学、认知功能障碍特点、早期识别与诊断以及预防和治疗进行阐述,以提高临床工作者对CKD患者认知功能障碍的认识。

一、CKD认知功能障碍的流行病学

认知功能障碍可发生于CKD的各个时期,随着患者肾功能的不断恶化(GFR下降),认知功能障碍的发病率和严重程度也在不断增加。文献提示,认知功能障碍的严重程度与GFR水平显著相关。与GFR≥90 mL/(min·1.73 m²)的人群相比,GFR<60 mL/(min·1.73 m²)的患者3MS评分的下降幅度增长为0.64分/年(95% CI: 0.51~0.77),数字符号替换测试(Digit symbol substitution test, DSST)评分的下降幅度增长为0.42分/年

(95%CI:0.28～0.56),尤其是老年CKD患者,其认知功能障碍的发生风险更高。当GFR<45 mL/(min·1.73 m^2)时,与较高GFR水平相比,认知功能障碍的发生风险增加将超过2倍(OR=2.43)[3],由此提示,一旦CKD患者的GFR水平降至正常值的一半,应注重对患者认知功能的检查与评估[4]。

Khatri等[5]对2172名受试者的一项大样本、前瞻性队列研究,以认知功能电话问卷修订版(Improved telephone follow-up cognitive status,TICS-m)评估认知功能,以肌酐清除率(Creatinine clearance rate,CCI)、估算肾小球滤过率(Estimated glomerular filtration rate,eGFR)、血清肌酐水平评估肾功能,发现在调整混杂因素后,CCI<60 mL/min和CCI为60～90 mL/min的受试者与CCI>90 mL/min的受试者相比,均表现出TICS-m评分显著降低,提示在轻度肾功能不全的患者,仍表现出显著的认知水平降低。Kurella等[6]对女性患者心脏雌激素/孕激素替代研究中,共纳入1015名年龄<80岁的女性患者,观察到eGFR每递减10 mL/(min·1.73 m^2),其认知功能障碍的发生风险增长10%～25%。Seliger等[7]在对477名老年CKD患者进行长达6年的随访中发现,中等程度的肾功能不全可使痴呆的发生风险增加37%(95%CI:1.06～1.78)。对于慢性肾衰竭(Chronic renal failure,CRF)并接受血液透析的患者,其认知功能障碍的发病率将更高。Murray等[8]研究得出,在血液透析患者中,有大约70%存在中度或重度认知功能障碍,这和接受腹膜透析治疗的患者比例基本相同。以往的研究结果一般认为,CRF接受血液透析的患者认知功能障碍的患病率为40%～60%[9],但最新的数据显示,其认知功能障碍的患病率为30%～70%[10]。此外,CKD还可显著增加患者认知功能下降的速度,在调整年龄、性别、文化程度等因素后,低eGFR水平可显著增加认知功能的下降速度(P=0.017),eGFR降低15 mL/(min·1.73 m^2)所致的认知功能下降程度大约相当于年龄增加3年所致的认知水平下降程度[11]。

综上所述,CKD严重影响患者的认知水平,其认知功能障碍的严重程度与肾功能损伤的严重程度(eGFR水平)显著相关,尤其是CRF患者,其认知功能障碍的发病率、患病率和严重程度均显著增高;同时,低GFR水平可显著加快患者认知功能的损伤速度。

二、CKD认知功能障碍的特点

CRF患者常伴有显著的认知功能障碍,主要表现在智能水平、集中注意力、大脑加工处理速度、执行功能以及瞬时和延迟记忆功能下降。这在越来越多的临床研究中得到证实。早在20世纪70年代,Ginn等[12]在对24例接受血液透析的尿毒症患者进行观察研究中发现,这些患者在进行连线测验时,其表现与血清肌酐水平显著相关,随着血清肌酐水平的升高,其连线测验的得分不断下降。20世纪80年代初,Ryan等[13]对24例CRF尿毒症的患者进行分析研究发现,这些患者与正常成人相比,在信息、理解和语言方面没有显著差异,而在设计和对象处理能力方面则显著降低,这些均可提示CRF患者执行能力的损伤更加突出。由于早期对认知功能障碍的评估受样本量和方法限制,且研究对象多为重度CRF患者,因此研究结果与实际往往有较大的偏差。

随着透析的普及,CRF患者的存活率和生存时间明显得到提高,且各种临床大型试验的开展以及评估方法的完善使人们对CRF患者认知功能障碍的认识也在不断加深。CRF患者认知功能障碍是普遍存在的,但是对CKD患者认知功能障碍的特点,国内外研究还存有争议。美国国家健康和营养第三次调查显示[14],中度的CKD[eGFR:30～59 mL/(min·1.73 m^2)]患者学习能力较差,集中注意力和视觉注意力损伤显著。Elias等[15]对923名CKD患者进行一项横断面研究,在排除心血管疾病和脑卒中等危险因素后发现,CKD患者在整体认知功能、视空间及重复和记忆方面等表现出明显的损伤。2007年,Thornton等[16]对51例GFR＜60 mL/(min·1.73 m^2)、年龄＞55岁的CRF患者进行病例对照研究,对所有患者进行延迟记忆功能、D-KEFS、数字连线测试及颜色词汇干扰测试,发现与健康对照组相比,CRF患者在各方面均表现出明显的减退,尤其是在语言记忆方面损害更为突出,但并没有发现认知功能与CRF的严重程度有明显相关性。目前,一般认为,CKD患者认知功能障碍主要以执行功能、延迟记忆和注意力下降为主,尤其是执行功能的损伤更加突出。

三、CKD认知功能障碍的早期识别及诊断

认知功能障碍常导致患者执行功能、记忆力、逻辑思维及判断力下降,影响管理及药物治疗的依从性,并增加二次住院率及死亡率。因此,应加强对CKD患者认知功能障碍的早期识别与诊断,尤其是CKD 3期及以后的患者[4]。对于早期发现的认知功能障碍患者,及时调整临床治疗策略,对改善患者预后及减轻患者家庭和社会负担至关重要。

对于CKD患者认知功能的筛查,临床主要依赖于各种神经心理检查量表。常用的评估量表主要有蒙特利尔认知评估量表(Montreal Cognitive assessment scale, MoCA)、MMSE、Addenbrooke改良认知评估量表(Addenbrooke cognitive examination revised, ACE-R)、修订简易精神状态量表(Modsfied mini-mental state,3MS)等。MoCA被广泛应用于CKD患者认知功能的研究中,其主要检测的认知功能包括:①执行功能(注意和决策能力);②口头记忆;③语言;④视空间能力。MoCA识别MCI和痴呆的敏感度分别为90%和100%,与之相比,MMSE的敏感度只有18%和87%[4]。MoCA评分<26分,提示患者至少存在轻度认知功能障碍,此时可对患者进行定期检测及药物辅助治疗。由于MMSE存在天花板效应,对MCI诊断的敏感性较差,因此不应作为CKD认知功能障碍的早期识别及诊断工具,可作为一般认知功能的筛查工具。ACE-R是剑桥大学根据大量经验设计并修订的,包含MMSE,是ACE的修订版。ACE-R主要评估5个方面的认知功能,分别是注意力和定向力(18分)、记忆力(26分)、语言流利性(14分)、语言(26分)以及视空间(16分),总分100分,为上述5个子分数的总和,分值越高,认知功能越好。目前,ACE-R量表已被译成28种语言,并在39个国家的痴呆相对高发的人群中进行研究,对诊断MCI有较高的敏感性与特异性[17],可用作CKD患者MCI的早期识别与诊断的工具。3MS是一个简捷、全面的认知功能评估量表,主要是对定向力、注意力、语言、运用功能、瞬时及延迟记忆等方面进行评估,分数为0～100分,

得分越高,表示认知功能越好[18]。

我们课题组开发了从照料者角度(他评)反映患者认知功能的认知功能障碍初步评价表(Cog-12),并初步证实了其在认知功能检测中的作用[19]。认知功能障碍简明评价表(Cognitive-12 scale, Cog-12)简单易于操作,不受患者性别、年龄、婚姻、受教育年限和病程的影响,条目简洁易懂,无须专门培训,整个评估时间少于5 min,不需要患者阅读及书写,可同样适用于CKD患者认知功能的筛查。Cog-12对于CKD患者MCI的筛查能力仍有待进一步的研究。

四、CKD认知功能障碍的预防和治疗

对于存在认知功能障碍的CKD患者,临床应建立有效的监督与随访机制,定期检测患者的认知功能水平,并从以下两个方面做好预防和治疗工作。

(一) 对患者原发病与并发症的预防和治疗

CKD患者认知功能水平的下降与多种因素有关,包括临床和亚临床的脑血管病以及CKD引起的各种并发症,如高血压、糖尿病、高尿酸血症、低蛋白血症等[20];此外,还包括其他非传统血管危险因素,主要有高同型半胱氨酸血症、凝血异常或高凝状态、炎症和氧化应激等[21]。在CKD患者中,贫血与认知功能障碍显著相关,且神经心理检查结果可随着贫血纠正而提高[22];CKD患者服用多种药物以及最佳剂量的不确定性,使其更易受到药物不良反应及药物间相互作用的影响;此外,CKD患者还常伴有睡眠障碍,也会影响患者的认知功能[23]。因此,加强对CKD患者认知功能障碍的各种危险因素的预防与控制,可有效减少CKD患者认知功能障碍的发生。

(二) 针对认知功能障碍的药物治疗

药物治疗是治疗认知功能障碍的主要手段。由于CKD患者存在肾

功能不全、药物代谢率低以及多种并发症，因此针CKD认知功能障碍的药物治疗应从小剂量开始，并遵循个体化原则。目前，可选的治疗药物主要有以下几类[24]。

（1）胆碱酯酶抑制剂：常用的药物有多奈哌齐。多奈哌齐是1996年FDA批准的第二个治疗认知功能障碍的药物，具有良好的选择性，且服用方便、半衰期长、耐受性好，轻中度肾功能不全患者无须调整用量，重度肾功能不全患者应减量使用。多奈哌齐已经成为目前应用最广泛的治疗认知功能障碍的药物。而卡巴拉汀和石杉碱甲主要通过肾脏代谢，故CKD患者不宜使用。

（2）NMDA受体拮抗剂：代表药物为盐酸美金刚。盐酸美金刚具有防止神经元损伤和凋亡的作用，目前已在临床广泛应用，其疗效肯定、不良反应小，患者易耐受。对于CKD轻至中度肾功能减退患者，可以使用，但需注意调整剂量；对于重度肾功能损伤患者，不宜使用。

（3）改善脑代谢药：主要包括奥拉西坦、胞磷胆碱钠、银杏叶制剂等，其主要不良反应为胃肠道不适及嗜睡；对于严重肾功能异常患者，不宜使用。

综上所述，CKD患者多伴有认知功能损伤，其认知功能障碍的严重程度与肾功能损伤的严重程度（eGFR水平）显著相关。CKD患者的认知功能障碍特点主要以执行和记忆能力损伤为主，因此在临床实践中，要加强对其认知水平的早期筛查和诊断，并积极控制传统血管性及非血管性危险因素，一旦发现CKD患者出现认知功能障碍，均应在早期进行规范和个体化的干预。

参考文献

［1］ Levey AS, Eckardt KU, Tsukamoto Y, et al. Definition and classification of chronic kidney disease: a position statement from Kidney Disease: Improving Global Outcomes (KDIGO)［J］. Kidney Int, 2005, 67(6):2089-2100.

［2］ Jha V, Garcia-Garcia G, Iseki K, et al. Chronic kidney disease: global dimension and perspectives[J]. Lancet, 2013, 382(9888):260-272.

[3] Yaffe K, Ackerson L, Kurella Tamura M, et al. Chronic kidney disease and cognitive function in older adults: findings from the chronic renal insufficiency cohort cognitive study[J]. J Am Geriatr Soc, 2010, 58(2):338-345.

[4] Murray AM, Knopman DS. Cognitive impairment in CKD: no longer an occult burden[J]. Am J Kidney Dis, 2010, 56(4):615-618.

[5] Khatri M, Nickolas T, Moon YP, et al. CKD associates with cognitive decline[J]. J Am Soc Nephrol, 2009, 20(11):2427-2432.

[6] Kurella M, Yaffe K, Shlipak MG, et al. Chronic kidney disease and cognitive impairment in menopausal women[J]. Am J Kidney Dis, 2005, 45(1):66-76.

[7] Seliger SL, Siscovick DS, Stehman-Breen CO, et al. Moderate renal impairment and risk of dementia among older adults: the Cardiovascular Health Cognition Study[J]. J Am Soc Nephrol, 2004, 15(7):1904-1911.

[8] Murray AM, Tupper DE, Knopman DS, et al. Cognitive impairment in hemodialysis patients is common[J]. Neurology, 2006, 67(2):216-223.

[9] Sarnak MJ, Tighiouart H, Scott TM, et al. Frequency of and risk factors for poor cognitive performance in hemodialysis patients[J]. Neurology, 2013, 80(5):471-480.

[10] Drew DA, Weiner DE. Cognitive impairment in chronic kidney disease: keep vascular disease in mind[J]. Kidney Int, 2014, 85(3):505-507.

[11] Buchman AS, Tanne D, Boyle PA, et al. Kidney function is associated with the rate of cognitive decline in the elderly[J]. Neurology, 2009, 73(12):920-927.

[12] Ginn HE, Teschan PE, Walker PJ, et al. Neurotoxicity in uremia[J]. Kidney Int Suppl, 1975, (3):357-360.

[13] Ryan JJ, Souheaver GT, DeWolfe AS. Intellectual deficit in chronic renal failure. A comparison with neurological and medical-psychiatric patients[J]. J Nerv Ment Dis, 1980, 168(12):763-767.

［14］ Hailpern SM, Melamed ML, Cohen HW, et al. Moderate chronic kidney disease and cognitive function in adults 20 to 59 years of age: Third National Health and Nutrition Examination Survey (NHANES Ⅲ)[J]. J Am Soc Nephrol, 2007, 18(7):2205-2213.

［15］ Elias MF, Elias PK, Seliger SL, et al. Chronic kidney disease, creatinine and cognitive functioning[J]. Nephrol Dial Transplant, 2009, 24(8):2446-2452.

［16］ Thornton WL, Shapiro RJ, Deria S, et al. Differential impact of age on verbal memory and executive functioning in chronic kidney disease [J]. J Int Neuropsychol Soc, 2007, 13(2):344-353.

［17］ Pendlebury ST, Mariz J, Bull L, et al. MoCA, ACE-R, and MMSE versus the National Institute of Neurological Disorders and Stroke-Canadian Stroke Network Vascular Cognitive Impairment Harmonization Standards Neuropsychological Battery after TIA and stroke[J]. Stroke, 2012, 43(2):464-469.

［18］ Bland RC, Newman SC. Mild dementia or cognitive impairment: the Modified Mini-Mental State examination (3MS) as a screen for dementia[J]. Can J Psychiatry, 2001, 46(6):506-510.

［19］ 梅刚，陆蓉，徐俊，等. 认知功能障碍初步评价表在中重度阿尔茨海默病中的初步应用[J]. 南京医科大学学报：自然科学版，2014，34(5):637-640.

［20］ Seliger SL, Sarnak MJ. Subclinical vascular disease of the brain in dialysis patients[J]. Am J Kidney Dis, 2007, 50(1):8-10.

［21］ Madero M, Gul A, Sarnak MJ. Cognitive function in chronic kidney disease[J]. Semin Dial, 2008, 21(1):29-37.

［22］ Stivelman JC. Benefits of anaemia treatment on cognitive function [J]. Nephrol Dial Transplant, 2000, 15 (Suppl 3):29-35.

［23］ Iliescu EA, Coo H, McMurray MH, et al. Quality of sleep and health-related quality of life in haemodialysis patients [J]. Nephrol Dial Transplant, 2003, 18(1):126-132.

［24］ 王凯，于美芝，孙珊珊. 治疗认知功能障碍药物与合理应用[J]. 人民军医，2014 (1):91-92.

（徐　俊）

第三节　老年患者的糖尿病与认知功能障碍

2型糖尿病是发生于老年人的一种常见疾病。国外报道,65～85岁人群2型糖尿病的发病率约为30%[1]。较高的糖尿病发病率归因于营养过剩和久坐不动的环境暴露,以及人口老龄化。同时,一些并发症(如痴呆)的发病率也较前上升。高血糖可导致典型的肾脏、视网膜和外周神经相关的糖尿病微血管并发症。另外,其他临床相关的并发症如大血管病变、糖尿病心肌病以及痴呆,亦可对健康产生显著影响。

进入21世纪,得益于对血糖的干预和血管危险因素的管理,以及糖尿病的长期治疗,使更多的患者寿命得以延长,越来越多的患者进入老龄阶段。而老年患者的糖尿病与大脑损害似乎是存在关联的。糖尿病可损害大脑结构和功能,程度轻重不等,可引起轻度认知功能障碍和受损,甚至痴呆。目前认为,老年痴呆患者中6%～8%是由糖尿病引起的[2]。而较好的代谢控制可能阻止认知功能下降的发生和发展。有学者呼吁,应将大脑视为糖尿病损伤的靶器官之一[3],并关注中枢性糖尿病脑病或神经病变。对于糖尿病患者而言,认知功能障碍可导致自我管理能力受限,并需要加强护理,这对代谢控制是不利的。对于临床医师而言,需要加强对糖尿病患者认知功能的关注,这不仅可影响患者的生活质量,而且也关系到糖尿病管理中患者的自我管理与疾病控制。因此,本节总结了2型糖尿病患者脑部结构和功能的改变,以及相应的处理和治疗措施。

一、糖尿病与认知功能的相关性

2型糖尿病的发病率随年龄的增加而上升,而老年痴呆的发生率亦升高。2型糖尿病和痴呆共同发生的比例也随年龄的增加而上升。在20世纪80年代,有研究显示AD患者较少发生糖尿病[4],而目前认为该研究存在生存偏倚的可能。此后，有研究指出，老年2型糖尿病患者认知功能障碍或痴呆的发生风险较非糖尿病患者更高[5]。很多前瞻性观察研究报道，2型糖尿病和痴呆之间具有相关性，糖尿病可使痴呆的发生风险增加1.3～3.4倍[6]。有数据显示，2型糖尿病不仅与血管性痴呆相关，而且也与AD相关[7]。同时，观察性研究发现，选取的观察对象的年龄段不同（中年人或是老年人），以及所研究的痴呆类型不同，则相应的痴呆发生风险也是不同的。檀香山亚洲老龄化研究选取一组在夏威夷的日本裔美国人进行研究[8]，结果显示其发展为AD的风险较非糖尿病患者增加1.8倍，发展为血管性痴呆的风险增加2.3倍。此外，还有一些研究发现，在老年糖尿病患者中，血管性痴呆的发生风险增加到2.0～3.4倍，AD增加到1.8～2.0倍[9,10]。另外，有系统综述显示，2型糖尿病发生AD的风险增加到1.59倍（1.15～2.7位）[11]。虽然各项研究的风险增加比值各不相同，但均提示2型糖尿病与认知功能障碍和痴呆发生风险的增加存在相关性。

二、糖尿病相关的认知功能障碍的病因学

（一）糖尿病和脑部结构

有观察性研究报道，老年2型糖尿病患者的脑部结构发生了改变。一些横断面研究结果显示，与血糖水平正常的对照组相比，糖尿病患者更易发生脑部结构损害，其皮质萎缩更严重，且白质高信号更多[12]。这些研究发现，上述脑部结构异常与原发性高血压和血管疾病相关，也与糖尿病的一些具体参数相关，如糖尿病病程和空腹血糖水平。目前，有关脑容量的研究聚焦在总的脑容量或动脉僵硬度指标上，而有关糖尿病对脑部记忆和执行功能潜在影响的研究尚不足。

（二）发病机制

有关2型糖尿病和认知功能障碍相关的证据是以大量不同研究为基础的，但目前明确的基础生化机制仍不十分明确。2型糖尿病患者发生痴

呆和认知受损的病因可能是多因素的。高血糖、高血脂、高血压和轻度全身炎症可导致大血管病变,可能与脑部结构变化、容量减少以及认知功能障碍相关,这在其他一些文章中也已提及[2,13]。

此外,有学者提出微血管机制[3],由横断面研究发现,在男性患者中,糖尿病视网膜病变严重程度的增加与言语流畅性、思维灵活性以及处理速度的下降相关,但在女性患者并未发现此相关性[14]。同时,也有研究发现,视网膜病变与言语流畅性以及处理速度下降的相关性并非指与糖尿病视网膜病变相关,而是在高血压性视网膜病变患者中发现的[15]。这些研究提示,由视网膜病变所反映出的大脑微血管病变,对大脑结构的改变以及随后出现的认知功能下降产生了影响。

人们已对低血糖与认知功能下降和痴呆发生风险的相关性进行了研究,但结论并不一致。在一项研究中,严重低血糖似乎并不与认知功能下降相关,但似乎痴呆的患者未来发生严重低血糖的风险更高[16];相反,有研究发现,低血糖的频率和严重程度似乎可增加痴呆的发生风险[17]。这两个大样本的2型糖尿病研究结果虽不一致,但提示在前瞻性研究中需对患者加强护理,因为可预见那些基线时认知功能已有减退的老年患者可能正在向痴呆发展,其自主行为可能更易增加低血糖风险,如忘记或不适当的调整药物等。

遗传因素可能影响或调节糖尿病对痴呆的作用。载脂蛋白Eε4基因型,是已知的可增加AD风险的基因型,在一些研究中,已评估了该基因型,有研究认为其与糖尿病相互作用导致认知功能下降[18],也有研究不支持该观点[19]。

炎症介质可能也参与其中。糖尿病和肥胖与轻度全身炎症反应相关。炎症反应可增加血管疾病的风险,但也可能直接参与了糖尿病患者认知功能下降的病理过程,因为痴呆患者大脑炎症反应是增加的[20]。

参与糖尿病患者认知功能下降的其他病理机制的内分泌因素包括:相对胰岛素缺乏,糖皮质激素过度分泌[3]。胰岛素在多数组织中是促进合成的。早期研究发现,慢性高胰岛素血症在血脑屏障下调了胰岛素受体，且减少了大脑胰岛素的转运。在啮齿目动物中，胰岛素受体存在于海马体中，且胰岛素可增强记忆与学习能力[21]。大脑胰岛素水平、信号转导和脑部活动的变化与脑血管功能障碍相关，但也与炎症反应、细胞氧化应激相关，更重要的是与受损神经元细胞修复相关。有关这一领域的进一步研究可能说明糖尿病患者认知功能下降的功能区，但需要依赖动物研究。

三、对糖尿病伴认知功能障碍老年患者的治疗与管理

（一）血糖控制

2型糖尿病患者的轻度认知功能下降可通过更好的血糖控制而得到部分逆转[22]。有研究比较了罗格列酮和格列本脲的治疗效果，发现两个治疗组患者在工作记忆的认知功能方面有明显的改善，但在学习和认知速度方面则没有变化[22]。这些研究提示，代谢控制可能对认知功能方面有益。另外，严重低血糖事件可能与痴呆风险的增加相关[17]。控制糖尿病患者心血管风险行动–糖尿病患者记忆力研究（Action to control cardiovascular risk in diabetes memory in diabetes study，ACCORD-MIND）研究已报道，强化降糖随机干预40余个月后，认知功能和大脑结构发生了变化。研究结束时，提示严格控制血糖与总大脑容量增加相关，但通过一些方法评估认知功能后，发现大脑功能方面并未获益[23]。此外，ACCORD研究意外发现，严格控制血糖伴随着患者死亡率的增加。因此，仅仅为了保持大脑容量（尤其是不能保护认知功能）而严格控制血糖似乎是不科学的。综上可知，老年糖尿病患者的血糖控制应该在降糖治疗获益以及低血糖风险之间找到平衡点。

美国糖尿病协会提供了以下临床指南：对于那些伴有糖尿病严重并发症的，生存期因并发症而受限的，或者有明确认知或功能障碍的患者，应设定较为宽松的血糖控制目标。这些患者也许从降低微血管并发症方面并不能获益很多，但严重的低血糖事件会对他们造成更大的伤害。但

是,若患者血糖控制较差,则也可能引起一些糖尿病的急性并发症,包括脱水、伤口不愈合,以及高血糖高渗性昏迷等。最低限度的血糖控制目标应避免这些不良后果。

此外,糖尿病的药物治疗方案也应避免复杂化,尽量减少药物相关的低血糖风险,且应尽量减低饮食方案和仪器设备的复杂性。

（二）对糖尿病伴认知功能障碍患者的管理

糖尿病管理的重点之一在于患者自我管理,以达到血糖控制目标和降低血管风险。显然,对于伴随多种并发症的糖尿病患者,直接的糖尿病自我管理必须有完好的认知功能。根据糖尿病管理的相关标准,患者每年需筛查并发症,但并不包括对认知功能的评估,甚至对那些可能存在认知功能障碍的老年患者也缺乏相应的评估。根据以上所述,可提出这样一个问题:我们是否应将“大脑”或“中枢神经系统”作为另一个糖尿病并发症的靶器官来评估?上述证据显示,糖尿病对大脑产生的不利影响不仅通过血管疾病和动脉粥样硬化事件,而且逐渐使脑容量下降,从而对执行能力、信息处理能力和记忆力等方面的认知功能产生损害。

大脑的这些重要区域功能的完整性对糖尿病患者自我管理的建立是十分重要的。我们希望患者能够对血糖水平升高和低血糖发生作出迅速的、正确的反应,同时可对药物或胰岛素剂量进行调整。我们希望患者不仅能够使用血糖监测仪器,而且当仪器发生故障或测得值貌似不准确时能够学会解决问题。然而,即使是那些自我管理技能已经合理应用了若干年的患者,随着年龄的增长,他们认知功能障碍的风险逐渐增加,如何能够继续保持精准的自我调节呢?我们是否应该更加重视对患者糖尿病自我管理能力的评估呢?相关的认知功能评分表是否也应纳入年龄≥70岁患者每年的并发症筛查呢?如果需要,那么简易精神状态检查量表(MMSE)或类似的筛查工具就可以达到目的,还是需要更加复杂的评估方法来检测糖尿病自我管理所涉及的大脑区域,如对执行能力和记忆力进行评测?同时,抑郁症在糖尿病患者中十分常见,需要医生积极排除,但临床工作中选择何种工具来对老年患者进行评估呢?

目前,人们可运用神经心理学评估问卷来筛查患者有无认知功能障碍。MMSE是一种对整体认知功能评测的量表,包括定向力、记忆力、计算力、语言能力,以及结构性运用障碍。满分是30分,通常23分或24分作为筛查痴呆的一个切点。van den Berg等[24]的系统综述表明,糖尿病和痴呆的相关性在不同研究中所涉及的功能区域是不同的:63%的研究发现,糖尿病患者的加工速度明显受影响;50%的研究发现,糖尿病患者的注意力受到影响;44%的研究发现,糖尿病患者的记忆力受到影响;而有38%、33%、31%、22%的研究发现,糖尿病患者的认知灵活性、语言能力、一般智力、知觉与构建也受到影响。

因此,对认知速度进行评估也许可以早期发现糖尿病相关的认知功能障碍。数字符号替换测试(Digit symbol substitution test,DSST)是一种对认知速度评估的检测方法,执行起来相对简单。它由(例如9组)相应的数字-符号组(后面接一串数字)组成。受试者必须尽快在每个数字下面写出相应的符号,然后计算在有限的时间内(如90 s或者120 s)答对符号的数目。

如果发现患者认知功能障碍或者减退,那么需要施予哪些干预呢?有效降低血管风险因素是十分必要的,但保证糖尿病自我管理的安全性也同样重要。当患者就诊咨询时,应评价其自我管理的行为、判断是否正确,并帮助其建立安全、有效的方式;在对患者进行教育时,可以辅以相关教育宣传书册和教育视频。然而,尚无研究评价这些策略是否可防止患者在自我管理中出错,但这些策略似乎是大家所达成的共识。此外,某些情况下可能需要“一对一”的支持服务。而家庭与患者之间的支持也可得益于一些特殊的糖尿病教育。

糖尿病与脑组织损失和认知功能下降之间的联系仍需进一步研究,以明确发病机制,并进行相应的干预以减少不良后果。在此之前,临床医生有责任参与老年糖尿病患者的管理,及早发现认知功能障碍,并对治疗方案作出合理的调整,以降低危害程度。

四、结　论

2型糖尿病和认知功能障碍可能有共同的病理生理机制。有关认知功能障碍患者的糖尿病管理工作充满挑战,并存在着许多尚未解决的问题。结合目前全球老龄化的趋势,开展有关2型糖尿病和认知功能下降相关性的研究是十分重要的。理清老年2型糖尿病患者认知功能下降的病理机制,可为防止认知功能障碍的发生与进展提供机会。

参考文献

[1] Steinman MA, Lee SJ, John Boscardin W, et al. Patterns of multimorbidity in elderly veterans[J]. J Am Geriatr Soc, 2012, 60(10):1872-1880.

[2] Kloppenborg RP, van den Berg E, Kappelle LJ, et al. Diabetes and other vascular risk factors for dementia: which factor matters most? A systematic review [J]. Eur J Pharmacol, 2008, 585(1):97-108.

[3] Strachan MW. R D Lawrence Lecture 2010. The brain as a target organ in type 2 diabetes: exploring the links with cognitive impairment and dementia [J]. Diabet Med, 2011, 28(2):141-147.

[4] Bucht G, Adolfsson R, Lithner F, et al. Changes in blood glucose and insulin secretion in patients with senile dementia of Alzheimer type [J]. Acta Med Scand, 1983, 213(5):387-392.

[5] Stewart R, Liolitsa D. Type 2 diabetes mellitus, cognitive impairment and dementia[J]. Diabet Med, 1999, 16(2):93-112.

[6] Strachan MW, Reynolds RM, Marioni RE, et al. Cognitive function, dementia and type 2 diabetes mellitus in the elderly[J]. Nat Rev Endocrinol, 2011, 7(2):108-114.

[7] Li L, Holscher C. Common pathological processes in Alzheimer disease and type 2 diabetes: a review[J]. Brain Res Rev, 2007, 56(2):384-402.

[8] Peila R, Rodriguez BL, White LR, et al. Fasting insulin and incident dementia in an elderly population of Japanese-American men[J]. Neurology, 2004,

63(2):228-233.

[9] MacKnight C, Rockwood K, Awalt E, et al. Diabetes mellitus and the risk of dementia, Alzheimer's disease and vascular cognitive impairment in the Canadian Study of Health and Aging[J]. Dement Geriatr Cogn Disord, 2002, 14(2):77-83.

[10] Luchsinger JA, Tang MX, Stern Y, et al. Diabetes mellitus and risk of Alzheimer's disease and dementia with stroke in a multiethnic cohort [J]. Am J Epidemiol, 2001, 154(7):635-641.

[11] Kopf D, Frolich L. Risk of incident Alzheimer's disease in diabetic patients:a systematic review of prospective trials[J]. J Alzheimers Dis, 2009, 16(4): 677-685.

[12] Tiehuis AM, van der Graaf Y, Visseren FL, et al. Diabetes increases atrophy and vascular lesions on brain MRI in patients with symptomatic arterial disease[J]. Stroke, 2008, 39(5):1600-1603.

[13] Reijmer YD, van den Berg E, Ruis C, et al. Cognitive dysfunction in patients with type 2 diabetes[J]. Diabetes Metab Res Rev, 2010, 26(7):507-519.

[14] Ding J, Strachan MW, Reynolds RM, et al. Diabetic retinopathy and cognitive decline in older people with type 2 diabetes:the Edinburgh Type 2 Diabetes Study[J]. Diabetes, 2010, 59(11):2883-2889.

[15] Lesage SR, Mosley TH, Wong TY, et al. Retinal microvascular abnormalities and cognitive decline: the ARIC 14 - year follow - up study [J]. Neurology, 2009, 73(11):862-868.

[16] Bruce DG, Davis WA, Casey GP, et al. Severe hypoglycaemia and cognitive impairment in older patients with diabetes: the Fremantle Diabetes Study [J]. Diabetologia, 2009, 52(9):1808-1815.

[17] Whitmer RA, Karter AJ, Yaffe K, et al. Hypoglycemic episodes and risk of dementia in older patients with type 2 diabetes mellitus [J]. JAMA, 2009, 301 (15):1565-1572.

[18] Blair CK, Folsom AR, Knopman DS, et al. APOE genotype and cognitive decline in a middle-aged cohort[J]. Neurology, 2005, 64(2):268-276.

[19] Kanaya AM, Barrett-Connor E, Gildengorin G, et al. Change in cognitive function by glucose tolerance status in older adults: a 4-year prospective study of the Rancho Bernardo study cohort[J]. Arch Intern Med, 2004, 164(12):1327-1333.

[20] Halliday G, Robinson SR, Shepherd C, et al. Alzheimer's disease and inflammation: a review of cellular and therapeutic mechanisms [J]. Clin Exp Pharmacol Physiol, 2000, 27(1/2):1-8.

[21] Park CR, Seeley RJ, Craft S, et al. Intracerebroventricular insulin enhances memory in a passive-avoidance task[J]. Physiol Behav, 2000, 68(4):509-514.

[22] Ryan CM, Freed MI, Rood JA, et al. Improving metabolic control leads to better working memory in adults with type 2 diabetes[J]. Diabetes Care, 2006, 29(2):345-351.

[23] Launer LJ, Miller ME, Williamson JD, et al. Effects of intensive glucose lowering on brain structure and function in people with type 2 diabetes (ACCORD MIND): a randomised open-label substudy[J]. Lancet Neurol, 2011, 10(11):969-977.

[24] van den Berg E, Kloppenborg RP, Kessels RP, et al. Type 2 diabetes mellitus, hypertension, dyslipidemia and obesity: A systematic comparison of their impact on cognition[J]. Biochim Biophys Acta, 2009, 1792(5):470-481.

(卞茸文)

第四节　增龄性认知功能减退的预防和干预

随着全球老龄化进展,增龄性认知功能减退问题接踵而至,对痴呆进行预防和治疗显得尤为迫切。我们面临着药物治疗和非药物治疗两种方式的选择,遗憾的是,至今世界上没有一种药物能够真正逆转痴呆的发展。而众多非药物治疗方式,如音乐疗法、光照疗法、运动疗法、饮食疗法等,越来越多地用于缓解与改善患者的认知和精神行为症状。此外,针对痴呆的危险因素进行预防,将大大降低痴呆的发病率。因此,本节就增龄性认知功能减退的现状、危险因素、预防和干预策略总结如下。

一、老年期认知功能减退和痴呆的概况

2015年国际阿尔茨海默病协会报告指出,全球有4600万人患有痴呆,预计到2050年,全球的痴呆患者人数将达1.315亿。然而,在2013年的报告中,预估到2050年全球痴呆患者人数为1.15亿,这预示痴呆在以远超预估的速度蔓延,其中58%的痴呆患者生活在中低收入国家,预计这个数字将在2030年增加到63%,2050年增加到71%[1]。而生活在中低收入国家的痴呆患者有94%是由家人照顾的。这将给中低收入国家中有痴呆患者的家庭带来沉重的负担。

随着年龄的增加,痴呆的发病率也逐年升高,但是不同地区痴呆发病率的倍增年限不同。例如,在北美地区,年龄每增加5.3岁,痴呆发病率增加1倍;在亚太地区是5.7岁,东亚是6.3岁,中欧和西欧则是6.5岁,而最长的是东南亚的10.6岁。中国的痴呆人数约占全球的25%,大约有900万痴呆老人[2]。贾建平教授的研究显示,中国年龄＞65岁的老年人痴呆的患病率为5.14%,年龄＞85岁则增至23.66%[3]。由此可以想象,中国作为世界上唯一老年人口过亿的国家,痴呆老年人在未来的几十年将迅速增加,进而严重影响我国“健康老龄化”的目标。

二、防治老年人痴呆的重要性

老年期痴呆会给老年人自身及家庭带来严重影响。一方面,痴呆患者早期记忆力障碍,对人及事物容易遗忘;同时其他认知功能下降,执行功能缺失或不能,对环境定向障碍,导致日常生活能力下降,生活不能自理,如穿衣、家务、打电话、管理财务等;并且容易走失,社交功能下降及社会范围缩小。另一方面,若患者不及时得到诊断及治疗,病情将进行性发展,继发或合并精神、行为异常,如淡漠、谵妄、躁狂、幻视幻听、性格改变

等,使其病情错综复杂;再者,痴呆患者常因肺炎、骨折、误吸、压疮、衰竭等并发症而死亡。因此,痴呆相关疾病已经成为老年人健康的“第四大杀手”,同时照顾者、患者家庭、社会人力和经济负担急剧增加,社会抚养负担加重。综上可知,防治认知功能减退和痴呆是保障我国实现健康老龄化的关键措施之一。

三、痴呆诊断和治疗中的困境

痴呆和认知功能障碍是常见的老年综合征之一[4],随着我国老龄化进程,痴呆逐渐成为影响老年人生活质量和身体健康的严重公共卫生问题。由于痴呆的症状涉及认知、精神行为和社会生活能力,起病往往比较隐匿,公众对相关症状知晓率低,而且对痴呆疾病有很强的羞耻感,因此在出现症状的早期往往不能及时就诊,一般至中重度阶段因为并发症或精神行为症状就诊,此时已经失去最佳的治疗时机,导致患者死亡率和致残率显著升高,从而增加家庭和社会的经济及看护负担。同时,大部分医务人员在本科、专科阶段未系统学习痴呆相关疾病,导致基层医师不能很好地识别和诊断痴呆的早期症状,从而延迟患者的诊断时间;此外对于已经诊断痴呆的患者,医务人员也缺乏治疗、训练和管理的技能。由此可知,若要改变目前痴呆疾病知晓率、就诊率、治疗率低的现状,需要政府、社会、医疗机构、公共卫生管理部门开展不同形式的公益活动,对公众进行痴呆相关知识的健康教育,对医务人员进行痴呆诊疗管理知识的培训,从而推动痴呆相关疾病的诊治水平和训练管理技能。

四、老年人认知功能减退的危险因素

导致痴呆的危险因素有很多,而对危险因素的预防及控制是防治认知功能减退的重要方向[5]。危险因素包括不可控制的危险因素和可控制的危险因素。不可控制的危险因素包括年龄、性别、遗传基因等;可控制的危险因素包括环境因素(出生环境、生活环境、受教育程度)、社会生活行为方式(吸烟、酗酒、少活动等)、疾病因素(血管性疾病、焦虑抑郁、睡眠障碍等）等[6-8]。由此可见，认知功能的减退牵涉到很多方面，是一个多因素共同作用或单因素起主要作用导致的结果。

年龄、性别、遗传基因等因素不可改变，但中年早期对可控制危险因素的防范可降低认知功能障碍发生风险。因此，了解可控制的危险因素显得尤为重要。众多的研究显示，受教育程度低、受教育程度低的家庭、从事单一的工作等环境因素，长期饮酒、吸烟、不健康饮食、缺乏认知活动和体育锻炼、中年肥胖等社会生活行为方式，中年高血压、糖尿病、糖耐量异常、血脂异常、冠心病、抑郁、脑卒中、短暂性脑缺血发作、帕金森病、颅脑损伤等慢性疾病都是造成老年人认知下降的重要危险因素[9-11]。在对老年人综合评估的研究中也发现，高血压、血脂异常、冠心病等血管因素，以及营养不良或营养不良风险是轻度认知功能障碍发生的危险因素[12]。

五、预防认知功能障碍的策略

由于婴幼儿期的喂养方式、学龄期的成绩、受教育程度，以及中年期的慢性疾病、缺乏体育锻炼、吸烟、生活态度等因素与认知功能减退相关[11,13]，因此预防增龄性认知功能减退是一项从婴幼儿期到老年期的巨大工程，可分为一级预防和二级预防[14]。一级预防分两个阶段，一是从婴儿、儿童到青少年阶段，包括为产妇和婴儿提供最优的营养，提供良好的教育，进行认知功能刺激，通过健康饮食预防小儿肥胖，预防挑食，禁止儿童吸烟，保证充足的体育运动，积极参加课外活动，鼓励青少年、青年接受高等教育。二是中年阶段，首先要努力预防肥胖，限制盐的摄入，保持体育活动，定期监测血糖和血压，预防高血压和糖尿病；其次是饮食，应选择水果、蔬菜、谷物、橄榄油、少量肉和全脂乳制品的饮食；最后是戒烟。

二级预防同样分两个阶段。在中年阶段，应该控制肥胖，加强体育运动，控制高血压，在维持最佳体重的基础上，保证总能量的摄入，改善与饮食相关的血管危险因素。在老年阶段，对所有老年人开展认知刺激活动，如小组活动、社交、音乐、文学、纸牌游戏及参与社区活动等，以利于其社会交往；进行适当的休闲运动，提高老年人肌肉力量和耐力；还应该监测和控制营养不良,定期行膳食评估和咨询。此外,对有记忆下降主诉或有早期认知能力下降的老年人,建议进行针对性的认知干预。

六、认知功能障碍的非药物干预

认知功能障碍的干预可以分为药物治疗和非药物治疗两大类。非药物治疗贯穿其预防、治疗整个过程中。常见的非药物治疗包括音乐治疗、光照治疗、饮食治疗、认知训练等。运动治疗、控制危险因素。在此,对主要的非药物干预措施进行介绍。

(一)音乐治疗

音乐治疗就是运用一切音乐活动的各种形式,包括听、唱、演奏、律动等进行刺激与催眠,激发人体反应,使人达到健康的目的。音乐治疗有助于缓解阿尔茨海默病(AD)患者的认知衰退,唤醒人体记忆[15]。音乐治疗对改善痴呆患者的焦虑、易怒、退缩、抑郁、恐惧、妄想、猜疑、攻击、幻想、幻觉、无目的的漫游、激动不安及睡眠问题等精神行为症状作用明确。音乐治疗对AD患者的各种语言功能障碍有一定的改善作用[16]。此外,音乐治疗可以采取个性化、个别治疗,也可以采用团体治疗。这两种方法各有优势,个别治疗针对性更强,而团体治疗参与性、互动性更强,更利于社会适应和交流。对于有认知功能障碍的老年人,应当根据患者的音乐偏好,遵循个别治疗和团体治疗相结合的原则,制定个体化音乐治疗方案。个别治疗建议在每天固定时间段进行,可选择早晚餐后或睡前进行,也可以选择患者比较喜欢的时间段进行,持续30～60 min;团体治疗建议每周≥3次,每次持续时间30～60 min[17,18],根据所选的音乐形式而定。

(二)光照治疗

光照治疗是以日光或特定波长光为光源进行照射的一种非药物疗法。该疗法对于痴呆患者睡眠质量的改善和焦虑抑郁症状的缓解已得到证实[19,20],但不同颜色的光源、光照强度和持续时间对痴呆患者精神行为症状的改善作用是不同的。虽然有关研究均报道，光照治疗对改善痴呆患者的睡眠质量、昼夜节律颠倒及烦躁情绪有改善作用，但目前我国老年痴呆采用光照治疗的研究并不多，尤其缺乏大样本的随访研究，因此光照治疗的效果评价仍需进一步的试验数据来证实。对于有活动能力的痴呆患者，建议多进行户外活动，尽可能多地接受自然光的照射。对于丧失活动能力的痴呆患者，则建议选择波长为450～500 nm的光源，光照时间从早上6:00—8:00点开始，持续到晚上6:00。虽然没有研究证明何种颜色的光源更具优势，但是已有试验证实，500 nm左右青白光的照射有效[20]。

（三）饮食治疗

营养不良与认知功能障碍相互影响[21]，饮食模式与认知功能障碍和痴呆相关，营养是预防和延缓痴呆策略中一个重要的可变因素，坚持长期健康均衡饮食有助于改善痴呆患者的营养状况，减缓痴呆的发展[22]。意大利学者一项前瞻性研究报道揭示地中海式饮食可降低认知功能衰退，从而减少AD的发生[23]。膳食补充抗氧化剂、维生素B、多酚和多不饱和脂肪酸有益于延缓AD的发生和发展[24]。但是，也有研究认为，没有哪一种饮食明确与认知功能障碍的发展有密切相关性[25]。虽然有研究认为，地中海式饮食可能对防止认知功能障碍的发展有益，但对我国人口是否亦然如此，目前尚缺乏大规模的随机对照随访研究数据支持。这或将是我国痴呆的饮食治疗未来的研究方向之一。根据2014年《饮食及生活方式预防AD指南》[26]及Van de Rest等[27]的研究，建议科学安排三餐。早餐：以中度含糖（碳水化合物）及优质蛋白的食物为主，脂肪含量宜少。午餐：高蛋白、低脂肪、碳水化合物适量，多选择一些富含胆碱的食物。晚餐：原则是高碳水化合物、低蛋白、低脂肪。

（四）运动治疗

运动疗法是指通过各种体能运动方式来改善认知功能的方法，是一种重要的认知功能障碍非药物治疗干预方式[28,29]。长期、规律的运动对防治认知功能障碍、降低痴呆的发生风险、延缓痴呆的进展有显著益处,可明显改善痴呆患者的记忆力、注意力和执行力[30]。在中年时期,规律、长期运动能够降低轻度认知功能障碍及痴呆的患病风险[31];AD患者坚持长期维持体力活动,能显著降低死亡率[32]。其可能的机制包括增强神经保护作用,增加海马体积、大脑皮质体层,改善血管危险因素、心脑血管保护作用等[33]。因此,我们建议有认知功能障碍的老年人应该进行长期的规律的有氧运动、力量训练和柔韧性运动。有氧运动包括散步、慢跑、健身操、舞蹈、太极拳和家庭活动(如家庭劳务、铲雪、扫树叶)等。有站立行走障碍的患者可行坐姿练习,如使用划船机、踏板车,或使用一些健身器材。每周坚持训练3～5次,每次训练时间＞30 min,每次运动后辅以放松理疗。最后,结合患者的病情,进行个体化(运动种类、强度、时间、频次等)、有效的运动训练,并动态评估认知功能。

(五)控制危险因素

研究表明,早期对认知功能减退危险因素进行有效干预,可以预防或推迟痴呆的发生,因此控制危险因素对痴呆的防治十分重要。全面提高民众的受教育程度,较高的智力水平能够有效预防痴呆的发生及发展;至少从中年开始坚持健康的生活方式,如戒烟限酒,健康饮食,保持适当体重,坚持体育锻炼,保证充足睡眠,避免焦虑、抑郁等有利于预防痴呆;积极防治心脑血管疾病,治疗高血压、糖尿病、血脂异常等损害神经系统的疾病也有利于认知功能的改善。根据国内外研究建议,年龄＜80岁的老年人,血压控制在140/90 mmHg以下;年龄＞80岁的老年人,血压控制在150/90 mmHg以下;糖尿病患者血压控制在140/85 mmHg以下,并避免发生低血压[34];同时,应使空腹血糖＜7.2 mmol/L,餐后血糖＜10 mmol/L,注意避免发生低血糖;建议多数老年人将糖化血红蛋白控制在7%以下,对于有认知功能障碍的老年人,糖化血红蛋白可控制在8%以下[35]。我们在对597名年龄＞60岁的老年人进行综合评估的研究中发现,收缩压130 mmHg,维持总胆固醇4.96 mmol/L,低密度脂蛋白胆固醇2.66 mmol/L

左右的水平有利于维持老年人的认知功能[12]。

（六）认知训练

认知训练是老年痴呆患者一项重要的治疗方法[36]，主动的认知活动对认知功能障碍有积极的预防和改善作用。积极参加社会活动，让大脑“动”起来，不断学习，积极主动的学习更重要。但临床工作中容易忽视认知训练工作，而目前国内开展较慢且不完善。在不同的场所，如医院、养老院、社区等应有不同的认知训练内容，一方面，老年痴呆患者认知功能障碍程度不同，且多同时合并其他疾病，而认知训练需个体化，如重度痴呆患者应选择简单、容易操作的项目（如念读文字、跟读等）；另一方面，需考虑具体场所的环境条件，如在医院因场地可能认知训练比较受限，而养护中心认知训练项目可以丰富多样[如填字游戏、玩扑克、打麻将、参加社团活动、艺术活动（书法、绘画、舞蹈等）][14]。

认知训练可以分为个体训练和团体训练。对于严重认知功能障碍或合并精神行为异常患者，可以实施单独训练，如教其读书识字、情景记忆等。在文字书籍方面，患者可以一起阅读[37]、识图画、背诵诗词、讲故事等；在参加社团活动方面，患者可以参与体育运动、听音乐（音乐疗法）[38]、唱歌、跳舞、手工制作等。建议每项训练内容每周2～3次，并且训练内容需多样性，身体锻炼与认知能力训练结合[39]，避免单一、重复，每次训练时间30～60 min。重要的是使老年人在活动中理解训练内容、总结规律，达到认知训练的目的，并评估认知训练的有效性，以预防及延迟老年人认知功能下降。

综上所述，增龄性认知功能减退问题已十分严峻，而影响认知功能减退的因素众多，但其导致认知功能减退的机制仍不十分明确，目前尚无十分有效的预防和治疗痴呆的方法。因此，针对认知功能减退各个阶段的不同特点进行积极的预防和治疗是必然的选择。相信随着研究的不断深入，痴呆的神秘面纱终会被人类揭开，在面对痴呆所致的种种症状时我们不再苦无对策。

参考文献

[1] Prince M, Bryce R, Albanese E, et al. The global prevalence of dementia: a systematic review and meta analysis[J]. Alzheimers Dement, 2013, 9(1):63-75.

[2] Chan KY, Wang W, Wu JJ, et al. Epidemiology of Alzheimer's disease and other forms of dementia in China, 1990-2010: a systematic review and analysis[J]. Lancet, 2013, 381(9882):2016-2023.

[3] Jia J, Wang F, Wei C, et al. The prevalence of dementia in urban and rural areas of China[J]. Alzheimers Dement, 2014, 10(1):1-9.

[4] Marengoni A, Winblad B, Karp A, et al. Prevalence of chronic diseases and multimorbidity among the elderly population in Sweden[J]. Am J Public Health, 2008, 98(7):1198-2000.

[5] Imtiaz B, Tolppanen AM, Kivipelto M, et al. Future directions in Alzheimer's disease from risk factors to prevention[J]. Biochem Pharmacol, 2014, 88(4):661-670.

[6] Kivipelto M, Solomon A, Ahtiluoto S, et al. The Finnish Geriatric Intervention Study to prevent cognitive impairment and disability (FINGER): study design and progress[J]. Alzheimers Dement, 2013, 9(6):657-665.

[7] Beydoun MA, Beydoun HA, Gamaldo AA, et al. Epidemiologic studies of modifiable factors associated with cognition and dementia: systematic review and meta-analysis[J]. BMC Public Health, 2014, 14:643.

[8] Xu W, Tan L, Wang HF, et al. Meta-analysis of modifiable risk factors for Alzheimer's disease[J]. J Neurol Neurosurg Psychiatry, 2015, 86(12):1299-1306.

[9] Middleton LE, Yaffe K. Targets for the prevention of dementia [J]. J Alzheimers Dis, 2010, 20(3):915-924.

[10] Booker A, Jacob LE, Rapp M, et al. Risk factors for dementia diagnosis in German primary care practices[J]. Int Psychogeriatr, 2016, 8:17.

[11] Barnes DE, Yaffe K. The projected effect of risk factor reduction on Alzheimer's disease prevalence[J]. Lancet Neurol, 2011, 10(9):819-828.

[12] Zou Y, Zhu Q, Deng Y, et al. Vascular risk factors and mild cognitive impairment in the elderly population in Southwest China[J]. Am J Alzheimers Dis Other Demen, 2014, 29(3):242-247.

[13] Schwab M, Rader J, Doan J. Relieving anxiety and fear in dementia[J]. J Gerontol Nurs, 1985, 11(5):8-15.

[14] Bryna S, Pascale BG. Prevention of age-related cognitive decline: which strategies, when, and for whom? [J]. J Alzheimers Dis, 2015, 48(1):35-53.

[15] Simmons-Stern NR, Deason RG, Brandler BJ, et al. Music-based memory enhancement in alzheimer's disease: promise and limitations[J]. Neuropsychologia, 2012, 50(14):3295-3303.

[16] Kirshner H, Webb WG, Kelly MP. The naming disorder of dementia[J]. Neuropsychologia, 1984, 22(1):23-30.

[17] Lin Y, Chu H, Yang CY, et al. Effectiveness of group music intervention against agitated behavior in elderly persons with dementia [J]. Int J Geriatr Psychiatry, 2011, 26(7):670-678.

[18] Gómez-Romero M, Jiménez-Palomares M, Rodríguez-Mansilla J, et al. Benefits of music therapy on behaviour disorders in subjects diagnosed with dementia: a systematic review[J]. Neurologia, 2014, 29. pii:S0213-4853(14)00248-5.

[19] Sloane PD, Fiquerio M, Garg S, et al. Effect of home-based light treatment on persons with dementia and their caregivers [J]. Light Res Technol, 2015, 47(2):161-176.

[20] Figueiro MG, Plitnick BA, Lok A, et al. Tailored lighting intervention improves measures of sleep, depression, and agitation in persons with Alzheimer's disease and related dementia living in long-term care facilities[J]. Clin Interv Aging, 2014, 9:1527-1537.

[21] Shi R, Duan J, Deng Y, et al. Nutritional status of an elderly population in southwest China: A cross-sectional study based on comprehensive geriatric assessment[J]. J Nutr Health Aging, 2015, 19(1):26-32.

[22] Van de Rest O, Berendsen AA, Haveman-Nies A, et al. Dietary patterns,

cognitive decline, and dementia: a systematic review[J]. Adv Nutr, 2015, 6(2):154-168.

[23] Frisardi V, Panza F, Seripa D, et al. Nutraceutical properties of Mediterranean diet and cognitive decline: possible underlying mechanisms [J]. J Alzheimers Dis, 2010, 22(3):715-740.

[24] Hu N, Yu JT, Tan L, et al. Nutrition and the risk of Alzheimer's disease [J]. Biomed Res Int, 2013, 2013:524820.

[25] Olsson E, Karlstrm B, Kilander L, et al. Dietary patterns and cognitive dysfunction in a 12-year follow-up study of 70 year old men[J]. Alzheimers Dis, 2015, 43(1):109-119.

[26] Barnard ND, Bush AI, Ceccarelli A, et al. Dietary and lifestyle guidelines for the prevention of Alzheimer's disease[J]. Neurobiol Aging, 2014, 35 (Suppl 2):S74-S78.

[27] Van de Rest O, Berendsen AA, Haveman-Nies A, et al. Dietary patterns, cognitive decline, and dementia: a systematic review[J]. Adv Nutr, 2015, 6(2):154-168.

[28] Bherer L. Cognitive plasticity in older adults: effects of cognitive training and physical exercise[J]. Ann N Y Acad Sci, 2015, 1337:1-6.

[29] Kirk - Sanchez NJ, McGough EL. Physical exercise and cognitive performance in the elderly: current perspectives[J]. Clin Interv Aging, 2014, 9:51-62.

[30] Ahlskog JE, Geda YE, Graff-Radford NR, et al. Physical exercise as a preventive or disease-modifying treatment of dementia and brain aging[J]. Mayo Clin Proc, 2011, 86(9):876-884.

[31] Hamer M, Chida Y. Physical activity and risk of neurodegenerative disease: a systematic review of prospective evidence[J]. Psychol Med, 2009, 39:3-11.

[32] Scarmeas N, Luchsinger JA, Brickman AM, et al. Physical activity and Alzheimer disease course[J]. Am J Geriatr Psychiatry, 2011, 19(5):471-481.

[33] Erickson KI, Voss MW, Prakash RS, et al. Exercise training increases size of hippocampus and improves memory[J]. Proc Natl Acad Sci U S A, 2011, 108(7):3017-3022.

[34] Mancia G, Fagard R, Narkiewicz K, et al. 2013 ESH/ESC guidelines for the management of arterial hypertension: the Task Force for the Management of Arterial Hypertension of the European Society of Hypertension (ESH) and of the European Society of Cardiology (ESC) [J]. Eur Heart J, 2013, 34(28):2159-2219.

[35] Fox CS, Golden SH, Anderson C, et al. Update on prevention of cardiovascular disease in adults with type 2 diabetes mellitus in light of recent evidence: A Scientific Statement From the American Heart Association and the American Diabetes Association[J]. Diabetes Care, 2015, 38(9):1777-1803.

[36] Owen AM, Hampshire A, Grahn JA, et al. Putting brain training to the test[J]. Nature, 2010, 465(7299):775-778.

[37] Suzuki H, Kuraoka M, Yasunaga M, et al. Cognitive intervention through a training program for picture book reading in community-dwelling older adults: a randomized controlled trial[J].BMC Geriatr, 2014, 14:122.

[38] Raglio A, Bellandi D, Baiardi P, et al. Effect of active music therapy and individualized listening to music on dementia: A Multicenter Randomized Controlled Trial[J]. J Am Geriatr Soc, 2015, 63(8):1534-1539.

[39] Gregory MA, Gill DP, Shellington EM, et al. Group-based exercise and cognitive-physical training in older adults with self-reported cognitive complaints: The Multiple-Modality, Mind-Motor (M4) study protocol[J]. BMC Geriatr, 2016, 16(1):17.

（吕　洋）

第五节　老年认知功能障碍患者的健康素养

2010年美国健康大众数据的报告显示，美国医学协会将健康素养定义为个人获取、理解基本的健康信息和服务,并利用这些资源作出有利于提高生活期望、改善生活质量的能力。

从广义上讲,健康素养包含个人的多方面能力,如言语理解能力(能够理解口头或者书面的医疗文书和用药说明)、与医师沟通的能力,以及能够自己寻找与理解疾病信息和治疗方法的能力。从健康素养的概念可以发现,它包括个体是否具备足够的健康信息素养,是否能够充分利用社会的医疗信息资源来维持和提高自身健康的能力。

欧美发达国家强调个体对健康信息的获取、理解、鉴别和应用能力;我国也逐渐引入这一概念,鉴于我国的国情不同,在我国,健康素养更侧重于个体健康知识储备、健康行为和技能的养成。

2013年,WHO全球健康促进大会将健康素养作为一个国家或地区经济水平的指标来反映国家或地区的经济发展水平,其是人民健康状况最重要的预测指标之一,是健康的最重要决定因素。

目前,我国是痴呆患者基数最大的国家。受传统文化的影响,我国96%的痴呆患者照料者未经正规培训,医生和群众对认知功能障碍的知晓度较低,导致认知功能障碍患者的低就诊率(23.3%)和低治疗率(21.3%)。

认知功能障碍疾病已经成为影响人民群众生活质量的一个重要的制约因素。在疾病早期增强患者和家属的自我管理能力,减少病残和死亡,这些都依赖于个体健康素养的提高。我国60~69岁老年人健康素养水平为6.1%,低于我国居民健康素养的平均水平(8. 8%)[1]。

一、认知功能障碍疾病患者健康素养的概念

认知指机体认识和获取知识的智能加工过程,涉及学习、记忆、语言、思维、精神、情感等一系列随意、心理和社会的行为。认知是影响老年人群健康素养的最重要因素。随着年龄的增长,大脑出现结构上的退变,同时也随之带来了认知问题,例如工作记忆,即短期内患者对医生的医嘱信息进行学习和记忆的能力。老年认知功能障碍为一大类疾病的总称,包

含轻度认知功能障碍和老年期痴呆。根据病因的不同，后者又进一步分为变性病性痴呆[即阿尔茨海默病(AD)]、帕金森病性痴呆、路易体痴呆和额颞叶痴呆。而内科慢性疾病如心脑血管疾病、糖尿病、感染、外伤、肿瘤、药物滥用等多种因素也可导致认知功能障碍[2]。认知功能障碍疾病的健康素养包含对疾病的认识能力，获取认知功能障碍信息的能力，对早期筛查识别的了解，对寻求专业医疗及照料护理帮助的了解。受助人群不仅限于患者本人，患者家属和照护者的素养提高也是必需的。

认知功能本身是影响个体健康素养的关键因素之一，也是导致死亡率升高的独立危险因素。从健康视角来看，美国学者认为健康素养的内容更倾向于医生能否更好地帮助患者理解和执行治疗方案。而最早将健康素养认为是听、说、读、写和计算能力，随着临床视角的进一步深入展开，对于患者，更多是要求其具备以下几个方面的素养：态度素养、知识素养、基本保健素养、疾病早期筛查预防素养、安全和急救素养等。认知功能障碍疾病的健康素养与上述内容大致相同。

（一）态度素养

公众对认知功能障碍仍存在较强的病耻感，尤其对“痴呆”一词较为抗拒，因此给公众接受早期筛查、寻求专业医疗帮助等带来一定的阻碍。在发达国家，人们对AD的病耻感较低，约为3%[3]；而在我国相关数据表明，公众对“痴呆”的病耻感高达41.21%[4]，由此看出，我国老年人尚未对认知功能障碍疾病形成正确的认识，缺乏积极面对的态度。

（二）知识素养

由于国家和地区的发展水平不同，因此公众对认知功能障碍的概念和识别水平差异较大。张海燕[5]在对社区老年人痴呆早期症状识别的研究报道中称，老年人对认知功能障碍疾病早期症状的识别率仅为32%。一项来自澳大利亚的流行病学调查发现，在参与调查的2500名老年人中，83%的被调查者对AD早期症状不能识别，76%的被调查者表示即使有了症状,治疗也无效果[6]。最近三项关于欧洲人口的研究表明,中老年人痴呆的患病风险降低。研究者们推测,可能是人们接受教育水平提高、对疾病早期的知识素养提高、全民血管危险因素减少、早期进行预防和控制认知功能障碍风险等多种因素降低了患病率。地域差异带来的文化背景、经济状况、医疗体制差异以及人群的受教育程度、工作性质、性别、社会地位等不同,都有可能影响知识素养[7]。由此看出,有必要通过有效的健康教育形式来增加老年人对认知功能障碍疾病的知识,从而提高人们对自身健康和慢性疾病等危险因素的管理能力。

(三) 基本保健素养、疾病早期筛查预防素养

降低认知功能障碍的发病率主要与人们受教育水平提高、控制高危因素,社会福利以及健康的生活方式有关。因此,需从最基本的保健素养开始,逐步提高人们的健康素养。健康素养是认知和社会技能的重要体现,如何能够看懂处方、就诊、转诊、计算服药剂量、理解医学术语、比较不同的医疗保险计划、在多媒体中获取和筛选与健康相关的信息,维持良好的认知功能与高健康素养呈正相关。认知功能障碍早期筛查和干预是提高素养的一个重要方法。公众需要充分知晓认知功能障碍的危险因素,包括高龄、女性、血管性疾病、遗传因素和炎症、精神创伤等;保护因素有受教育水平高、积极运动、适当的体力劳动、健康因素、个人性格开朗、家庭和睦等。认知干预是指通过改变或影响个体已有的认知思维模式来影响个体行为水平的各种主动措施。通过早期社区、记忆门诊等医疗养老机构的认知功能障碍筛查,以控制上述危险因素,从而提高人们的基本保健素养。

二、老年认知功能障碍患者健康素养的研究方法

老年认知功能障碍健康素养在国外研究较多,也是健康素养的重要组成部分。目前,其主要研究方法有横断面和纵向动态比较研究。相关的问卷量表包括成人功能性健康素养测试简版(Shortened test of functional health literacy in adults，S-TOFHLA）、成人医疗健康素养快速评估量表（Rapid estimate of adult literacy in Medicine，REALM）。上述量表包含文字阅读、言语回忆、多媒体信息回忆、药物的剂量及服用方法、照料问题的解决能力5个方面[8,9]。此外，最新生命体征（Newest vital sign，NVS）量表是一个以上述健康量表为基础的简易评估方法[10]。目前，国内对健康素养的调查尚无统一的量表，因而造成各地的调查数据缺乏一致性，无统一的工具量表和评价标准，无法确切评估各地区的健康素养水平。因此，基于临床取向的认知功能障碍健康素养评估基本处于空白状态，尤其目前尚缺乏完善的老年认知功能障碍的健康评估体系。我们可借鉴国外的健康素养研究经验和成果，但是将其内涵结构本土化是现阶段乃至长期的艰巨任务。此外，也需要加强公众信息沟通，设计出适合我国现有社会、经济、文化和语言等背景的认知功能障碍相关健康素养的评估体系。

我国的认知功能障碍健康素养的提高非一朝一夕之事，而是一项长期而艰巨的任务，需要国内健康教育机构、医疗卫生行业共同努力，以推动其向更深、更广的领域发展壮大，其中对健康素养的有效统一、定时开展监测和评估是维持整个过程持久、良性循环的有力保证。通过对公众素养的提高，使人们充分了解健康素养的内涵和意义，从而使健康素养在个人、社会及环境中发挥更大的作用。

参考文献

［1］杜维婧，李英华，聂雪琼，等. 我国60～69岁老年人健康素养现状及其影响因素分析［J］. 中国健康教育，2015，31（2）：129-133.

［2］老年认知功能障碍诊治专家共识撰写组. 中国老年人认知功能障碍诊治流程专家建议［J］. 中华老年医学杂志，2014，33（8）：817-825.

［3］Crisp AH，Gelder MG，Rix S，et al. Stigmatisation of people with mental illnesses［J］. Br J Psychiatry，2000，177（1）：4-7.

［4］王志稳，邹宝红，李小卫，等. 社区老年人对痴呆早期症状的识别及需求调查［J］. 护理管理杂志，2013，13（7）：466-468.

［5］张海燕. 社区老年人对痴呆早期症状的识别及需求现状研究[J]. 中国卫生标准管理，2015(30)：10-11.

［6］Schrijvers EM, Verhaaren BF, Koudstaal PJ, et al. Is dementia incidence declining? : Trends in dementia incidence since 1990 in the Rotterdam Study [J]. Neurology, 2012, 78(19): 1456-1463.

［7］Low LF, Anstey KJ. Dementia literacy: recognition and beliefs on dementia of the Australian public[J]. Alzheimers Dement, 2009, 5(1): 43-49.

［8］Davis TC, Long SW, Jackson RH, et al. Rapid estimate of adult literacy in medicine: a shortened screening instrument[J]. Fam Med, 1993, 25(6): 391-395.

［9］Parker RM, Baker DW, Williams MV, et al. The test of functional health literacy in adults: a new instrument for measuring patients literacy skills [J]. J Gen Intern Med, 1995, 10(10): 537-541.

［10］McCune RL, Lee H, Pohl JM. Assessing health literacy in safety net primary care practices[J]. Appl Nurs Res, 2016, 29: 188-194.

（贾建军）

第七章　阿尔茨海默病

阿尔茨海默病(AD)是以进行性认知功能障碍和行为损害为主要临床特征,临床表现为记忆障碍、失语、失用、失认、视空间能力损害、计算力损害以及人格和行为改变等,并以神经炎性斑、神经元纤维缠结、神经元缺失和胶质增生为主要病理特征的疾病。认知功能是指熟练运用知识的能力(语言和非语言技能)、牢记掌握新知识和从丰富的知识库中追忆知识的能力。AD的记忆障碍主要表现为牢记掌握新知识能力受损和回忆远期知识困难,早期以近记忆力受损为主,随着疾病的进展最终近、远记忆力均有障碍。另外,情景记忆障碍是AD患者记忆损害的特征性表现之一。

根据发病年龄,可将AD分为老年前期型(早老性)和老年期型;根据有无家族史可将其分为家族型和非家族型(散发型),其中90%的AD通常为散发型的说法比较常见。AD是老年期最常见的痴呆类型,在年龄>65岁的老年人中患病率约为5%,之后每增龄5岁,其发生风险就增加1倍。随着人口老龄化的日趋明显,AD的患病率也在不断增高。目前AD的病因尚不明确,但是遗传因素、神经递质、免疫因素和环境因素等可能均发挥了重要作用。在AD发病机制的研究中,影响较广的有β淀粉样蛋白学说、Tau蛋白学说和神经血管学说。此外,细胞周期调节蛋白障碍、氧化应激、炎症机制、线粒体功能障碍、细胞自噬等学说也受到高度重视,各机制之间相互联系、相互影响，加剧了神经元的进行性变性。

认知功能损害这一核心症状是AD诊断的基础，近年来，随着生物标志物和分子影像的引入，为AD的早期诊断和准确诊断提供了重要手段，而脑组织的病理和（或）基因检测对于确诊AD的意义重大。目前，临床上尚缺乏AD的有效治疗手段，主要采用药物与非药物治疗。药物治疗主要有胆碱酯酶抑制剂和N-甲基-D-天冬氨酸（NMDA）受体拮抗剂，由于药物治疗存在一定的不良反应，近年来非药物治疗已越来越多地应用于AD患者的治疗中，包括神经干细胞移植、经颅磁刺激、认知康复训练、音乐疗法等，但这些治疗皆无法逆转AD的神经变性进程。因此，临床上应对风险较高的人群进行筛查，做到早期诊断、早期干预，以延缓AD的病程进展、降低AD的发病率和死亡率；在加强对AD患者有效照料的同时，也要通过提高照护技能培训和增强社会支持等多种手段来降低照料者的负性情感，促进照料者（尤其是家属照料者）的身心健康，进而改善AD患者的生活质量。

总之，AD不仅造成了患者的巨大的痛苦，也给家庭、社会和照料者带来了沉重的负担。对于AD患者，不仅要改善其认知功能，还要改善日常生活能力，纠正精神行为症状；对于照料AD患者方面，照料者应尽可能降低其焦虑、抑郁、情感淡漠、激越和攻击等负性情感的产生，促进其正性情感。近年来，对于AD的病因与发病机制、早期诊断、药物与非药物干预及照料者心理负担等方面的研究不断深入，本章将就这些领域的研究进展进行阐述。

第一节　阿尔茨海默病病因及发病机制研究进展

阿尔茨海默病（AD）是一种发生于老年和老年前期，以进行性认知功能障碍和行为损害为特征的中枢神经系统退行性病变，其临床表现为记忆障碍、失语、失用、失认、视空间能力损害和计算力损害、人格和行为改变等。AD是老年期最常见的痴呆类型。流行病学调查显示：在发达国家，年龄＞65岁的老年人AD的患病率为4%～8%；而我国的为3%～7%，且女性高于男性[1]。AD的病因至今未完全清楚，一般认为AD是复杂的异质性疾病，多种因素包括遗传因素、神经递质、免疫因素和环境因素等均可能参与致病。目前AD的发病机制主要有β淀粉样蛋白学说、Tau蛋白学说、神经血管学说等。随着研究的不断深入，细胞周期调节蛋白障碍、氧化应激、炎症机制、线粒体功能障碍、细胞自噬等多种学说也被提出，为我们进一步认识了解AD提供了更广阔的思路。

一、基因突变

根据是否有家族史又可分为家族性AD（Familial Alzheimer's disease，FAD）和散发性AD（Sporadic Alzheimer's disease，SAD）。对于FAD的研究发现，淀粉样前体蛋白（Amyloid precursor protein，APP）、早老素（Presenilin，PS）是明确的致病基因[2]，对于占AD 90%以上的SAD，主要的影响基因包括载脂蛋白E（Apolipoprotein E，ApoE）基因、簇集蛋白（Clusterin，CLU）基因、补体受体1（Complement receptor type 1，CR1）基因和磷脂结合网格蛋白装配蛋白基因等[3]。随着AD遗传研究方面的发展，许多新的与AD相关基因位点也陆续被发现，包括胆固醇代谢基因（包括CH25H、ABCA1和CH24H）[4]，甾醇氧-酰基转移酶1（Soat1）、前列腺素内过氧化物合酶2（Ptgs2）[5]以及血管紧张素转化酶（Angiotensin converting enzyme，ACE）基因[6]等；然而，也有研究认为胆固醇代谢基因、Soat1对AD发病影响不大[7,8]；近年还有研究表明，微小RNA（microRNA）与AD的发病机制密切相关，并且microRNA在AD及基因翻译表达中扮演重要角色[9]。人体19号染色体中的ApoE4基因属于人体正常基因。李国辉等[10]通过研究发现，在AD早发型的患者中，ApoE4基因出现频繁，且AD患病率与ApoE4基因的出现的频率成正相关，因此，可以认为ApoE4是发生AD的危险因子。人体中22号染色体中的SLC25A38基因是一种氨基酸载体，有研究发现,SLC25A38基因编码的 蛋白与神经元退行和性变凋亡的发生密切相关,这是由于该蛋白可以介导线粒体基质与膜间隙,以及膜间隙与细胞质之间的溶质转运,是线粒体正常工作所需的物质保障。因此,如果SLC25A38基因发生突变,它相应的功能就会受损,从而导致脑内物质失衡,进而发生神经系统性病变[11-12]。

二、β淀粉样蛋白学说

β淀粉样蛋白(β-amyloid, Aβ)是由其前体蛋白——淀粉样前体蛋白(β-amyloid precursor protein, APP)经裂解酶等切割加工后形成的。APP是体内广泛存在的一种跨膜蛋白,现研究已经明确APP可以经由外排和内吞2条途径进行切割分解。介导外排途径的分泌酶是α-分泌酶,它主要水解APP687和688氨基酸残基间的肽键,形成不含完整Aβ片段的α-APPs。α-APPs具有抵抗兴奋性氨基酸毒性,保护神经元的作用,这条途径是正常生理条件下进行APP分解的主要途径。而内吞途径是由β-分泌酶和γ-分泌酶介导的,APP经过这2个酶的序贯切割后形成大量的Aβ40和少量的Aβ37、Aβ38、Aβ39和Aβ42,在所有的产物中,Aβ42是最易发生聚集的[13-15]。Aβ42是一种不溶性多肽,易形成老年斑;而Aβ40则易形成典型的纤维[16]。在AD患者的脑中APP主要经β分泌酶途径降解，产生不溶性的Aβ片段,促使Aβ寡聚体形成并沉积下来产生神经毒性,同时引发由脑内胶质细胞参与和介导的炎症反应,从而造成脑内神经元的损伤和死亡,最终导致AD的发生。

Aβ不仅可由脑实质的神经元、胶质细胞等产生,还可由血管内皮细胞等多种细胞生成。脑实质内外的Aβ可以通过血脑屏障(Blood brain barrier, BBB)进行物质交换。Aβ通过主动转运跨越BBB,这一过程与多种蛋白受体有关。晚期糖基化终产物受体(Receptor for advanced glycation endproducts, RAGE)使血液中的Aβ跨越BBB进入脑实质,在大脑中沉积[17],而AD患者脑组织内Aβ的表达上调,则是与疾病的严重程度及年龄相关。脑实质内的Aβ由低密度脂蛋白受体(Low density lipoprotein receptor related protein，LRP)-1运输到血管内皮细胞上，再由三磷酸腺苷结合盒(Adenosine triphosphate-binding cassette，ABC)转运蛋白转运体经血管内皮细胞运输进入血液。研究表明，AD患者脑血管内皮细胞上ATP结合盒转运蛋白G2 (ABCG2)表达升高[18]。当Aβ跨膜转运的功能障碍时，会造成脑实质内Aβ产生和降解失衡，通过直接神经毒性作用或者介导炎症反应作用，同样可以导致AD的发生。

APP在细胞内大致的分解切割途径如下：在内质网合成的APP在经过高尔基体的修饰加工后，被运往细胞膜表面，而在细胞膜表面的APP大部分被α-分泌酶切割，而未被切割的APP则通过其胞质尾与衔接蛋白AP2相互作用，经过网格蛋白介导的内吞作用重新被运回内体。运回内体的APP又会被进一步运往溶酶体或者重新被运回高尔基体并再运送到细胞膜表面[19-21]。

从APP在细胞内的循环通路可以发现，通过内吞途径进入细胞的APP会被分选到不同的细胞器内，如高尔基体、质膜、内体、溶酶体[22,23]。而β-内分泌酶对APP的切割分解主要发生在内体[24,25]。因此，APP是否被分选运输到胞质内以及在胞质内内驻留时间的长短对Aβ42的生成起着决定性作用。在生理状态下，分选到胞质内的APP借助于囊泡分选蛋白-10(Vps10)家族的成员分选蛋白受体(SorLA)以及逆膜运输复合体(Retromer)的共同作用下，被逆向运输到高尔基体，除此之外，SorLA还可以保持APP驻留于高尔基体内[26,27]，从而避免其被进一步分解切割为Aβ42。

Retromer的主要功能是介导蛋白从内体逆向运输回高尔基体，无论是新合成的蛋白还是被检索重新利用的蛋白均受其分选转运，也就是说Retromer在整个分泌途径中扮演着分选者的角色，现研究表明Retromer在Wnt的分泌、细胞自噬的清除、磷酸水解酶的检索中都占有重要的地位[28-30]。

2005年，研究者就已经发现AD患者海马区Vps35和Vps26的含量较正常人明显减少[31];随后的动物实验也证明,将Vps26敲减会导致小鼠脑部Aβ表达增加、海马区突触功能下降,最终出现记忆的损害[32]。这些研究都表明,Retromer的功能受损对AD的疾病发生有着不可推卸的责任。由此可见,APP的正常切割、运输及降解是AD的早期防线。

三、Tau蛋白学说

细胞外大量老年斑的形成及细胞内神经元纤维缠结(Neurofibrillary tangles,NFTs)是AD特征的病理改变[33]。异常过度磷酸化的Tau蛋白是NFTs最主要的成分,已有研究表示异常的Tau蛋白大量聚集于退行性病变的神经元与AD患者的病程进展呈正相关[34]。由此可见Tau蛋白在细胞内大量聚集是导致AD患者发病并进一步促进疾病发展的关键因素。

Tau蛋白是一种微管相关蛋白,它可以与微管蛋白结合并促进其形成,还可以与成型的微管结合从而保持其稳定性。然而异常磷酸化的Tau蛋白与微管结合的能力仅仅是正常的1/10,并丧失了稳定微管的能力,不能促进正常微管装配功能,还与具有生理功能的Tau蛋白竞争结合。异常磷酸化的Tau蛋白大量聚集并形成成对螺旋丝(Paired helical filaments,PHF),并从微管上夺取相关蛋白,破坏正常的微管系统,进而导致正常微管解聚,细胞死亡。研究表示AD患者脑中受累的神经元微管结构被广泛破坏,正常轴突转运受损,突触丢失神经元功能受损,最终导致脑神经退行性病变[35]。

目前研究已经发现Tau蛋白存在的过度磷酸化位点,主要位于N-末端(Ser198-Thr217)和C-末端(Ser396-Ser422),以及与微管结合的重复区域。目前,已经发现3种不同类型的Tau蛋白(C-Tau, P-Tau, PHF-Tau)可用于检测AD患者,由于他们可能代表神经元纤维退化的不同阶段,因此可以进一步作为疾病进展的标志物。

Tau蛋白的异常过度磷酸化与β-淀粉样蛋白生成之间很可能存在相关促进的调节机制。Tau蛋白的磷酸化、NFTs形成对Aβ的沉积有促进作用,不仅如此Aβ的沉积可能会进一步恶化异常磷酸化的Tau蛋白与微管结合的能力，加速微管系统破坏，共同加重AD的临床症状，导致病情进一步加重。

四、神经血管假说

在20世纪，已有科学家提出假说，认为动脉粥样硬化是AD的可能发病机制之一。随着研究的进展，越来越多的证据指出血管神经病变与AD存在许多共同的危险因素。近年的研究发现，他们拥有相同的易感基因：ApoE等位基因，这是心血管危险因子之一，同时它也可以增加AD的发病风险。不仅如此，还有研究发现低密度脂蛋白受体相关蛋白（LRP）也参与到Aβ的生成，并参与脑内的Aβ的清除过程。因此，在寻求AD发病因素中，脂代谢紊乱同样不可忽视，比如血清胆固醇含量高与AD的发病率增加有关[36]。实验表明，老年斑内存在胆固醇异常聚集的现象。高同型半胱氨酸血症是心脑血管疾病发病的独立的危险因素，现有研究发现其也是AD发病的独立危险因素[37]。高同型半胱氨酸可增加海马神经元对神经毒物的敏感性，加剧氧化应激损伤，最终加速神经元的凋亡。除此之外，动脉粥样硬化的相关危险因素，比如血小板活化，胆碱乙酰化酶活性降低，精氨酸加压素的分泌异常，肾素-血管紧张素系统（Renin-angiotensin system，RAS）紊乱等均参与到AD的发病进程，加重患者的认知功能障碍，但具体相关发病机制仍未完全明确。

五、氧化应激学说

氧化应激在阿尔茨海默病发病机制中扮演重要的角色。相比其他器官而言，氧化应激对大脑损害更重要。这是由于线粒体功能障碍、炎症、Aβ蛋白产生等均可导致神经元氧化[38]。在AD患者脑中，各脑区神经元细胞中色素氧化酶活性降低，脑细胞中活性氧生成增加，自由基结合血浆中胡萝卜素和维生素A、E速度加快，使抗氧化物质减少，同时自由基介导Aβ产生毒害神经细胞的作用。Aβ引起的自由基紊乱是一种氧化应激反应，是AD发生发展过程的重要环节[40]。

六、细胞周期假说

细胞周期假说认为,神经元从G0期进入G1期是突触重构过程中必需的组成部分。在正确的调控机制下,正常神经元可由G1期返回G0期,然而AD患者的调控机制存在缺陷,使得神经元由G1期通过DNA复制S期进入G2期。由于进入G2期的细胞已不能回到G0期,而是会通过类似凋亡的机制走向死亡,并且以病态形式停滞在G2期相当长一段时间。这样一来,这期间将产生一系列的病理产物(如Aβ沉积、Tau蛋白等)[40]。

七、5-羟色胺与AD

最近有研究表明,5-羟色胺(5-Hydroxytryptamine,5-HT)受体在认知功能的调节上具有关键作用,某些5-HT受体调节剂可能具有修复损伤的神经元的作用,进而对于改变疾病的进程可能有帮助[41]。与AD相关的5-HT受体主要有5-HT1A、5-HT2A、5-HT2C、5-HT3、5-HT4、5-HT6[42]。其中受体5-HT1A、5-HT3、5-HT6可能是通过增加乙酰胆碱功能发挥作用,而受体5-HT2A、5-HT2C、5-HT4则可能是通过各种机制来增加脑脊液中sAPPα的生成,减少Aβ的产生,进而减少神经细胞的凋亡。

八、脂质代谢异常与AD

血清中脂肪和胆固醇含量过高均是AD发病的可能危险因素[43]。杨连勇[44]等研究发现胆固醇含量增高会加速AD的进展,其机制为:胆固醇会抑制α-分泌酶的活性,同时增强β-分泌酶和γ-分泌酶的活性,从而增强水解APP的能力,减少可溶性APP的生成,从而产生大量的Aβ。不仅如此,胆固醇还会影响Tau蛋白的代谢。因此他汀类降脂药物可显著降低AD发生的危险性,并且对于预防或延缓AD的进展也有一定作用。尽管胆固醇在加速AD的疾病进展中起着重要作用,但是对于维护神经元的生理状态也有着重要作用,如果完全清除胆固醇会影响轴突和树突分支的形成[45]。

九、细胞自噬与AD

1962 年 Ashford 和 Porter 发现细胞内有“自己吃自己”的现象，之后提出的自噬（Autophagy），自噬的概念是指细胞受损后，损伤或衰老的细胞器或蛋白质被运送到溶酶体内，与溶酶体融合形成自噬溶酶体降解其所包裹的内容物。

自噬可以降解损伤衰老及功能异常的细胞器和相关蛋白，而是AD特征的病理改变细胞外大量老年斑的形成及NFTs，这就表示自噬在AD的发病中占有一定的调控作用。现进一步研究发现：自噬溶酶体系统可通过CCN2调控γ-分泌酶的活性，在AD患者脑中，Aβ的过度生成可能由神经纤维网广泛自噬的增加导致，而且细胞实验也已发现自噬可以抑制Aβ诱导的神经毒性作用而发挥神经保护作用。但是具体的分子机制及相关病理过程仍需探索。

以上结果足以证明自噬与神经退行性病变（如帕金森病、AD）等密切相关。虽然目前还不能确定AD是否能通过靶向治疗来完成治愈，但是关于细胞自噬的治疗是相当有前景的。

综上所述，AD的发病机制目前主要有Aβ毒性学说、Tau蛋白学说、血管因素学说及基因学说等，而其发病机制可能涉及多种学说，由此可见AD的发病机制异常复杂，可能涉及多条分子信号通路，包括Aβ、Tau蛋白及突触异常等。各机制之间相互联系，共同促使神经元变性。今后的研究需全面揭示多种发病机制之间的联系，以同时阻断多条信号通路等。目前，AD防治研究依然任重而道远。

参考文献

[1] 吴江.神经病学[M]. 3版.北京：人民卫生出版社，2015：364.

[2] Lendon CL, Ashall F, Goate AM. Exploring the etiology of Alzheimer disease using molecular genetics [J]. JAMA, 1997, 277(10): 825-831.

[3] Carrasquillo MM, Belbin O, Hunter TA, et al. Replication of CLU, CR1,

and PICALM associations with alzheimer disease [J]. Arch Neurol, 2010, 67(8):961-964.

[4] Feulner TM, Laws SM, Friedrich P, et al. Examination of the current top candidate genes for AD in a genome-wide association study[J]. Molecular Psychiatry, 2010,15(7):756-766.

[5] Chesler EJ, Lu L, Shou S, et al. Complex trait analysis of gene expression uncovers polygenic and pleiotropic networks that modulate nervous system function [J]. Nat Genet,2005,37(3):233-242.

[6] Chou PS, Wu MN, Chou MC, et al. Angiotensin - converting enzyme insertion / deletion polymorphism and the longitudinal progression of Alzheimer ' s insertion disease [J]. Geriatr Gerontol Int, 2016, doi: 10.1111/ggi.12929. [Epub ahead of print].

[7] Shibata N, Kawarai T, Lee JH, et al. Association studies of cholesterol metabolism genes (CH25H, ABCA1 and CH24H) in Alzheimer ' s disease [J]. Neurosci Lett,2006,391(3):142-146.

[8] Lamsa R, Helisalmi S, Herukka SK, et al. Study on the association SOAT1 between polymorphisms, Alzheimer's disease risk and the level of CSF biomarkers [J].Dement Geriatr Cogn Disord, 2007, 24(2):146-150.

[9] Reddy PH, Tonk S, Kumar SA, et al. A critical evaluation of neuroprotective and neurodegenerative MicroRNAs in Alzheimer ' s disease [J]. Biochem Biophys Res Commun, 2017,483(4):1156-1165.

[10] 李国辉. 载脂蛋白E4基因型预测老年缺血性脑血管病复发的意义[J]. 中国老年学杂志,2015, 35(6): 1594-1596.

[11] 王美琴,杨铠冰,张敏. 阿尔茨海默病的基因组学研究进展[J]. 中国康复理论与实践,2015,21(12): 1365-1369.

[12] 陈茜.SILAC定量蛋白质组学分析及线粒体相关的机制研究[D].石家庄: 河北医科大学,2015.

[13] Arighi CN, Hartnell LM, Aguilar RC, et al. Role of the mammalian retromer in sorting of the cation-independent mannose 6-phosphate receptor[J].Cell

Biol, 2004, 165(1): 123-133.

[14] Zimprich A, Benet-Pages A, Struhal W, et al. A mutation in VPS35, encoding a subunit of the retromer complex, causes late-onset Parkinson disease[J]. Am J Hum Genet, 2011, 89(1): 168-175.

[15] MacLeod DA, Rhinn H, Kuwahara T, et al. RAB7L1 interacts with LRRK2 to modify intraneuronal protein sorting and Parkinson's disease risk[J]. Neuron, 2013, 77(3): 425-439.

[16] Kaether C, Haass C, Steiner H. Assembly, trafficking and function of γ-secretase [J]. Neurodege Dis, 2006, 3: 275-283.

[17] Kim SJ, Ahn JW, Kim H, et al. Two β-strands of RAGE participate in the recognition and transport of amyloid-β peptide across the blood brain barrier [J]. Biochem Biophys Res Commun, 2013, 439(2): 252-257.

[18] Xiong H, Callaghan D, Jones A, et al. ABCG2 is upregulated in Alzheimer's brain with cerebral amyloid angiopathy and may act as a gatekeeper at the blood-brain barrier for Abeta (1-40) peptides[J]. J Neurosci, 2009, 29(17): 5463-5475.

[19] Li Y, Dunn L, Greggio E, et al. The R1441C mutation alters the folding properties of the ROC domain of LRRK2[J]. Biochim Biophys Acta, 2009, 1792(12): 1194-1197.

[20] Tijero B, Gómez Esteban JC, Somme J, et al. Autonomic dysfunction in parkinsonian LRRK2 mutation carriers [J]. Parkinsonism Relat Disord, 2013, 19 (10): 906-909.

[21] Su YC, Qi X. Inhibition of excessive mitochondrial fission reduced aberrant autophagy and neuronal damage caused by LRRK2 G2019S mutation [J]. Hum Mol Genet, 2013, 22(22): 4545-4561.

[22] Biskup S, Moore DJ, Celsi F, et al. Localization of LRRK2 to membranous and vesicular structures in mammalian brain[J]. Ann Neurol, 2006, 60 (5): 557-569.

[23] Hatano T, Kubo S, Imai S, et al. Leucine-rich repeat kinase 2 associates with lipid rafts[J]. Hum Mol Genet, 2007, 16(6): 678-690.

[24] Alegre-Abarrategui J, Wade-Martins R. Parkinson disease, LRRK2 and the endocytic-autophagic pathway[J]. Autophagy, 2009, 5(8): 1208-1210.

[25] Gandhi PN, Wang X, Zhu X, et al. The Roc domain of leucine-rich repeat kinase 2 is sufficient for interaction with microtubules[J]. J Neurosci Res, 2008,86(8): 1711-1720.

[26] Gloeckner CJ, Kinkl N, Schumacher A, et al. The Parkinson disease causing LRRK2 mutation I2020T is associated with increased kinase activity[J]. Hum Mol Genet, 2006,15(2): 223-232.

[27] Gillardon F. Leucine-rich repeat kinase 2 phosphorylates brain tubulin-beta isoforms and modulates microtubule stabilitya point of convergence in parkinsonian neurodegeneration?[J]. J Neurochem, 2009, 110(5): 1514-1522.

[28] Kiely AP, Asi YT, Kara E, et al. Alpha-Synucleinopathy associated with G51D SNCA mutation: a link between Parkinson's disease and multiple system atrophy?[J].Acta Neuropathol, 2013, 125(5): 753-769.

[29] Korff A, Liu C, Ginghina C, et al. α-Synuclein in cerebrospinal fluid of Alzheimer's disease and mild cognitive impairment [J]. J Alzheimers Dis, 2013, 36(4):679-688.

[30] Resende R, Marques SC, Ferreiro E, et al. Effect of alpha-synuclein on amyloid beta-induced toxicity: relevance to lewy body variant of Alzheimer disease [J].Neurochem Res, 2013, 38(4): 797-806.

[31] Zhang NY, Tang Z, Liu CW. Alpha-Synuclein protofibrils inhibit 26 S proteasome-mediated protein degradation: understanding the cytotoxicity of protein protofibrils in neurodegenerative disease pathogenesis[J]. J Biol Chem, 2008, 283(29): 20288-20298.

[32] Winslow AR, Rubinsztein DC. The Parkinson disease protein α-synuclein inhibits autophagy[J]. Autophagy, 2011, 7(4): 429-431.

[33] Hellstrom-Lindahl E, Viitaen M, Marutle A. Comparison of Aβ levels in the brain of familial and sporadic Alzheimer's disease[J]. Neurochem Inter, 2009, 55(4):243-252.

[34] Alafuzoff I, Arzberger T, Al-Sarraj S, et al. Staging of neurofibrillary pathology in Alzheimer's disease: a study of the Brain Net Europe Consortium[J]. Brain Pathol, 2008, 18(4): 484-496.

[35] Yang Y, Yang XF, Wang YP, et al. Inhibition of protein phosphatases induces transport deficits and axonopathy [J]. J Neurochem,2007, 102(3): 878-886.

[36] Glenner GG, Wong CW. Alzheimer's disease and Down's syndrome: sharing of a unique cerebrovascular amyloid firil protein[J]. Biochem Biophys Res Commun, 1984,122(3):1131-1135.

[37] Seshadri S, Beiser A, Selhub J,et al. Plasma homocysteine as a risk factor for dementia and Alzheimer's disease[J]. N Engl J Med, 2002,346(7):476-483.

[38] Yang B, Sun X, Lashuel H, et al. Oxidative stress in Alzheimer's disease [J]. Neurosci Bull, 2012,28(3):233-239.

[39] Santo-Domingo J, Wiederkehr A, De Marchi U. Modulation of the matrix redox signaling by mitochondrial[J]. World J Biol Chem,2015,6(4): 310-323.

[40] 李晓晴,王力,冯立群,等. 阿尔茨海默病的发病机制和细胞周期假说[J]. 中华神经医学杂志,2011,10(7):752-754.

[41] Macmillan KS, Naidoo J, Liang J, et al. Development of proneurogenic, neuroprotective small molecules[J]. J Am Chem Soc,2011,133(5):1428-1437.

[42] 梁维维,梁庆成,吴云. 5-羟色胺与阿尔茨海默病的关系研究进展[J]. 中国老年学杂志,2013,33(3):735-737.

[43] Fernandez-Vizarra P, Lopez-Franco O, Mallavia B,et al. Immunoglobulin GFc receptor deficiency prevents Alzheimer-like pathology and cognitive impairment inmice[J]. Brain,2012,135(9):2826-2837.

[44] 杨连勇. 阿尔茨海默病发病机制进展[J]. 中国民康医学, 2014,26(23):79-90.

[45] Shepardson NE,Shankar GM,Selkoe DJ. Cholesterol level andstatinuse in Alzheimer disease:Review of epidemiological and preclinical studie[J]. Arch Neurol, 2011,68(10):1239-1244.

（叶　民）

第二节　阿尔茨海默病的诊断研究进展

阿尔茨海默病(AD)是一种以进行性认知功能障碍为主要临床表现的神经系统退行性疾病,病理改变主要体现为脑内淀粉样斑块的沉积、神经元纤维缠结(NFTs)的形成及神经元和突触的丢失[1-2]。AD患者不仅生活质量明显下降,也给社会造成了巨大的负担。因此,早期发现、早期诊断进而早期干预对延缓AD的病程进展、降低发病率和死亡率具有重要意义。本节主要就AD的诊断研究进展作一阐述。

一、AD的分型及流行病学特征

根据发病年龄可将AD分为老年前期型(早老性)和老年期型;根据有无家族史可将其分为家族型和非家族型(散发型),其中90%的AD为非家族型[3]。目前世界范围内患有痴呆的患者约4000万人,其中大部分为60岁以上的老人[4];我国超过60岁患有痴呆的人群中超过半数者为AD的患者[5]。可见AD已成为较常见的神经系统变性疾病,如不尽早诊断和采取有效的预防措施,AD必将给社会造成更严重的危害。

二、AD的诊断研究进展

(一) AD诊断标准的演变

1984年,美国国家神经病学及语言障碍和卒中研究所(National Institute of Neurological and Communicative Disorders and Stroke, NINCDS)和阿尔茨海默病及相关疾病协会(Alzheimer's Disease and Related Disorders Association, ADRDA)共同组成的专家组首次确立了AD的临床诊断标准,后称为“NINCDS-ADRDA”。这个时期对AD的诊断完全依赖

于病史、临床经验及神经心理测验，并且没有包括对于AD的前驱期及无症状期的相关描述。

此后，美国国立老化研究所（National Institute on Aging，NIA）和AD学会（Alzheimer's Association，AA）通过对“NINCDS-ADRDA”不断地补充和完善，在2011年制定并发表了新的诊断标准，简称为“NIA-AA”。该标准强调AD是一个包含轻度认知功能障碍（MCI）在内的动态发展变化过程的疾病。临床把AD的病理过程划分为痴呆前无症状期、痴呆前有症状期和痴呆期3个阶段，并将生物学标志物纳入诊断标准，经研究又发现了一系列新的生物标志物。

2014年，国际工作组（International Working Group，IWG）再次对AD的诊断标准进行修订，颁布了IWG-2AD诊断标准。将AD分为典型AD、非典型AD和混合型AD，同时也改进对生物标志物的诊断应用。

2013年美国精神医学学会（American Psychiatric Association，APA）推出的美国《精神障碍诊断与统计手册》最新的DSM-5标准提出复杂注意力、执行功能、学习和记忆、语言、知觉-动作及社会认知功能下降是AD的标志性特征，扩大了AD的诊断范围。

目前被广泛认可的AD诊断指南主要包括：2014年的IWG-2标准、2013年的DSM-5标准以及2011年的NIA-AA标准。利用上述的诊断指南，就有可能实现在AD前驱期对患者进行早期临床干预以及在临床前阶段对其进行积极地二级预防。

（二）AD的生物学标志物

AD患者在出现典型临床症状前的数十年，脑中即已产生神经化学物质及发生神经病理的变化[6-8]，因此生物学标志物对AD的早期发现可提供可靠帮助。

1. 脑脊液生物学标志物

脑脊液中的核心生物学标志物包括Aβ42可提示皮层淀粉样蛋白沉积，总tau蛋白（t-tau）反映神经变性严重程度的以及与NFTs相关的磷酸化tau蛋白(p-tau)[9]。这些核心标志物在诊断有痴呆症状的AD患者及MCI最终发展为AD的患者中的敏感性和特异性可达85%~90%[10],在AD的临床前期这三者含量也有明显变化[11,13]。有研究显示,tau蛋白标志物的异常与疾病的发生联系更为紧密,且可提示AD发展的严重程度[12,13]。作为IWG-2及NIA-AA中的新增标准之一,脑脊液核心标志物不仅为AD的各个阶段提供诊断依据,而且可为患者提供针对病理变化的依据药物选择从而进行以及疗效判断,从而在AD药物的临床研究中发挥重要作用[14]。基于此前景,欧洲药品管理局已批准将脑脊液Aβ42及tau蛋白水平检测应用于临床试验,并认可伴有脑脊液高t-tau蛋白水平及低Aβ42水平的MCI患者有发展为AD的高危风险[15]。美国食品与药品监督管理局最近也颁布了有关AD痴呆前期患者临床试验的指南草案,草案认为生物学标志物尚没有足够证据单独作为药物临床获益的指标,但可以与临床表现结合起来,共同判断疾病的变化情况。

除外核心标志物,脑脊液中还发现了可以为AD提供诊断帮助的新型生物标志物——Aβ寡聚物及突触标志物。Aβ寡聚物在AD患者脑脊液中普遍升高,但由于其含量极低难以被发现,使其在脑脊液诊断中的应用受到了限制[16]。神经颗粒素(一种树突蛋白)是参与长时程增强和记忆巩固过程的一种蛋白质[17],其在脑脊液中的高水平可以预示MCI患者的病程进展,且与认知功能快速恶化相关[18],并且在痴呆前期的AD患者脑脊液中突触前蛋白SNAP25含量升高[19]。然而,由于脑脊液检查属于有创检查,存在绝对和相对禁忌证,且不易被患者接受,因此使其临床应用受限。

2. 血液生物学标志物

相对于脑脊液检查,血液生物学标志物由于采样简便、易于操作,在诊断AD的发生、发展及疗效评价中具有良好的应用前景。血液生物学标志物主要包括小分子或亲脂性的蛋白及可通过血-脑屏障经转运蛋白运输的大分子蛋白。正常生理条件下,由于脑中Aβ的产生和沉积及外周血液中血小板的共同作用,使脑内Aβ维持在稳定水平,因此个体的脑内

Aβ含量可以由外周血中的Aβ含量间接反映，外周血Aβ42/Aβ40的比值变化已被证实对诊断AD具有价值[20]。研究证实，AD患者血浆中卵磷脂含量低于正常水平；原本认知正常者发展为MCI或AD的患者在2～3年内卵磷脂水平也明显降低，且统计学上的关联性可达90%[21]。新近出现的血液生物学标志物还包括胆固醇、同型半胱氨酸及诸如C反应蛋白、白介素1β(IL-1β)、IL-6、转化生长因子β炎症因子等。尽管血液生物学标志物在AD的临床诊断中具有很好的前景，但由于不同实验室之间操作程序的不同而出现的误差等问题，血液生物标志物作为AD的诊断学研究方向之一仍然任重道远。

3. 其他体液生物学标志

AD相关神经丝蛋白(Alzheimer associated neuronal thread protein，AD7c-NTP)大量存在于NFTs中，主要与诱发神经炎症及细胞死亡有关。不少学者在早期及病情较重的AD患者脑脊液和尿液样本中检测到了的AD7c-NTP升高，且其水平与痴呆的严重程度相关。因此尿液AD7c-NTP含量的增高对于诊断AD的特异性和敏感性较高[22-23]。

(二) 影像学检查

1. 磁共振成像

MRI普遍应用于AD诊断，既可以选择结构成像又可以选择功能成像。结构磁共振成像(structural MRI，sMRI)能够测量内嗅皮质、海马、内侧颞叶边缘系统等的体积，判断AD受累脑区的脑萎缩改变情况。早发性AD患者主要表现为楔前叶、海马、扣带回萎缩，而迟发性患者主要呈现右侧颞叶、海马及小脑萎缩[24,25]。从认知功能正常到记忆力下降、再进展到临床诊断AD，影像学表现为海马和内嗅区皮质在不断萎缩[26]，这可作为MCI进展AD的独立预测因素，且准确性达60%～70%[27]。部分研究已发现某些sMRI标志物可用于鉴别诊断。如最终转化为迟发性AD的有记忆缺失症状的MCI患者脑中海马及颞横回萎缩程度明显高于未转化者[28,29]；又如胼胝体的萎缩程度有助于鉴别AD与额颞叶痴呆[29]。磁共振弥散张量成像(Diffusion tensor imaging, DTI)主要显示组织中水分子扩散的变化,以此判断大脑各部分连接的结构完整性。MCI及AD患者脑中部分区域的白质完整性均有改变,且白质纤维的病理改变可通过DTI定量检测,此可作为一种生物标志物检测AD的病理生理进程[30]。动脉自旋标记(Arterial spin labeling, ASL)磁共振灌注成像显示AD患者楔前叶、扣带回、顶下小叶等脑区的灌注较无痴呆症状者明显降低,以此可将MCI患者与AD患者区分开来,并在某些程度上预测MCI患者发展为AD的可能性[31]。

功能磁共振(functional MRI, fMRI)是一种血氧水平依赖(Blood oxygenation level dependent, BOLD)的MRT技术,通过测量脑组织的血流动力学变化,反映静息状态与任务状态下特定的脑区功能活动。很多研究已经证实,AD患者相较健康对照组在执行认知工作时其内侧颞叶、顶叶及海马区的BOLD水平均明显降低[32]。另有一些研究证明,MCI患者与正常人在执行任务时脑内神经元活动模式也存在差异[33]。已有学者利用静息态fMRI发现AD患者脑功能网络的局部效率较正常对照者明显减低,提示静息态fMRI可用于研究AD患者脑功能连接的受损情况。与此结论一致的是已有证据表明静息态,fMRI可为AD患者与MCI患者、MCI患者与正常人之间具备鉴别诊断价值[34]的工具。近期有研究者发现fMRI可显示海马区乙酰胆碱酯酶抑制剂诱导的脑连接功能提升,并与患者的认知功能改善相关[35]。这提示通过BOLD水平还可将fMRI应用于药理学研究中作为药物疗效评价。

磁共振波谱也属于磁共振功能成像的一种,AD患者的波谱呈现N-乙酰天门冬氨酸/肌酸的比值降低、肌醇/肌酸的比值升高,这种脑内代谢物的变化先于海马体积萎缩发生,有助于AD的早期发现[36]。

此外,磁共振新技术——扩散峰度成像(DKI)以人体组织内水分子扩散呈非高斯分布为基础,可同时计算扩散参数及峰度参数,能更精确地反映脑组织微观结构的变化特点[37],故而可为MCI和AD的早期鉴别和早期诊断提供一定的影像学依据。

2. PET和SPECT

PET通过反映葡萄糖代谢率的显像剂——18F-脱氧葡萄糖(18 Fluorine-fluorodeoxyglucose,^{18}F-FDG)显示出AD患者相关病灶的脑功能变化^{18}F-FDG PET显像。AD患者^{18}F-FDG PET显像表现为皮质代谢降低,且下降的程度与疾病严重程度呈正相关[38]。^{18}F-FDG PET显像通过研究内嗅皮质和海马葡萄糖代谢率的减低可预测认知功能正常向轻度认知功能障碍的转变,从而对临床前期AD患者的早期发现具有重要意义。另外,^{18}F-FDG PET显像在不同痴呆类型中有不同的脑代谢变化,因而通过特征性的皮质代谢改变,可将不同类型的痴呆鉴别开来[39]。

(1) 淀粉样蛋白(^{18}C-PIB)PET显像:脑组织中Aβ沉积是AD的病理特征之一,^{18}C-PIB可选择性与Aβ相结合。^{18}C-PIB PET显像研究显示,AD患者相较正常人脑组织有明显的Aβ沉积,且在出现认知功能障碍之前即可观察到,这提示Aβ的PET显像可应用于临床前诊断[39]。^{18}FAV-45是新型的可与Aβ结合的显像剂,与PIB有相似的结合部位但半衰期更长,可将AD患者与正常人及其他类型痴呆患者相鉴别,且具有较高的敏感性与特异性[40]。

(2) Tau蛋白PET显像:除了β淀粉样蛋白沉积外,AD的另一个病理特征为NFTs,其主要组成成分为磷酸化的tau蛋白。近年来,越来越多的研究焦点放在了tau蛋白PET显像上。^{18}F-FDDNP是一种可与NFTs和淀粉样变性斑块特异性结合的显像剂,有研究已证实AD患者脑中病理改变区可出现不同程度的^{18}F-FDDNP升高[41]。在其他新近研究中,tau蛋白显像剂还包括[^{18}F]AV-1451、[^{18}F]THK-5117、[^{18}F]THK-5351、[^{11}C]PBB3和[^{18}F]RO6958948[42]。Tau蛋白PET显像有望在人脑中tau蛋白沉积的定量检测上发挥重要作用[42]。

SPECT可反映脑血流灌注、能量代谢、神经受体等改变。研究表明,MCI患者及AD患者SPECT可呈现不同的血流灌注变化,这些改变在疾病早期即可体现,因而有助于AD的早期诊断及疗效观察[43]。但由于PET及SPECT检查价格昂贵,临床难以常规开展。

(四)基因检测

遗传和环境因素共同决定着AD的发病,AD相关的基因检测也已在临床实验室开展。很多研究已证明,AD的发生与载脂蛋白E4基因及其等位基因密切相关,但由于其在其他类型痴呆患者中也可检测到,因而缺乏特异性,

其他新近发现的与AD发生相关的基因还包括MS4A4A基因、CD2AP基因、CD33基因等。已有大规模国际基因组研究表明,基因标记物组合后能相对较准确地预测AD易感性[44]。

(五)神经心理学量表及相关的电生理检测

认知功能检查量表是临床工作中筛查与诊断AD最常用、最简便的手段。用于AD筛查的量表主要有简明精神状态量表(MMSE)、长谷川痴呆量表(Hastgawa dementia scale, HDS)、认知能力筛查量表(Cognitive abilities screening instrument, CASI);用于AD诊断的量表主要有韦氏智力量表(Wechsler adult intelligence scale, WAIS)及韦氏记忆量表(Wechsler memory scale, WMS);用于AD鉴别诊断的量表主要有Hachinski缺血量表(Hachinski ischemic score, HIS)和阿尔茨海默型痴呆临床特征调查表(Inventory of diagnostic clinical features - dementia of the Alzheimer type, IDCF-DAT)[45]。

在电生理检测中,事件相关电位(Event-related potentials, ERP)与人的记忆、推断、分析等认知功能有关,因此被用来评判认知功能及早期发现AD。P300与认知功能的受损程度基本平行,也是AD辅助诊断较为可靠的指标[46]。

三、结语

AD作为老年性痴呆的主要类型,严重影响老年人的身心健康及生活质量,成为日趋严峻的全球问题。目前,对于AD的治疗尚缺乏有效的手

段，因此对风险较高的人群进行筛查、早期诊断、早期干预显得尤为重要。生物标志物和分子影像的引入为AD的早期和准确诊断提供了重要手段。AD的诊断正从传统临床诊断思维向结合生物标志物和分子影像学方法进行诊断和鉴别诊断的方向发展。

参考文献

[1] Liu YH, Wang YR, Xiang Y, et al. Clearance of amyloid-beta in Alzheimer's disease: shifting the action site from center to periphery[J]. Mol Neurobiol, 2015, 51(1):1-7.

[2] De Kimpe L, Scheper W. From alpha to omega with Abeta: targeting the multiple molecular appearances of the pathogenic peptide in Alzheimer's disease[J]. Curr Med Chem, 2010, 17(3):198-212.

[3] 余抒，府伟灵. 阿尔茨海默病及诊断学研究进展[J]. 临床检验杂志，2016, 34(1):49-51.

[4] Scheltens P, Blennow K, Breteler MM, et al. Alzheimer's disease[J]. Lancet, 2016, 388(10043):505-517.

[5] 乔莉霞，陈升东. 阿尔茨海默病的早期诊断研究进展[J]. 中华脑科疾病与康复杂志：电子版，2016, 6(1):50-52.

[6] Wurtman R. Biomarkers in the diagnosis and management of Alzheimer's disease[J]. Metabolism, 2015, 64(3):S47-S50.

[7] De Meyer G, Shapiro F, Vanderstichele H, et al. Diagnosis-independent Alzheimer disease biomarker signature in cognitively normal elderly people[J]. Arch Neurol, 2010, 67(8):949-956.

[8] Bernard C, Helmer C, Dilharreguy B, et al. Time course of brain volume changes in the preclinical phase of Alzheimer's disease[J]. Alzheimers Dement, 2014, 10(2):143-151.

[9] Blennow K, Hampel H, Weiner M, et al. Cerebrospinal fluid and plasma biomarkers in Alzheimer disease[J]. Nat Rev Neurol, 2010, 6(3):131-144.

[10] Blennow K, de Leon MJ, Zetterberg H. Alzheimer's disease[J]. Lancet,

2006,368(9533):387-403.

[11] Moghekar A, Li S, Lu Y, et al. CSF biomarker changes precede symptom onset of mild cognitive impairment[J]. Neurology,2013,81(20):1753-1758.

[12] Noguchi-Shinohara M, Komatsu J, Samuraki M, et al. Cerebral amyloid angiopathy-related microbleeds and cerebrospinal fluid biomarkers in Alzheimer's disease[J]. J Alzheimers Dis,2017,55(3):905-913.

[13] Samgard K, Zetterberg H, Blennow K, et al. Cerebrospinal fluid total tau as a marker of Alzheimer's disease intensity[J]. Int J Geriatr Psychiatry,2010,25(4):403-410.

[14] Lleo A, Cavedo E, Parnetti L, et al. Cerebrospinal fluid biomarkers in trials for Alzheimer and Parkinson diseases[J]. Nat Rev Neurol,2015,11(1):41-55.

[15] Isaac M, Vamvakas S, Abadie E, et al. Qualification opinion of novel methodologies in the predementia stage of Alzheimer's disease: cerebro-spinal-fluid related biomarkers for drugs affecting amyloid burden-regulatory considerations by European Medicines Agency focusing in improving benefit/risk in regulatory trials [J]. Eur Neuropsychopharmacol,2011,21(11):781-788.

[16] Savage MJ, Kalinina J, Wolfe A, et al. A sensitive abeta oligomer assay discriminates Alzheimer's and aged control cerebrospinal fluid[J]. J Neurosci,2014,34(8):2884-2897.

[17] Diez-Guerra FJ. Neurogranin, a link between calcium/calmodulin and protein kinase C signaling in synaptic plasticity[J]. IUBMB Life,2010,62(8):597-606.

[18] Kvartsberg H, Duits FH, Ingelsson M, et al. Cerebrospinal fluid levels of the synaptic protein neurogranin correlates with cognitive decline in prodromal Alzheimer's disease[J]. Alzheimers Dement,2015,11(10):1180-1190.

[19] Brinkmalm A, Brinkmalm G, Honer WG, et al. SNAP-25 is a promising novel cerebrospinal fluid biomarker for synapse degeneration in Alzheimer's disease [J]. Mol Neurodegener,2014,9:53.

[20] Schupf N, Patel B, Silverman W, et al. Elevated plasma amyloid beta-

peptide 1-42 and onset of dementia in adults with Down syndrome[J]. Neurosci Lett, 2001,301(3):199-203.

[21] Whiley L, Sen A, Heaton J, et al. Evidence of altered phosphatidylcholine metabolism in Alzheimer's disease[J]. Neurobiol Aging, 2014, 35(2):271-278.

[22] 郝建华,李江,何亮,等. 阿尔茨海默病患者尿中AD7c-NTP检测的意义[J]. 中国热带医学,2011,11(8):993-994.

[23] 曾瀛,徐丽君,唐震宇,等. 阿尔茨海默病患者尿液中相关的神经丝蛋白的诊断价值[J]. 中国老年学杂志,2013,53(13):3058-3060.

[24] Teipel SJ, Schapiro MB, Alexander GE, et al. Relation of corpus callosum and hippocampal size to age in nondemented adults with Down's syndrome[J]. Am J Psychiatry, 2003, 160(10):1870-1878.

[25] Karas G, Scheltens P, Rombouts S, et al. Precuneus atrophy in early-onset Alzheimer's disease: a morphometric structural MRI study[J]. Neuroradiology, 2007, 49(12):967-976.

[26] Jack CJ, Lowe VJ, Weigand SD, et al. Serial PIB and MRI in normal, mild cognitive impairment and Alzheimer's disease: implications for sequence of pathological events in Alzheimer's disease[J]. Brain, 2009, 132(Pt 5):1355-1365.

[27] Fleisher AS, Sun S, Taylor C, et al. Volumetric MRI vs clinical predictors of Alzheimer disease in mild cognitive impairment[J]. Neurology, 2008, 70(3):191-199.

[28] Chetelat G, Landeau B, Eustache F, et al. Using voxel-based morphometry to map the structural changes associated with rapid conversion in MCI: a longitudinal MRI study[J]. Neuroimage, 2005, 27(4):934-946.

[29] Likeman M, Anderson VM, Stevens JM, et al. Visual assessment of atrophy on magnetic resonance imaging in the diagnosis of pathologically confirmed young-onset dementias[J]. Arch Neurol, 2005, 62(9):1410-1415.

[30] Kitamura S, Kiuchi K, Taoka T, et al. Longitudinal white matter changes in Alzheimer's disease: a tractography-based analysis study[J]. Brain Res, 2013,

1515:12-18.

[31] Chen Y, Wolk DA, Reddin JS, et al. Voxel-level comparison of arterial spin-labeled perfusion MRI and FDG-PET in Alzheimer disease[J]. Neurology, 2011, 77(22):1977-1985.

[32] Celone KA, Calhoun VD, Dickerson BC, et al. Alterations in memory networks in mild cognitive impairment and Alzheimer's disease: an independent component analysis[J]. J Neurosci, 2006, 26(40):10222-10231.

[33] Teipel SJ, Schapiro MB, Alexander GE, et al. Relation of corpus callosum and hippocampal size to age in nondemented adults with Down's syndrome [J]. Am J Psychiatry, 2003, 160(10):1870-1878.

[34] Sorg C, Riedl V, Muhlau M, et al. Selective changes of resting-state networks in individuals at risk for Alzheimer's disease[J]. Proc Natl Acad Sci U S A, 2007, 104(47):18760-18765.

[35] Goveas JS, Xie C, Ward BD, et al. Recovery of hippocampal network connectivity correlates with cognitive improvement in mild Alzheimer's disease patients treated with donepezil assessed by resting-state fMRI [J]. J Magn Reson Imaging, 2011, 34(4):764-773.

[36] Dolan MC, Fullam RS. Psychopathy and functional magnetic resonance imaging blood oxygenation level-dependent responses to emotional faces in violent patients with schizophrenia[J]. Biol Psychiatry, 2009, 66(6):570-577.

[37] Steven AJ, Zhuo J, Melhem ER. Diffusion kurtosis imaging: an emerging technique for evaluating the microstructural environment of the brain[J]. AJR Am J Roentgenol, 2014, 202(1):W26-W33.

[38] Kim EJ, Cho SS, Jeong Y, et al. Glucose metabolism in early onset versus late onset Alzheimer's disease: an SPM analysis of 120 patients[J]. Brain, 2005, 128 (Pt 8):1790-1801.

[39] Drzezga A, Grimmer T, Riemenschneider M, et al. Prediction of individual clinical outcome in MCI by means of genetic assessment and (18)F-FDG PET[J]. J Nucl Med, 2005, 46(10):1625-1632.

[40] Camus V, Payoux P, Barre L, et al. Using PET with 18F - AV - 45 (florbetapir) to quantify brain amyloid load in a clinical environment[J]. Eur J Nucl Med Mol Imaging,2012,39(4):621-631.

[41] Mistur R, Mosconi L, Santi SD, et al. Current challenges for the early detection of alzheimer's disease: Brain imaging and CSF studies[J]. J Clin Neurol, 2009,5(4):153-166.

[42] Okamura N, Harada R, Furukawa K, et al. Advances in the development of tau PET radiotracers and their clinical applications[J]. Ageing Res Rev,2016,30: 107-113.

[43] Watanabe H, Ono M, Saji H. Novel PET / SPECT probes for imaging of tau in Alzheimer's disease[J]. Scientific World Journal,2015,2015:124192.

[44] Visser P J, Verhey F, Knol D L, et al. Prevalence and prognostic value of CSF markers of Alzheimer's disease pathology in patients with subjective cognitive impairment or mild cognitive impairment in the DESCRIPA study: a prospective cohort study[J]. Lancet Neurol,2009,8(7):619-627.

[45] 乔莉霞,陈升东. 阿尔茨海默病的早期诊断研究进展[J]. 中华脑科疾病与康复杂志:电子版,2016,6(1):50-52.

[46] Kromer R, Serbecic N, Hausner L, et al. Comparison of visual evoked potentials and retinal nerve fiber layer thickness in Alzheimer's disease[J]. Front Neurol,2013,4:203.

(高 擎 张颖冬)

第三节 阿尔茨海默病药物治疗进展

阿尔茨海默病(AD)是全球最为常见的致残性、致死性中枢神经系统退行性疾病之一,目前尚无可以预防与根治AD的方法,主要是对症处理,尽可能减轻病情,延缓发展。

AD药物治疗的进展取决于对其病因与发病机制的新突破,然而迄今为止,诸多关于AD治疗的药物临床试验均宣告失败。这主要归因于AD发生机制的复杂性与多维性。目前研究发现,AD的发生与年龄的增长、家族遗传、环境暴露、氧化应激、炎症免疫反应、血管调节等诸多因素有关,其中以β淀粉样蛋白(Aβ)异常沉积与tau蛋白异常磷酸化是目前公认的AD主要分子机制[1]。本节将对近年来关于AD认知功能领域相关治疗药物的新进展进行阐述。

一、经典抗AD药物

(一) 胆碱能药物

(1) 乙酰胆碱酯酶抑制剂(Acetylcholinesterase inhibitors, AChEI):通过抑制突触间隙的乙酰胆碱酯酶,提高脑内乙酰胆碱水平。这是目前用于改善轻中度AD患者认知功能的主要药物。选择性AChEI药物作用时间长、不良反应小、无肝毒性,代表性药物有多奈哌齐、卡巴拉汀、加兰他敏、石杉碱甲等,疗效在不同患者中差异较大。最近一项研究表明,多奈哌齐的疗效与AD患者乙酰胆碱受体编码基因CHRNA7单核苷酸多态性有关[2]。

(2) 乙酰胆碱受体激动剂:通过增强胆碱能受体的功能发挥作用。研究表明AD患者胆碱能神经突触后膜的N、M1受体的数目相对固定不会随病程进展而发展。N、M1受体选择性激动剂具有可直接补偿胆碱能的功能,且影响Aβ异常沉积与tau蛋白磷酸化,从而改善AD的学习记忆功能并延缓病情的发展。胆碱能受体N、M1激动剂主要有占诺美林(Xanomeline)、沙克美林(Sabcomeline)、AF120B、SR-46559A、ABT-148、icotine和M2受体拮抗剂BIBN-99、AF-DX116,该类药物具有选择性作用强,不良反应较AChEI更少等优点[3]。最近有学者开展了α7烟碱型乙酰胆碱受体激动剂对AD的研究,临床疗效拭目以待[4]。

（二）N-甲基-D-天冬氨酸（NMDA）受体拮抗剂

NMDA受体拮抗剂通过抑制兴奋性氨基酸（以NMDA为主），减少其神经元的兴奋性毒性，然而对正常生理过程如学习、记忆所需的短暂性谷氨酸生理性释放无明显影响。代表性药物为盐酸美金刚，其在欧美是唯一被批准用于治疗中、重度AD的药物。目前，美金刚对早期AD患者临床效果的研究正在进行[5]。

上述两大类药物是目前公认的抗AD一线治疗药物。但单一药物治疗欲达到理想效果常需较大剂量，从而易导致不良反应，因此应考虑联合治疗。2014年欧洲神经病学协会发布的最新AD治疗指南指出，中、重度AD患者推荐AChEI与盐酸美金刚联合使用，尤其对出现明显行为症状的重度AD患者更是强烈推荐[6]。

（三）γ-内酰胺类药物

临床上尤其是基层医院，广泛用于治疗一般性脑损伤所致认知功能障碍的药物——γ-内酰胺类脑功能改善药和γ-氨基丁酸（GABA）的环化衍生物。这两大类药物对脑细胞代谢具有激活作用，并对神经细胞有保护作用。通过动物实验发现，本类药物通过保护胆碱能神经元功能而起作用，不仅可维持乙酰胆碱浓度，亦可刺激突触前膜对胆碱的再吸收，加速乙酰胆碱的合成，从而阻止记忆力减退[7]。代表性药物有吡拉西坦、茴拉西坦、奈非西坦和奥拉西坦等。指南指出，因其有效性和安全性还不确定，临床医生可有选择的用于患者或辅助性治疗。

（四）麦角碱类

以尼麦角林为代表，具有较强的α受体阻滞作用和血管扩张作用。该类药物能加强脑细胞的能量代谢，增加血氧、葡萄糖的利用以及促进神经递质多巴胺的转换，加强脑部蛋白质生物合成，营养神经细胞促进神经递质传递。但指南指出，其有效性和安全性尚不确定[8]。

(五) 钙拮抗剂

钙拮抗剂能抑制钙超载,减轻血管张力,增加脑血流,改善缺血缺氧,进而改善学习记忆与认知功能。目前应用较多的有尼莫地平、氟桂利嗪、维拉帕米等药物。最近有研究发现,在AD早期,神经元会释放过量的钙离子,引起钙超载,从而触发或加速AD众多病理生理过程。继续探索阻止这一异常的钙离子信号传导的方法,未来也有可能成为AD治疗的切入点。

(六) 抗氧化剂

通过基础实验研究证实,氧化应激反应可增强Aβ对AD大鼠模型神经毒性作用,抗氧化剂可以保护神经元免受Aβ诱导的神经毒性作用。因此,从理论上曾长期认为抗氧化剂(银杏叶制剂、维生素E、司来吉兰)可保护神经元免受Aβ诱导的神经毒性作用[9]。

二、传统药物在AD治疗中的新应用

传统药物的临床应用依据为AD发病与免疫炎症反应、血糖、血脂、内分泌等相关性。

(一) 抗炎及免疫调节类药物

研究发现,患有风湿性关节炎的患者在服用非甾体类抗炎药(Non-steroidal anti-inflammatory drugs, NSAIDs)阿司匹林后,AD的发病率明显下降或患病时间推迟。因此,可以认为NSAIDs可能具有治疗AD的潜能。然而迄今为止,单独应用NSAIDs如阿司匹林,临床研究尚未显示其有治疗AD的依据,但在控制AD的危险因素如高血压、高脂血症、脑卒中时,建议应用阿司匹林[8]。2013年Baxter国际公司发布了静脉免疫球蛋白治疗AD的多中心、双盲、安慰剂对照3期临床研究结果,显示治疗未能使轻中度AD患者认知能力下降速度减缓,亦不能维持患者日常生活能力。

但关于AD免疫调节的疫苗仍如雨后春笋般出现[10]。

（二）降糖类药物

胰岛素鼻腔喷雾(Intranasal insulin)给药已被证实了可以改善AD和(或)轻度认知功能障碍(MCI)患者认知功能。但上述研究存在样本量较小，观察周期偏短的缺点[11]。德国一项针对年龄60岁以上、未患AD及其他痴呆症的老年人开展的大规模研究显示，长期服用糖尿病药物吡格列酮会降低痴呆症的发病率。这一研究认为可能与该药抑制神经炎症有关[12]。

（三）他汀类药物

既往研究表明，胆固醇可能参与了Aβ的形成过程，高胆固醇可以增加AD发病风险[13]，而他汀类药物能够降低胆固醇水平，保护血管内皮，有助于脑部血液循环从而抵制神经元死亡。近期一项新的大型研究表明，他汀类药物预防AD的作用可能只限定于某些特定的他汀类药物，并与患者的性别和种族等有关[14]。因此，该研究建议高胆固醇或其他病因导致更易患血管疾病的AD患者，应该考虑服用他汀类药物，这样一来可能降低AD风险，但同时需要考虑患者对药物的耐受性和经济承受力等。

（四）内分泌系统药物

一项对平均年龄为65岁的9446名参与者进行了8年的随访研究发现，601名参与者发生了AD。通过进一步研究发现，升高或正常偏高的甲状腺功能与痴呆症的风险增加有关，而甲状腺功能与脑血管病不存在相关性。这一发现表明甲状腺激素通过非血管途径可能导致老年痴呆症[15]。皮下注射生长激素释放激素(Growth hormone-releasing hormone，GHRH)，在给药方式的便捷性和药物易获取性的基础上，经研究证实其能改善AD和(或)MCI患者的认知功能，但研究存在样本量较小，观察周期偏短(20周)的缺点[16]。另一研究数据表明，绝经后妇女服用雌二醇激素类药物，可使血管性痴呆症或AD的死亡风险降低。激素治疗周期≤5

年,使得血管性痴呆死亡风险降低37%~39%;而在激素治疗>5年,AD的死亡风险降低15%~19%[17]。

(五) 脑源性神经营养因子

近年来,采用神经生长因子基因转移技术,将神经生长因子(CERE-110)注入Meynert基底核,使神经生长因子在AD患者的基底前脑胆碱能神经元有效表达,使得此脑部的乙酰胆碱含量增多,从而促进记忆力恢复。由加州大学圣迭戈分校为主导的AD协作组主持的,通过采用腺相关病毒介导的神经生长因子(CERE-110)移植来治疗AD患者的临床研究(Clinical Trials.gov Identifier:NCT00876863),目前尚未观察到十分明显的疗效[18]。

三、临床试验新药——清除Aβ及抑制tau蛋白异常磷酸化

(一) 抗Aβ药物

(1) Aβ疫苗:包括UB-311和CAD106两种试验药物,通过刺激机体产生抗体,启动吞噬细胞来清除抗原抗体复合物,从而达到清除Aβ斑块的目的[19]。UB-311已通过了Ⅰ期临床试验,初始试验结果表明,使用该药后,一组AD患者的认知功能得到了改善。一项的CAD106早期研究显示,该疫苗安全性良好,可刺激机体产生Aβ相关抗体,但目前尚需更多试验以证明其有效性。

(2) Aβ单克隆抗体:包括辉瑞公司研发的Bapineuzumab[20]、罗氏公司Gantenerumab[21]、礼来公司Solanezumab[22]等试验药物。其中前两者由于其不良反应,提前终止。而礼来公司研发的Solanezumab(索拉珠单抗)在Ⅲ期临床试验中,也宣告失败。Aducanumab是一种人重组单克隆抗体,其采集自没有认知损伤迹象的健康老年受试者或有异常缓慢认知损伤的老年受试者身上可被识别的B细胞库。在Ⅰb期165例有前驱症状

及轻微痴呆症患者安慰剂对照试验中发现，Aducanumab降低了大脑中β-淀粉样蛋白的量，并且效果与剂量呈依赖关系。目前Ⅲ期试验刚启动，到2022年初所有试验才能完成[23]。

（3）γ-分泌酶及β-分泌酶抑制剂：γ-分泌酶及β-分泌酶，均可切割Aβ前体蛋白使Aβ的形成和释放。但迄今为止，针对γ-分泌酶的临床试验无一成功，可能与这些药物不能稳定地透过血脑屏障有关[24]。

（4）retromer相关蛋白：早期研究表明，脑内retromer蛋白使β-分泌酶停留在神经元无此结构请修改内，这有助于将Aβ前体蛋白传送至神经元表面，避免其在核内分解成有毒的Aβ。阻断这一进程可减少Aβ的生成[25]。在人工培育的神经元中对化合物R55进行了测试，结果显示retromer水平升高，Aβ生成则有所下降[26]。因此，今后有望通过提高retromer的水平及推动正常的转运进程来预防与治疗AD。

（二）抑制tau蛋白异常磷酸化的药物

（1）埃博霉素B（Epothilone）：是一类大环内酯类化合物，1993年由德国国家生物技术中心的Hoefle G等首次报道，因其作为抗肿瘤药物能够使癌细胞产生凋亡而受到关注。近年来研究发现，tau蛋白过度磷酸化与神经元微管的去稳定化新型微管坚固剂可预防有关，而基础实验证实埃博霉素B可减少小鼠神经元的死亡、改善其认知问题。然而该实验鼠只观察了3个月，而埃博霉素B作用于AD患者可能需要较长时间，所以应开展更多研究，观察长时间治疗是否有害。另一种常见抗癌药物“蓓萨罗丁”临床中用于治疗皮肤T细胞淋巴瘤，具有良好的安全性。在实验中具有可迅速逆转鼠部分AD症状的效应，仅数小时即产生疗效[27]。

（2）tau磷酸化酶抑制剂：糖原合成酶激酶3（Glycogen synthase kinase-3，GSK-3）作为一种磷酸化酶，可促使tau蛋白发生过度磷酸化，与临床上记忆衰退和其他认知功能障碍有明显相关性。

四、问题与策略

痴呆是重要的全球问题,由于不能治愈,减低痴呆风险、及时诊断和早期干预越来越多地受到人们的重视:①做好一级预防;②积极寻找其他可能的治疗途径,不要局限于目前已有的基础研究结果;③继续加强AD发病的分子生物学机制研究,研发新型AD药物;④利用我国中医药研究的传统优势嫁接和移植国际科技发展最新成果,以创新的方式提高中医药在AD方面的药物研究水平。

参考文献

[1] Karch CM, Goate AM. Alzheimer's disease risk genes and mechanisms of disease pathogenesis[J]. Biol psychiatry, 2015, 77(1): 43-51.

[2] Jelic V, Winblad B. Alzheimer disease: Donepezil and nursing home placement [mdash] benefits and costs[J]. Nat Rev Neurol, 2016, 12(1): 11-13.

[3] Jiang S, Li Y, Zhang C, et al. M1 muscarinic acetylcholine receptor in Alzheimer's disease[J]. Neurosci Bulletin, 2014, 30(2): 295-307.

[4] Oz M, Petroianu G, Lorke DE. α7-nicotinic acetylcholine receptors: new therapeutic avenues in Alzheimer's disease[J]. Nicot Acetylchol Recept Technol, 2016(2): 149-169.

[5] Rosini M, Simoni E, Minarini A, et al. Multi-target design strategies in the context of Alzheimer's disease: acetylcholinesterase inhibition and NMDA receptor antagonism as the driving forces[J]. Neurochem Res, 2014, 39(10): 1914-1923.

[6] Schmidt R, Hofer E, Bouwman FH, et al. EFNS-ENS / EAN Guideline on concomitant use of cholinesterase inhibitors and memantine in moderate to severe Alzheimer's disease[J]. Euro J Neurol, 2015, 22(6): 889-898.

[7] Rissman RA, Mobley WC. Implications for treatment: GABAA receptors in aging, Down syndrome and Alzheimer's disease[J]. J Neurochem, 2011, 117(4): 613-622.

[8] Cummings JL, Morstorf T, Zhong K. Alzheimer's disease drug-development

pipeline: few candidates, frequent failures[J]. Alzheimer's Res Ther, 2014, 6(4): 37.

[9] Wang X, Tucker NR, Rizki G, et al. Discovery and validation of sub-threshold genome-wide association study loci using epigenomic signatures[J]. Elife, 2016, 5: e10557.

[10] Marciani DJ. Alzheimer's disease vaccine development: A new strategy focusing on immune modulation[J]. J Neuroimmunol, 2015, 287: 54-63.

[11] Claxton A, Baker LD, Hanson A, et al. Long-acting intranasal insulin detemir improves cognition for adults with mild cognitive impairment or early-stage Alzheimer's disease dementia[J]. J Alzheimer's Dis, 2015, 44(3): 897-906.

[12] Wischik CM, Harrington CR, Storey JMD. Tau-aggregation inhibitor therapy for Alzheimer's disease[J]. Biochem Pharmacol, 2014, 88(4): 529-539.

[13] Wood WG, Li L, Müller WE, et al. Cholesterol as a causative factor in Alzheimer's disease: a debatable hypothesis[J]. J Neurochem, 2014, 129(4): 559-572.

[14] Zissimopoulos JM, Barthold D, Brinton RD, et al. Sex and race differences in the association between statin use and the incidence of Alzheimer disease[J]. JAMA Neurol,2017,74(2):225-232.

[15] Hu Y, Wang Z, Guo Q, et al. Is thyroid status associated with cognitive impairment in elderly patients in China?[J]. BMC Endocr Dis, 2016, 16(1): 11.

[16] Craft S, Baker LD, Montine TJ, et al. Intranasal insulin therapy for Alzheimer disease and amnestic mild cognitive impairment: a pilot clinical trial[J]. Arch Neurol, 2012, 69(1): 29-38.

[17] Mikkola TS, Savolainen-Peltonen H, Tuomikoski P, et al. Lower death risk for vascular dementia than for alzheimer's disease with postmenopausal hormone therapy users[J]. J Clin Endocrinol Metab, 2016, 102(3):870-877.

[18] Rafii MS, Baumann TL, Bakay RAE, et al. A phase1 study of stereotactic gene delivery of AAV2-NGF for Alzheimer's disease[J]. Alzheimers Dement, 2014, 10(5): 571-581.

[19] Mangialasche F, Solomon A, Winblad B, et al. Alzheimer's disease: clinical trials and drug development[J]. Lancet Neurol, 2010, 9(7): 702-716.

[20] Salloway S, Sperling R, Fox NC, et al. Two phase 3 trials of bapineuzumab in mild-to-moderate Alzheimer's disease[J]. New Engl J Med, 2014, 370(4): 322-333.

[21] Panza F, Solfrizzi V, Imbimbo BP, et al. Efficacy and safety studies of gantenerumab in patients with Alzheimer's disease[J]. Exp Rev Neurotherap, 2014, 14(9): 973-986.

[22] Doody RS, Thomas RG, Farlow M, et al. Phase 3 trials of solanezumab for mild-to-moderate Alzheimer's disease[J]. New Engl J Med, 2014, 370(4): 311-321.

[23] Sevigny J, Chiao P, Bussière T, et al. The antibody aducanumab reduces Aβ plaques in Alzheimer's disease[J]. Nature, 2016, 537(7618): 50-56.

[24] Yan R, Vassar R. Targeting the β secretase BACE1 for Alzheimer's disease therapy [J]. Lancet Neurol, 2014, 13(3): 319-329.

[25] Small SA, Petsko GA. Retromer in Alzheimer disease, Parkinson disease and other neurological disorders[J]. Nat Rev Neurosci, 2015, 16(3): 126-132.

[26] Mecozzi VJ, Berman DE, Simoes S, et al. Pharmacological chaperones stabilize retromer to limit APP processing[J]. Nat Chembiol, 2014, 10(6): 443-449.

[27] Cummings JL, Zhong K, Kinney JW, et al. Double-blind, placebo-controlled, proof-of-concept trial of bexarotene in moderate Alzheimer's disease[J]. Alzheimers Res Ther, 2016, 8(1): 4.

(余　年　林兴建)

第四节　阿尔茨海默病音乐治疗研究进展

阿尔茨海默病(AD)是一种与年龄相关的慢性进行性中枢神经系统

退行性疾病,是老年期痴呆最常见的类型。在年龄＞65岁的老年人中AD患病率约为5%,之后每增龄5岁,AD发病风险就增加1倍。2015年全球痴呆患者约为4680万,预计2050年将达13150万[1]。AD主要组织病理学特征为老年斑、神经元纤维缠结、广泛神经元缺失等。该病目前尚无法治愈,主要通过药物干预以缓解症状,延缓疾病进展。由于药物治疗存在一定的不良反应,近年来非药物治疗已越来越多地应用于AD患者的治疗。音乐治疗(Music therapy,MT)是非药物治疗中经济、有效、简便的一种方法,近年来在AD的治疗中已引起高度重视。

一、AD的主要临床症状

临床上AD隐袭起病,临床主要表现为认知功能下降、精神行为异常及日常生活能力降低。早期出现记忆力减退,以近记忆力障碍为主,并随着病情的进展逐渐出现认知功能障碍,严重时发生空间定向障碍。AD患者常伴有情感改变和行为异常,出现焦虑、抑郁、情感淡漠和激越行为,病情常呈进行性加重,最终丧失独立生活的能力。

二、AD的音乐治疗

音乐治疗是应用一切音乐的形式活动(听、唱、演奏、律动等)来达到重建、维持及促进心理和生理健康的一种治疗方式。音乐治疗集音乐、医学、心理学为一体,由专业的音乐治疗师通过具有治疗效果的音乐干预来实现个体化治疗目标。音乐治疗分为主动音乐和被动音乐两种方式。主动音乐治疗需要患者主动参与演奏乐器或演唱歌曲;被动音乐治疗只需患者聆听音乐,不需要演奏或演唱。研究表明,与被动音乐治疗相比,主动音乐治疗更能调动AD患者积极性,使其更愿意参与到活动中[2]。音乐治疗通过影响认知、情感和行为等方面从而对AD患者发挥治疗功效。查小云等[3]曾从音乐治疗的方法、内容及其有效性等方面评估了音乐对痴呆的治疗效果,结果表明音乐治疗可有效改善痴呆患者的临床症状。

(一) 音乐治疗对AD患者认知的影响

认知功能是患者熟练运用知识的能力,包括语言和非语言技能、记住新知识和从丰富的知识库中追忆知识的能力。AD的记忆障碍主要表现为记住新知识能力受损和回忆远期知识困难,早期以近期记忆力受损为主,最终近、远期记忆力均有障碍。

情景记忆障碍是AD患者记忆损害的特征性表现之一。自传体记忆(Autobiographical memories,ABMs)作为情景记忆的一部分,是对亲身经历过事件的一种远程回忆。音乐治疗有助于唤起既往事件及情感内容,对于AD患者的自传体记忆有增强功能。研究发现,与非音乐干预相比,音乐干预可以有效提高AD患者的自传体记忆[4]。同时,相对于听研究者安排的音乐,AD患者听自己选择音乐的可以使得自传体记忆能得到更进一步的改善[5]。

音乐治疗可以维持和改善患者的认知功能。Ceccato等[6]通过给AD患者播放已录制好的音乐进行研究,结果发现该种方式的音乐干预可以改善患者的注意力及记忆力。Satoh等[7]研究发现,唱歌训练(每周1次,持续6个月)可显著减少瑞文氏图形推理测验(Raven's colored progressive matrices,RCPM)分数,有效改善AD患者的精神运动速度。Innes等[8]进行的一项随机对照试验结果表明,音乐治疗可显著改善AD患者的主观记忆功能和客观认知功能。

音乐治疗可有效改善AD患者的语言功能。患者的语言技能提高很大程度依赖于认知过程。音乐治疗不仅作为晚期AD患者无法理解口头语言的一种替代交流方式,还可以提高AD患者语言记忆能力。Sara等[9]通过访谈记录并研究了接受音乐治疗的AD患者。结果发现,在音乐的环境下,AD患者更容易与其他AD患者或看护者进行交流。一项研究结果显示,为期6周的音乐干预有效改善了AD患者语言功能[10]。

（二）音乐治疗对AD患者情感的影响

AD患者常常伴有焦虑、抑郁、淡漠等情感障碍。研究发现，音乐治疗可明显减少AD患者的焦虑[11]与情感淡漠[12]，且较阅读干预音乐治疗更能改善AD患者的焦虑及抑郁状态[13]。一项随机对照试验表明，音乐治疗前后AD患者交谈内容无显著的改变，但患者的面部情感、心情较前改善[14]，AD患者情感状态由交谈内容、面部情感的表达及心情所评估。

（三）音乐治疗对AD患者行为的影响

AD患者常伴有不同程度的行为障碍。激越行为是AD患者常见的行为障碍之一。研究表明，音乐干预2周后的激越问卷（Cohen-Mansfield agitation inventory，CMAI）、神经精神症状问卷（Neuropsychiatric inventory，NPI）评分较干预前显著降低，但音乐干预第4周及干预结束后AD患者的CMAI及NPI评分与音乐干预前评分相比无显著变化[14]。这一研究说明音乐干预对AD患者的早期激越行为有改善作用。Ho等[15]在痴呆护理院应用CMAI评分观察音乐干预对AD患者激越行为的影响，发现进餐时播放音乐可改善AD患者的激越行为，但其效应持续时间较短。近期一项荟萃分析表明，音乐治疗可有效减少AD患者激越行为，尤其在个体化选择音乐、主动音乐活动中较为显著[16]。

（四）音乐治疗对AD患者的其他作用

研究表明，音乐治疗除改善AD患者认知、情感、行为外，也可减轻患者心理压力，改善心情，增加其幸福感，提高睡眠、生活质量及减轻看护者负担[17]。Sara等[9]通过记录AD患者及看护者对音乐治疗感受发现，音乐可改善患者与看护者关系并减轻看护者负担，使患者更愿意与他人交流，分享自己的想法。

三、音乐治疗对AD的影响机制

目前,音乐治疗对AD患者的影响机制尚不明确,可能与神经可塑性、神经再生与修复、神经内分泌、抑制炎症与氧化应激等有关。

音乐在AD患者神经可塑性方面发挥重要作用[18]。AD患者常常伴有严重的脑萎缩,以皮质区较为明显,包括内嗅皮层、海马、内侧额叶和额顶区等。音乐刺激可激活脑内特定区域如岛叶、扣带皮质层、下丘脑、海马、杏仁核及前额叶皮层等,改变神经结构,增强突触可塑性,调节神经递质水平。研究发现,音乐刺激可增加右角回和左舌回神经活动,也可促进神经纤维再生和细胞修复[18,19]。

音乐刺激可部分激活交感神经系统和下丘脑-垂体-肾上腺轴,促进大脑释放内啡肽、内源性大麻素、多巴胺、一氧化氮等介质,使AD患者身心得到放松;促进类固醇激素释放,从而延缓AD的进展[19];刺激中枢释放多巴胺和其他神经递质,加强自主调节,改善AD患者临床症状[20]。

炎症与氧化应激在AD的发病机制中发挥了重要作用。研究表明,血液中高浓度的炎症因子,包括白细胞介素-6、肿瘤坏死因子-α、高敏C反应蛋白可以用来预测认知功能的减退[21]。音乐治疗可以减弱和逆转这些有害因子,间接通过减轻全身炎症反应改善认知功能,延缓AD进展[8]。

四、问题与展望

音乐治疗是一种简单方便、低成本、有效的治疗方法,已被广泛应用于AD的治疗,但目前关于音乐干预治疗AD的研究还存在样本量偏小,多中心研究不充足,评价方法单一,且参与者的文化程度、治疗背景及既往对音乐的喜好程度不同,这些都可能对研究结果产生影响。此外,音乐治疗时音乐类型及音乐曲目的选择对AD患者的影响及其可能机制目前尚不清楚,今后还需要进行大样本、随机、对照、多中心研究,并应用更严谨的方法学对其结果进行分析。

参考文献

[1] Alzheimer's Disease International. World Alzheimer Report 2015: The global impact of dementia[R]. London, 2015.

[2] Lancioni GE, O'Reilly MF, Singh NN, et al. Assessing the impact and social perception of self-regulated music stimulation with patients with Alzheimer's disease[J]. Res Dev Disabil, 2013,34(1):139-146.

[3] 查小云，胡予. 痴呆音乐疗法研究进展[J]. 实用老年医学，2013,27(5): 431-434.

[4] El Haj M, Fasotti L, Allain P. The involuntary nature of music-evoked autobiographical memories in Alzheimer's disease[J]. Conscious Cogn, 2012,21(1): 238-246.

[5] El Haj M, Antoine P, Nandrino JL, et al. Self-defining memories during exposure to music in Alzheimer's disease[J]. Int Psychogeriatr, 2015,27(10):1719-1730.

[6] Ceccato E, Vigato G, Bonetto C, et al. STAM protocol in dementia: a multicenter, single-blind, randomized, and controlled trial[J]. Am J Alzheimers Dis Other Demen, 2012,27(5):301-310.

[7] Satoh M, Yuba T, Tabei K, et al. Music therapy using singing training improves psychomotor speed in patients with Alzheimer's Disease: A neuropsychological and fMRI study[J]. Dement Geriatr Cogn Dis Extra, 2015,5(3):296-308.

[8] Innes KE, Selfe TK, Khalsa DS, et al. Meditation and music improve memory and cognitive function in adults with subjective cognitive decline: A pilot randomized controlled trial[J]. J Alzheimers Dis, 2017,56(3):899-916.

[9] Osman SE, Tischler V, Schneider J. 'Singing for the Brain': A qualitative study exploring the health and well-being benefits of singing for people with dementia and their carers[J]. Dementia (London), 2016,15(6):1326-1339.

[10] Gómez Gallego M, Gómez Garcia J. Musicoterapia en la enfermedad de Alzheimer: efectos cognitivos, psicológicos y conductuales[J]. Neurologia, 2016 Feb

17. pii: S0213-4853(16)00004-9. doi: 10.1016 / j.nrl.2015.12.003.

[11] Ueda T, Suzukamo Y, Sato M, et al. Effects of music therapy on behavioral and psychological symptoms of dementia: a systematic review and meta-analysis[J]. Ageing Res Rev,2013,12(2):628-641.

[12] Goris ED, Ansel KN, Schutte DL. Quantitative systematic review of the effects of non-pharmacological interventions on reducing apathy in persons with dementia[J]. J Adv Nurs,2016,72(11):2612-2628.

[13] Guétin S, Portet F, Picot MC, et al. Effect of music therapy on anxiety and depression in patients with Alzheimer's type dementia: Randomised, controlled Study[J]. Dement Geriatr Cogn Disord, 2009,28(1):36-46.

[14] Narme P, Clement S, Ehrle N, et al. Efficacy of musical interventions in dementia: evidence from a randomized controlled trial[J]. J Alzheimers Dis, 2014,38(2):359-369.

[15] Ho SY, Lai HL, Jeng SY, et al. The effects of researcher-composed music at mealtime on agitation in nursing home residents with dementia[J]. Arch Psychiatr Nurs, 2011,25(6):e49-e55.

[16] Jos é CM, Laura LL, Begoña AB, et al. Optimal nonpharmacological management of agitation in Alzheimer's disease: challenges and solutions[J]. Clin Interv Aging, 2016, 11:175-184.

[17] Innes KE, Selfe TK, Khalsa DS, et al. Effects of meditation versus music listening on perceived stress, mood, sleep, and quality of life in adults with early memory loss: A pilot randomized controlled trial[J]. J Alzheimers Dis, 2016,52(4):1277-1298.

[18] Herholz SC, Herholz RS, Herholz K. Non-pharmacological interventions and neuroplasticity in early stage Alzheimer's disease[J]. Expert Rev Neurother, 2013, 13(11):1235-1245.

[19] Fukui H, Toyoshima K. Music facilitate the neurogenesis, regeneration and repair of neurons[J]. Med Hypotheses,2008,71(5):765-769.

[20] Peck KJ, Girard TA, Russo FA, et al. Music and memory in Alzheimer's

disease and the potential underlying mechanisms[J]. J Alzheimers Dis, 2016, 51(4): 949-959.

[21] Gorelick PB. Role of inflammation in cognitive impairment: results of observational epidemiological studies and clinical trials[J]. Ann N Y Acad Sci, 2010, 1207:155-162.

（胡维维　冯美江）

第五节　阿尔茨海默病照料者心理状态及其影响因素研究进展

阿尔茨海默病(AD)是一种以进行性认知功能障碍为主要临床表现的中枢神经系统退行性疾病,目前在我国是仅次于心血管病、癌症和脑卒中的第四大老年人致死性疾病[1]。随着人口老龄化的不断加速,AD的患病率越来越高,疾病负担越加严重,现已成为一个全球性公共卫生问题[2]。目前AD尚无有效的根治方法,其病程不可逆转,患者的记忆、行为、生活自理等能力进行性退化,晚期患者只能依靠他人照护,因此,照料者承受的身心负担也非常沉重,易产生焦虑、抑郁等心理问题[3]。本节就近年来国内外有关AD照料者的心理及其影响因素的相关研究进展进行阐述。

一、照料者类型

AD患者的照料者类型主要分家庭成员和非家庭成员两大类。

(一)家庭成员

目前,家庭成员是国内外AD患者主要的照料者。西方国家以配偶居多。美国多由配偶或其他家庭成员照料,部分患者可有1个及以上的家庭照料者[4]。鉴于我国医疗保健措施尚未完善,超过90%的AD患者由家庭成员照料,配偶及子女在患者照料过程中扮演了非常重要的角色[5]。

(二)非家庭成员

除家庭成员外,一些家庭会请保姆或护工照料AD患者。由于护理专业人员短缺,国内外老年护理院和部分医院常雇用一些护理员对患者进行日常生活照料。这些人员不具备护理专业资质,经短期培训后以照料AD患者的日常生活为主要目标,并获取一定的报酬[6]。此外,国内外近年来还有一部分医学生及社工作为志愿者,协助主要照料者照护AD患者[7,8]。

二、照料者心理状态

(一)负性情感

与非痴呆患者的照料者相比,AD照料者的心理健康水平较低。由于AD的疾病性质及病程特点,照料者常面临沉重的照护负担,几乎丧失可供自我支配的自由活动时间。精神压力和健康风险较大,易出现负性情感,主要表现为抑郁和焦虑[9,10]。张红杰等[11]研究发现,AD照料者的抑郁状态患病率显著高于非痴呆照料者;Riedel等[12]调查显示,43.7%的AD照料者具有临床相关的抑郁症状,其中37.5%的照料者可达到抑郁症标准。

家庭照料者的精神负担更重。部分家庭成员不仅要上班,还要照料患者,一人扮演了多重角色,各个角色间常发生冲突,有的照料者甚至为了照料患者放弃了自己的工作;此外,AD患者医药费用较高,经济支出较大,家庭照料者无论是精神还是经济都承受着沉重的负担[13]。Liu等[14]报道,超过50%的家庭照料者会出现焦虑、抑郁等不良情绪。

此外,AD照料者也易出现情感淡漠[15,16]、激越和攻击[17]等情感行为。

(二)正性情感

Travers等[18]研究表明,部分AD照料者照护患者的时间越长,经验就越丰富，自信心越强，对待AD患者的态度也就越积极。因此，对照料者进行定期培训和教育以增强其照料能力和自信心非常必要。AD常伴有痴呆的行为和精神症状（Behavior and psychological symptoms of dementia，BPSD）。韩静等[19]曾对13名这类患者的照料者进行研究，发现在长期照料过程中，部分照料者通过不断探索和尝试，找到了适合的应对方法，降低了患者BPSD的发生。因此，明显的成就感，对增强AD患者照料的自信心有很大帮助。

三、影响因素

（一）照料者因素

（1）性别与文化程度：研究发现，AD照料者中以女性居多，且女性照料者更易出现焦虑和抑郁状态[10]。樊清华等[20]报道，我国AD患者为男性的女性家庭照料者心理问题检出率显著增高，这可能与性格特质有关，女性比男性情感丰富、细腻，而男性则比较开朗豁达。此外，文化程度也会影响照料者的心理状态。高中及以下学历家庭照料者的心理问题检出率显著增高，类似的情况护理员抑郁的发生率显著高于护士[21]。这是由于护理员等低学历照料者对疾病相关知识匮乏，日常照料中遇到问题常束手无策，也难以主动寻求周边资源的帮助，因此更易产生负面情绪。

（2）年龄与体质：Sousa等[10]报道，年轻照料者易出现焦虑。虽然年轻人身体素质比老年照料者好，但他们多为家庭的主要经济收入者，常存在工作与照料患者之间的矛盾从而影响正常的经济收入与事业发展。

伍星等[22]对AD照料者的问卷调查研究发现，照料者健康状况是影响自身负担的主要因素之一。多个研究表明，照料者年龄越大，其发生心理障碍的风险越大[16,23]，这可能与老年照料者自身体质较差，对于照护AD患者常感觉力不从心，从而产生心理障碍有关。

（3）自我效能与心理弹性：自我效能强调个体对自身在特定情境下执行某一特定行为能力的判断，这种判断决定了个体行为的动机和坚持性,其主要通过调节和控制行为来影响个体的健康结果[24]。研究发现,照料者自我效能对自身身心健康具有保护性作用,有利于消除焦虑等不良情绪[25,26],并增强个体对环境的调整和适应能力,从而改善照料者的健康状况[27]。Grano等[28]研究发现自我效能通过控制苦恼的想法,可在1年后部分缓解AD照料者的抑郁症状。

心理弹性又称韧性、抗逆力,是个人面对困难时积极适应,经历挫折仍可保持或者恢复心理健康的能力[29]。心理弹性可以作为保护性因素增强照料者在照护过程中面对挫折时的应对能力和适应能力。通过加强AD照料者的心理弹性可提高他们的生活质量和心理健康水平[30]。此外,自我效能可有效预测个体的心理弹性,是心理弹性的重要保护性因素之一[31]。

(二)患者因素

(1)痴呆程度:AD是一种慢性渐进性痴呆,临床上主要有认知功能障碍、日常生活能力下降和BPSD等症状。Zhang等[32]研究发现,AD患者病情越重,其需要的照料时间越多,会使照料者社交活动显著减少,导致情感支持不足,负性情感无法排解从而形成恶性循环。

AD患者的BPSD也是影响照料者负担的重要因素之一[22]。当患者出现BPSD时,照料者心理压力更大,易出现情绪低落[15,16];一旦无法有效应对BPSD常会产生委屈、退缩,甚至有离岗倾向等[19]。调查研究表明,激越与攻击行为给照料者带来的痛苦得分最高,且与此类症状的严重程度和发生频率正相关[17]。

(2)患者年龄:Covinsky等[33]研究发现,AD患者年龄越小,家庭成员照料者抑郁的发生率越高。过早患病可能不仅意味着不断加重的经济负担,也意味着更为漫长的身心负担。

(三)其他

(1)照料者与患者关系及是否与患者同住:照料者与AD患者之间的关系是影响照料者生活质量和负性情感的重要因素。调查研究发现,AD

照料者中配偶的心理障碍发生风险显著高于子女[20]，且随照料时间的延长而不断上升[23]，而家庭成员照料者心理障碍的发生率又远高于护理员[34]。因此，照料者与AD患者关系越近，其身心损伤越重[16]，这可能与子女对患者的感情不及配偶之间深厚，而护理员作为职业照料者虽然也有安全等方面的压力，但对患者的情感很大程度上不及家庭成员照料者有关。

是否与AD患者同住也是影响照料者身心负担的重要因素。相关调查研究发现，与患者同住的照料者其负担量表评分更高，身心压力更大[10,23]。李华等[21]对75位住院治疗的AD患者家属进行调查发现，其在患者入院初期的抑郁量表评分明显高于入院3个月后。AD患者住院后主要由护理员及护士照料，家属照料时间相对减少，避免了持续的精神刺激，从而改善了家庭照料者的身心健康。

（2）社会支持：研究发现，家庭照料者的身心压力远高于有机构支持的照护者[35]。社会支持在帮助照料者更好地适应角色中起至关重要的作用，其与照料者的抑郁状况呈负相关[36]。Sousa等[10]对128例巴西AD照料者的调查发现，未参加日间护理的AD患者，其照料者的负担量表评分显著增高。因此，建立AD老人社区日间照护中心和短期托管机构，不仅能够减轻家庭照料者的身心压力，减少其焦虑、抑郁等负性情绪，同时也能使AD患者得到专业的照护，提高患者的生活质量[37,38]。

四、小结

随着人口老龄化，AD的患病率也在不断增高。目前AD尚缺乏明确有效的早期诊断与根治手段，晚期患者主要依赖于精心的照料以减轻疾病痛苦，改善其生活质量。在众多因素影响下，AD照料者常承受巨大的身心压力，易产生负性情感。因此，不仅要对AD患者进行有效的照料，也要通过照护技能培训和社会支持等多种手段来降低照料者的负性情感，促进照料者（尤其是家属照料者）的身心健康，进而改善AD患者及照料者的生活质量。

参考文献

[1] 柯淑芬, 李红. 老年痴呆照护机构生活环境评估量表的研究进展[J]. 中华护理杂志, 2014, 49(2): 211-215.

[2] Luengo Fernandez R, Leal J, Gray A. Dementia 2010: the prevalence, economic cost and research funding compared with other major diseases [R]. Booklet: Alzheimer's Research Trust, 2010.

[3] 杨桂华,常宗霞,焦琳琳,等. 阿尔茨海默病照顾者的心理干预研究进展[J]. 中华护理教育, 2015, 12(1): 74-78.

[4] Alzheimer's Association. 2010 Alzheimer's disease facts and figures[J]. Alzheimers Dement, 2010, 6(2): 158-194.

[5] Walker D. Alzheimer's disease awareness month: how home can call help [J].Caring, 2010, 29(11): 24-26.

[6] Sorgaard KW, Ryan P, Dawson I, et al. Qualified and Unqualified(N-RC) mental health nursing staff—minor differences in sources of stress and burnout[J]. BMC Heal Serv Res,2010, 10: 163-174.

[7] Cabin WD. Medicare constrains social workers' and nurses' home care for clients with Alzheimer's disease[J]. Soc Work, 2015, 60(1): 75-83.

[8] Jefferson AL, Cantwell NG, Byerly LK, et al. Medical student education program in Alzheimer's disease: the PAIRS Program[J]. BMC Med Educ, 2012,12: 80.

[9] Butterwonh P, Pymont C, Rodgers B, et al. Factor that explain the poorer mental health of caregivers: results from a community survey of older Australians[J]. Aust N Z J Psychiatry, 2010, 44(7): 616-624.

[10] Sousa MF, Santos RL, Turró-Garriga O, et al. Factors associated with caregiver burden: comparative study between Brazilian and Spanish caregivers of patients with Alzheimer's disease (AD) [J]. Int Psychogeriatr, 2016, 28(8):1363-1374.

[11] 张红杰, 魏会敏, 许鸣华, 等. 老年痴呆患者照料者心理健康和生活质

量分析[J].现代预防医学，2009，36(15)：2877-2878.

[12] Riedel O，Klotsche J，Wittchen HU. Overlooking informal dementia caregivers' burden[J]. Res Gerontol Nur，2016，9(4)：167-174.

[13] 杨晓丽，陈敏，张鹤. 等. 柏拉图分析法在老年痴呆照顾者负性感受评价中的应用[J]. 护士进修杂志，2014，29(22)：2046-2047.

[14] Liu S，Li C，Shi Z，et al. Caregiver burden and prevalence of depression，anxiety and sleep disturbances in Alzheimer's disease caregivers in China[J]. J Clin Nurs，2016，26(9 / 10)：1291-1300.

[15] Thomas P，Lalloue F，Preux PM，et al. Dementia patients caregiver's quality of life：The PIXEL study[J]. Int J Geriatr Psychiatry，2006，21(1)：50-56.

[16] Janssen EP，de Vugt M，Köhler S，et al. Caregiver profiles in dementia related to quality of life，depression and perseverance time in the European Actifcare study：the importance of social health[J]. Aging Ment Health，2017，21(1)：49-57.

[17] Zwijsen SA，Kabboord A，Eefsting JA，et al. Nurses in distress？ An explorative study into the relation between distress and individual neuropsychiatric symptoms of people with dementia in nursing homes [J]. Int J Gefiatr Psychiatry，2014，29(4)：384-391.

[18] Travels CM，Beattie E，Martin M，et al. A survey of the queens land health care workforce：attitudes towards dementia care and training [J]. BMC Geriatrics，2013，13：101.

[19] 韩静，郭桂芳，邓宝凤，等. 临床照顾者应对痴呆患者精神行为症状的心理体验研究[J]. 中华护理杂志，2016，51(10)：1174-1179.

[20] 樊清华，郑建中. 老年痴呆患者家属心理健康状况的调查分析[J]. 中国实用护理杂志，2011，27(22)：62-63.

[21] 李华，常亭玲，慕琍萍，等. 老年痴呆患者护理人员及家属心理健康状况研究[J]. 齐鲁护理杂志，2014，20(1)：8-9.

[22] 伍星，许秀峰，卢瑾，等. 老年痴呆患者照料者负担及其相关因素[J]. 中国老年学杂志，2015，35(14)：4019-4021.

[23] Viñas-Diez V，Turró-Garriga O，Portellano-Ortiz C，et al. Kinship and

cohabitation in relation to caregiver burden in the context of Alzheimer's disease: a 24 - month longitudinal study [J]. Int J Geriatr Psychiatry. 2017, doi: 10.1002/gps.4656.[Epub ahead of print]

[24] 张曙映,曾莉,郭起浩.痴呆家属照顾者自我效能研究进展[J].中华老年医学杂志,2013,32(8):907-909.

[25] Cheng ST, Lam LC, Kwok T, et al. Self-efficacy is associated with less burden and more gains from behavioral problems of Alzheimer's disease in HongKong Chinese caregivers[J]. Gerontologist, 2013, 53(1): 71-80.

[26] Gallagher D, Nim A, Crosby L, et al. Self-efficacy for managing dementia may protect against burden and depression in Alzheimer's caregivers[J]. Aging Ment Health, 2011, 15(6): 663-670.

[27] Connell CM, Janevic MR. Effects of a telephone based exercise intervention for dementia care giving wives: a randomized controlled trial [J]. J Applied Gerontol, 2009, 28(2): 171-194.

[28] Grano C, Lucidi F, Violani C. The relationship between caregiving self-efficacy and depressive symptoms in family caregivers of patients with Alzheimer disease: a longitudinal study [J]. Int Psychogeriatr, 2017. doi: 10.1017/S1041610217000059.

[29] Wald J, Traylor S, Asmundson G. Literature review of concepts: psychological resliency[R]. Tornto(ON): Defence R&D Canada.2006.

[30] 袁慧,孙慧敏.老年期痴呆患者照顾者心理弹性的研究进展[J].中华护理杂志,2016,51(4):483-487.

[31] 胡会丽.一般自我效能感训练对农村留守初中生心理弹性的影响[D].重庆:西南大学,2009.

[32] Zhang K, Yu W, He ZJ, et al. Help-seeking behavior for erectile dysfunction: a clinic-based survey in China[J]. Asian J Androl, 2014, 16(1): 131-135.

[33] Covinsky KE, Newcomer R, Fox P, et al. Patient and caregiver characteristics associated with depression in caregivers of patients with dementia[J].

J Gen Intern Med, 2003, 18(12): 1006-1014.

[34] 何锡珍，刘欣彤，丁福，等. 早期老年痴呆住院患者照顾者压力分析与护理干预[J]. 护士进修杂志，2015，30(6)：535-537.

[35] Clybum LD, Stones MJ, Hadjistavropoulos T, et al. Predicting caregiver burden and depression in Alzheime's disease[J]. J Gerontol B Psychol Sci Soc Sci, 2000, 55(1):S2-S13.

[36] Khusaifan SJ, El Keshky ME. Social support as a mediator variable of the relationship between depression and life satisfaction in a sample of Saudi caregivers of patients with Alzheimer's disease[J]. Int Psychogeriatr,2017,29(2):239-248.

[37] Zarit SH, Kim K, Femia EE, et al. The effects of adult day services on family caregivers' daily stress, affect, and health: outcomes from the Daily Stress and Health(DaSH)Study[J]. Gerontologist, 2014, 54(4): 570-579.

[38] Phillipson L, Jones SC. Use of day centers for respite by help-seeking caregivers of individuals with dementia[J]. J Gerontol Nurs, 2012, 38(4):24-34.

（冯泽华　陶连珊　冯美江）

第六节　中药治疗阿尔茨海默病

阿尔茨海默病(AD)是一种高发于老年期及老年前期的致死性神经系统疾病，其临床特征为一系列进行性发展的高级脑神经功能障碍，即患者不存在意识障碍的前提下，其记忆、智力、情感乃至行为人格等方面出现功能性退化。阿尔茨海默病是老年痴呆最常见的原因。中国传统医学以整体观念为基础，以辨证施治为特色，在研究AD方面具有独特的优势。目前具有治疗AD潜能的中药颇多，例如皂苷类、酚酮类、生物碱类以及多糖类等化合物，这些物质有着不同的基本结构，并可通过不同的机制对AD进行治疗。

一、丹参酮的作用

(一) 改善认知功能

AD为老年人群中高发生率的慢性进行性中枢神经系统退化疾病。研究表明,丹参酮治疗通过明显缩短痴呆大鼠的逃避潜伏期,减低逃生错误频率能够改善痴呆大鼠认知功能[1]。对于东莨菪碱(抗胆碱药)诱发的空间行为能力缺失的小鼠,给予丹参酮干预后,同样能够显著改善东莨菪碱造成的小鼠学习能力降低和记忆障碍[2]。此外,在对β-淀粉样蛋白(Aβ)1-42诱导AD大鼠模型进行研究时还发现,AD模型大鼠脑内胆碱能和一氧化氮合酶(Nitricoxide synthase,NOS)的表达系统发生异常。然而丹参酮可能是通过调节Aβ1-42诱导的代谢物紊乱来改善大鼠认知功能[3]。

(二) 减少Aβ毒性作用

Aβ在脑内主要以Aβ1-40和Aβ1-42的形式存在,由β淀粉样前体蛋白(APP)通过水解作用产生,是组成大脑内老年斑(Senile plaque,SP)的主要成分之一[4]。研究认为,患者脑内Aβ聚集形成SP为AD的主要病理变化。Aβ的错误折叠和聚集最终沉积形成淀粉样纤维可导致神经元退行性改变和双螺旋丝生成,这是AD的主要发病机制之一[5,6]。丹参酮ⅡA能够预防Aβ刺激引起的细胞活力下降及凋亡数量增多,从而显著增加受损细胞的生存能力和细胞活力。Liu等[7]发现丹参酮ⅡA通过其抗氧化潜力保护原代神经元免受Aβ25-53诱导的神经毒性。丹参酮ⅡA抵抗Aβ的毒性作用可能是通过激活PI3K/Akt通路,促进AKT的磷酸化、抑制核转录因子-κB(Nuclear transcription factor-κB,NF-κB)的活性而实现的[8,9]。还有研究认为,丹参酮ⅡA可以抵抗Aβ引起的细胞毒性,其机制可能与激活细胞凋亡的相关通路及保护神经元相关[10]。

（三）减轻炎症反应

AD患者除大脑皮质萎缩、神经元缺失、神经元纤维缠结和SP等主要病理改变外，体内慢性炎症病理改变过程造成的级联反应能够进一步诱使Aβ沉积，从而加速AD患者病情[11]。SP的主要成分β-淀粉样肽，能够通过激活胶质细胞，进而产生并释放炎症因子，如IL-1β、IL-6等。炎症因子在AD患者中表达明显升高能够发挥明显的神经毒性作用，造成进一步的伤害[12]。研究发现，丹参酮ⅡA能够减弱胶质细胞的激活，保护炎症相关的血脑屏障破坏和神经损伤[13]。Jiang等[14]研究发现，AD大鼠体内一氧化氮、过氧亚硝基阴离子、海马基质金属蛋白酶（Matrix metalloproteinase，MMP）-2和NF-κB等因子的表达增加，给予50 mg/kg丹参酮ⅡA进行干预后，相关损伤因子表达减少，大鼠学习和记忆能力均显著提高，丹参酮ⅡA可能通过抗炎症反应和抗氧化应激的机制来治疗AD。

（四）减少氧化应激损伤

对过表达APP/PS1转基因鼠进行研究时发现，AD鼠脑内除发生明显Aβ沉积外，同样存在氧化应激损伤[15]。AD模型中，多肽链错误折叠造成Aβ沉积等因素打破正常状态下的自由基产生与清除的动态平衡，引起的氧化应激反应能够损伤神经胶质细胞，从而导致蛋白质过氧化。对丹参酮治疗的AD模型鼠进行行为学检测时发现，AD模型鼠在丹参酮干预后学习和记忆能力均得到显著提高；进一步对血清及脑组织进行检测发现，AD模型鼠左丹参酮干预后谷胱甘肽过氧化物酶、超氧化物歧化酶（Superoxide dismutase，SOD）活力升高和丙二醛含量均减少[16]。丹参酮ⅡA可以减少氧化应激损伤，抑制AD诱导的NOS及基质MMP-2蛋白的表达，通过提高脑缺氧病灶中谷胱甘肽过氧化物酶的活性，减少丙二醛的含量，有效缓解氧化性毒害自由基的产生避免其造成的氧化应激损伤，减轻AD症状[17]。因此，丹参酮能够进入脑组织并通过清除脑氨和氧自由基改善老年痴呆患者症状，可能成为理想的治疗AD的药物[18,19]。

（五）抑制细胞凋亡

对AD的发病机制进行研究时发现，患者脑组织中Aβ沉积、炎症反应和氧化损伤等改变能够导致神经细胞发生凋亡，从而进一步加重AD患者的病情[20]。据报道，丹参酮可通过减少蛋白酶-3（caspase-3）的生成，降低大鼠转录因子p53蛋白与磷酸化p53蛋白的表达而抑制细胞的凋亡，从而可用于AD的防治[21-23]。

（六）促进神经元细胞再生

Aβ集聚和纤维斑块的形成对脑内神经细胞具有很强的毒性作用，可引发细胞损伤。据报道，缺血脑组织中谷氨酸浓度异常，丹参酮干预后可有效调节谷氨酸和抑制性神经递质γ-氨基丁酸在体内的动态平衡，从而减轻神经兴奋毒性引起的神经元的损伤，促进神经元的再生和增殖[24]。此外还有研究发现，丹参酮ⅡA能够通过增强神经元的三磷酸腺苷酶和蛋白质二硫键异构酶活性来改善能量代谢的平衡，同时保持细胞内环境稳态，进而保护和修复神经元[25]。对局灶性脑缺血小鼠进行研究表明，丹参酮ⅡA能够减少小鼠短暂的急性的脑梗死灶体积，抑制NOS的表达，增加脑血流量，修复AD引起的神经元损伤，进而对神经元起到保护作用[26]。

二、人参皂苷的作用

（一）调节中枢神经递质

学习、记忆与认知功能与中枢神经递质密切相关。对于AD患者，其脑组织中存在明显的神经递质含量的异常，而目前治疗AD的一线药物以调节中枢神经递质的含量为主，从而改善患者的认知功能。Kim等[27]以小鼠神经瘤母细胞（N2a）为AD细胞模型，发现人参皂苷Re和Rd能显著增强胆碱乙酰转移酶和囊泡乙酰胆碱转运蛋白的表达，进而增加乙酰胆碱（Ach）的生成，从而发挥减轻AD症状和延缓进展的作用。在离体条件下，人参皂苷Rg3通过与大鼠海马神经元N-甲基-D-天门冬氨酸（NMDA）受体的甘氨酸结合位点的竞争性相互作用，抑制NMDA诱导的毒性作用，从而抑制神经元死亡[28]。

（二）干扰Aβ的生成和沉积

APP的异常加工导致的Aβ聚集是AD的主要病理特征[29]。APP可以通过β-分泌酶和γ-分泌酶的顺序切割产生Aβ，也可以通过APP结构域内的α-分泌酶切割以释放分泌型APPα从而起到阻止Aβ生成的作用。Chen等[30]通过体外细胞实验表明，人参皂苷Rg1能促进NF-κB的活化及核移位，增加NF-κB与β-分泌酶基因的启动子区域DNA相应位点的结合，抑制β-分泌酶的转录和翻译，从而减少Aβ的产生。另外，Yan等[31]研究发现，人参皂苷Rd可以增加α-分泌酶和分泌型APPα的表达，同时降低β-分泌酶和Aβ的表达。

（三）抑制tau蛋白的过度磷酸化

AD患者的脑组织在显微镜下可观察到神经元内的神经纤维缠结（NFT），该物质是一种致密的丝状结构，且具有高度不溶性，其主要成分为过度磷酸化的tau蛋白。tau蛋白的病理形式可以损害神经元功能，并且还是Aβ毒性的重要介质，所以tau蛋白是AD发病机制中的中心参与者。Zhao等[32]将小鼠腹腔注射氯化铝建立AD模型，经人参皂苷Rb1处理后明显改善AD小鼠的学习和记忆能力，并通过平衡糖原合成酶激酶3β和蛋白磷酸酶2A的表达，减少病理性磷酸化tau蛋白的生成。还有研究用人参皂苷Rg1对Wista大鼠脑切片进行预孵育2h，再将脑切片用冈田酸处理3h。以这种方式诱导tau蛋白超磷酸化，结果发现Rg1可明显降低磷酸化tau蛋白和caspase-3的表达，减少NFT的形成，从而发挥抗AD的作用[33]。

(四) 抗炎症反应

脑组织炎症反应是AD的病理标志,炎症反应由促炎细胞因子介导,与活化的小胶质细胞有关。神经元受到SP和NFT的刺激发生慢性炎症反应,进一步诱导胶质细胞中促炎细胞因子的表达,活化的小胶质细胞释放炎症介质,炎症介质可以导致神经元功能障碍和细胞死亡,另外,还会增强APP的淀粉样蛋白诱导Aβ的产生代谢途径[34]。在脑室内注射Aβ1-42诱导的AD小鼠模型中,人参皂苷Rb1通过环氧合酶-2和诱导型一氧化氮合酶的表达,有效地减少神经炎症并改善认知功能。另外,研究表明人参皂苷Rg1、Re、Rd和Rg5等均可以通过抑制脑内小胶质细胞的活性,调节神经炎症反应[35-37]。

(五) 抗氧化应激

活性氧(Reactive oxygen species,ROS)的产生是对Aβ异常堆积的早期细胞应答,可引起线粒体酶的损伤,触发葡萄糖代谢的损害,紧接着造成细胞内三磷酸腺苷(ATP)的损失和线粒体膜电位的崩溃,这个恶性循环将最终导致细胞凋亡。在人参皂苷Rg1对D-半乳糖诱导老化小鼠模型的保护作用的研究中发现,Rg1可以抑制ROS和丙二醛的生成,促进总抗氧化剂、超氧化物歧化酶和谷胱甘肽过氧化物酶的活性恢复[38]。另外,Aβ1-42可以造成原代皮层神经元的线粒体功能损伤,而人参皂苷Rg1对这种损伤具有保护作用。相关机制包括增加线粒体膜电位及ATP水平、增加细胞色素c氧化酶(线粒体呼吸功能的关键酶)的活性、减少细胞色素c的释放等。而在离体的大鼠脑线粒体中,人参皂苷Rg3处理后能明显抑制ROS的产生,改善线粒体能量代谢,提高ATP水平和呼吸控制率。

(六) 抑制细胞凋亡

caspases的活化是细胞凋亡途径的关键,并且参与APP裂解为Aβ、tau蛋白聚集产生NFT等AD的病理过程。采用人参皂苷Rb1及Re预处理细胞12h后，将细胞暴露于Aβ25-35中继续处理48h。之后检测细胞存活率发现，Rb1及Re均可对Aβ25-35诱导的细胞损伤发挥保护作用，且呈一定的剂量相关性[39]。在原代培养的大鼠海马神经元细胞实验中，人参皂苷Rg1可以增加细胞活力，减少LDH释放，并通过抑制caspase 3的活性，上调凋亡相关蛋白Bcl-2／Bax的比例，逆转由Aβ25-35诱导的细胞凋亡[40]。Liu等[41]研究了人参皂苷Rd对Aβ25-35诱导的海马神经元损伤的保护作用，结果表明Rd显著增强Bcl-2 mRNA的表达，减弱Bax-mRNA和Cyt c mRNA的表达，还可下调裂解的caspase-3的蛋白质水平。

（七）雌激素样作用

流行病学研究显示，绝经后妇女相对于同年龄段男性更易患AD，说明内源性雌激素具有一定的预防AD作用[42]。人参皂苷被称为潜在的植物雌激素，其糖苷配基部分在结构上与雌激素类似，因此人参皂苷可以表现出雌激素样活性。Shi等[43]利用切除卵巢的大鼠来模拟绝经后女性的生理变化。在人参皂苷Rg1给药8周后，不仅逆转了卵巢切除术诱导的大鼠海马中Aβ含量增加，并上调了分泌型APPα水平。而体外细胞实验表明，Rg1促进雌激素受体（Estrogen receptor，ER）在Ser118残基的磷酸化以激活ER信号，增强α-分泌酶活性，促进APP的非Aβ途径，而抑制内源性ER活性可以消除Rg1触发的上述改变。另外，研究发现人参皂苷Rb1和雌二醇均能升高AD小鼠额叶皮质和纹状体内的5-羟色胺水平。然而通过克罗米酚（雌激素受体拮抗剂）的预处理可以阻断Rb1和雌二醇的作用[44]。这些结果表明人参皂苷依赖雌激素受体发挥其雌激素样作用。

三、银杏叶提取物的作用

银杏叶提取物（Ginkgo biloba extract，GBE）是从银杏科植物银杏的叶中提取的具有独特药理活性的混合物，广泛应用于医药保健领域，GBE对提高动物或人的认知和记忆功能，改善脑部血液循环，促进脑部损伤后的功能恢复以及促进脑代谢效果显著，对防治AD效果较为理想。

(一)抗氧化作用

脑组织是由易于氧化的脂质构成,从而使其抗氧化能力弱,氧代谢率高,因而极易出现氧化损伤,引起神经元和胶质细胞结构和功能破坏。同时,氧自由基还可导致线粒体膜和线粒体DNA损伤,这是造成AD的重要原因之一。GBE具有抗氧化作用,其活性成分能有效清除氧自由基,抑制脂质过氧化物生成,防止细胞老化,其作用机制是通过增加bcl-2的表达,抑制1-甲基-4-苯基吡啶离子诱导PC12细胞凋亡和抗氧化来实现的。此外,GBE的活性成分银杏黄酮苷和银杏苦内酯是氧自由基的捕捉剂和清除剂,对于清除氧自由基,抗脂质过氧化,增强SOD活性具有重要作用。其抗氧化作用一方面通过阻滞中性粒细胞血小板活化因子(Platelet activating factor,PAF)受体来减少氧自由基的生成,另一方面通过线粒体编码的环氧化酶的表达和肝细胞色素P450酶系统的调节,从而减少氧自由基的形成和超氧阴离子的释放来实现。

(二)神经保护作用

GBE可通过减弱Aβ的神经毒性、抑制一氧化氮产生和蛋白激酶活性、防止神经细胞线粒体受损等途径抑制神经细胞凋亡[45]。研究表明,AD的发生与淀粉样前体蛋白代谢失调引起的细胞外老年斑形成有关,其主要成分Aβ不仅可产生自由基,而且还能引起神经元变性,从而损伤神经细胞。GBE中的活性成分银杏苦内酯B可通过其金属螯合作用阻止β-淀粉样蛋白的原纤维形成,从而阻止Aβ在脑内沉积进一步降低其神经毒性。此外,GBE还可通过上调热休克蛋白70(Heat shock protein 70,HSP70)和葡萄糖调节蛋白78(Glucose-regulated protein 78,GRP78)的表达,激活Akt信号通路和内质网应激(Endoplasmic reticulum stress, ERS),减缓内质网途径细胞凋亡,从而抑制Aβ的神经毒性。王暖等[46]对AD大鼠注射不同剂量的GBE,通过对其学习和记忆功能、海马区神经细胞凋亡情况以及caspase-3检测发现,GBE可减少AD大鼠海马区神经细胞的凋亡，抑制caspase-3的活性，从而改善AD大鼠的学习、记忆功能。

（三）保护血脑屏障结构与功能

最新研究发现Aβ亦可沉积于脑微血管壁，引起血管内皮损伤，血脑屏障功能障碍，导致脑内毒性代谢产物堆积，从而加速AD患者病情进展[47]。GBE可通过抑制内源性ROS的生成，抑制细胞凋亡、改善细胞活力、抑制晚期糖化终产物受体（RAGE）表达等途径来抑制Aβ诱导的血脑屏障损伤。

（四）保护脑组织，改善脑功能

GBE通过调节急性脑梗死患者血清中血管内皮细胞生长因子（VEGF），使其维持在较高水平，从而促进缺血半影区血管内皮细胞增殖，增加血氧供应，减轻缺血性损伤。脑缺血时，兴奋性氨基酸在细胞外液中的浓度明显升高，尤其以谷氨酸升高最明显，可引起神经元水肿及迟发性神经元变形坏死。张仲苗等[48]研究显示，GBE能显著降低脑缺血小鼠脑组织中谷氨酸的含量，从而起到保护脑组织的作用。此外，GBE保护脑组织的作用机制还包括减轻脂质过氧化反应，保护内源性SOD活性，从而改善脑组织功能。

（五）改善认知功能

研究显示，AD患者认知功能障碍与中枢神经系统递质代谢功能紊乱有关，AD患者海马和新皮质Ach、胆碱乙酰转移酶水平均显著减少[49]。GBE一方面通过抑制胆碱能神经元坏死，促进海马神经元Ach的合成，增加神经递质的释放，加速神经冲动传导，易化突触传递；另一方面通过增加脑血流量，提高代谢率来改善认知功能和提高记忆能力。Heinen-Kammerer等[50]通过Morris水迷宫及放射免疫法对AD大鼠模型进行研究时发现，GBE可增加AD大鼠Ach的释放，从而显著改善其空间学习能力。长期使用GBE还可改善老年大鼠的记忆功能。Luo[51]通过临床试验证实，GBE可显著改善AD患者由于神经递质缺失和Aβ沉积引起的认知功能障碍。

四、石杉碱甲的作用

石杉碱甲（Huperzine A，Hup A）是从我国中草药蛇足石杉（Huperziaserrata）中提取出的新型石杉类生物碱有效单体，是一种具有高效、高选择性且可逆性的中枢性乙酰胆碱酯酶（Acetylcholinesterase，AChE）抑制剂，临床上常用于治疗各种疾病，例如瘀伤、感染、风湿病、精神分裂症、重症肌无力和发热等。Hup A可以逆转或减弱多种不同动物模型（包括啮齿类动物和非人灵长类动物等）的认知损害，并且可以改善人类的学习和记忆缺陷。事实上，Hup A的神经保护作用，不仅仅是由于其对AChE抑制作用，并且它具有多个分子作用的靶点。

（一）调控APP代谢途径

APP在体内的代谢途径主要分为两种，即由α-分泌酶介导的非Aβ途径和由β-分泌酶和γ-分泌酶共同介导的Aβ途径。研究显示，Hup A调节APP的代谢途径与蛋白激酶C（Protein kinase C，PKC）的活化有关，通过激活毒蕈碱乙酰胆碱（Moscarinic acetylcholine，mACh）受体M1和M3亚型，细胞内PLC-PKC信号传导途径被激活，从而使经PKC磷酸化的酪氨酸发挥作用，促使α-分泌酶活化，进而使分泌型淀粉样蛋白前体蛋白α的分泌增加，Aβ的水平降低[52]。Zhang等[53]的研究发现，通过脑室内注射Aβ1-40建立的AD大鼠模型通过腹腔注射Hup A可以明显提高大鼠体内由Aβ导致的分泌型APPα分泌减少；而在经Aβ1-40处理过的HEK293sw细胞中，给予Hup A后，APP的水平显著增加。Yan等[54]发现Hup A可以激活M1 mAChR/PKC级联和MAPK信号传导，从而增强APP的非Aβ途径。这些研究结果表明Hup A可能通过上调PKC，来影响APP的代谢，从而改善AD的学习记忆能力和认知功能。

（二）抗氧化应激

研究发现，Hup A可以提高AD模型豚鼠的额叶、顶叶、颞叶和小脑中三价铁还原抗氧化力、谷胱甘肽还原酶活性和氧化应激标记物（如转氨酶、血尿素氮和葡萄糖等）水平[55]。Hup A可以明显改善D-半乳糖诱导的老化小鼠的学习记忆障碍，降低脑组织中一氧化氮含量，抑制NOS活性，提高谷胱甘肽过氧化物酶和琥珀酸脱氢酶活性，降低胞浆钙离子水平。研究表明，在分离的大鼠脑线粒体中，Hup A除了改善Aβ诱导的线粒体呼吸功能下降、ATP合成减少、线粒体呼吸链酶失活和跨膜电位的降低，还能有效防止Aβ诱导的线粒体肿胀、ROS过度生成和细胞色素c释放。Gao等[56]研究发现用Hup A孵育PC12模型细胞2h，不仅减弱了细胞中由Aβ引起的细胞氧化应激损伤，而且可使未受伤害的正常细胞中的ATP浓度升高和ROS生成减少。上述结果表明Hup A能提高细胞的抗氧化能力，在治疗AD中起一定的神经保护作用。

（三）对中枢神经递质的调控作用

1. 胆碱能神经传递系统

Hup A是一种高选择性的可逆性胆碱酯酶抑制剂，易通过血脑屏障，其抑制方式是典型的混合型抑制，兼顾竞争性和非竞争性，抑制作用明显优于加兰他敏、多奈哌齐和他克林。Hup A通过与AChE可逆性结合，减少ACh的水解，使神经突触间隙的ACh含量明显升高，并通过激活突触后膜上的N受体，兴奋胆碱能神经元，从而增强学习记忆相关脑区神经元的兴奋性，进而发挥增强学习记忆能力，改善认知行为功能。有研究表明，Hup A对丁酰胆碱酯酶（Butyrylcholinesterase，BuChE）抑制作用较弱，因此外周ACh水平升高作用不明显，从而减少了恶心、呕吐等外周胆碱能不良反应[57]。

2. 单胺类神经传递系统

中枢神经系统是一个复杂的网络，其中某一神经传递系统通常会干扰其他神经传递系统。研究表明,ACh系统与去甲肾上腺素(NE)系统、多巴胺(DA)系统之间存在相互作用,共同影响学习和记忆能力。这些神经传递系统的失调可能会导致包括AD在内的各种神经系统退行性疾病。Liang等[58]应用清醒大鼠双探针脑微透析及高效液相色谱电化学检测技术研究表明,口服Hup A能够显著提高大鼠中前额叶皮层及腹侧海马内ACh水平和中前额叶皮层突触间隙DA及NA水平,但对5-羟色胺水平没有影响,对DA的作用强于NA,但对二者的作用峰值及作用持续时间均弱于对ACh的作用。总而言之,细胞外ACh含量的升高可能同时会引起NA和DA含量的升高,因此Hup A可以通过提高患者脑组织内的ACh及NA、DA等神经递质的水平,发挥对受损神经的保护作用。

3. 谷氨酸介导的兴奋性神经传递系统

谷氨酸是大脑中最丰富的神经递质,与长时程增强记忆的形成密切相关。NMDA受体是Glu受体的一个亚型。AD患者脑内谷氨酸水平过高,提示存在NMDA受体的慢性激活。Hup A作用于谷氨酸介导的兴奋性神经传递系统。有研究表明,将神经元细胞用Hup A预处理45min后使其暴露于NMDA中,可以抑制NMDA诱导的毒性作用。另外,Hup A可以选择性抑制NMDA诱导电流,且与NMDA受体的变构调节位点的调节剂具有竞争作用。这些结果表明Hup A具有拮抗NMDA受体的作用,可以减弱由谷氨酸介导的兴奋性细胞毒性。

(四)调节神经生长因子信号

神经生长因子(Nerve growth factor, NGF)是重要的神经细胞生长调节因子。年龄相关的基底前脑胆碱能神经元变性通常发生于AD早期,并且与AD的认知功能下降相关。大量的实验已经表明,减少基底前脑胆碱能神经元细胞体上的NGF水平,会导致神经元标记物的丢失和减少,形成酷似AD患者的典型病变。在AD的终末阶段,出现基底核区含ACh的皮质投影神经元的选择性变性,可能与NGF及其低亲和力受体P75和高亲和力受体TrkA三者之间的功能紊乱有关。NGF增强了APP的非Aβ途径，并减少APP/PS1转基因小鼠脑中的Aβ生成。然而，NGF不能穿过血脑屏障。因此，通过药物刺激内源性NGF的产生，或通过研究能够穿过血脑屏障的化合物来模拟NGF的活性是保护中枢神经系统的新途径。Tang等[59]研究发现，Hup A可以显著增加带有轴突的PC12细胞的数量，但对细胞活力无明显影响。Hup A还可以明显上调NGF mRNA的水平和低亲和力NGF受体p75的表达。同年，Tang等[60]通过H_2O_2介导的神经毒性细胞模型实验进行进一步的探索，实验结果表明Hup A通过TrkA介导的MAPK/ERK途径来实现对NGF信号传导的调节作用，该调节作用可以被K252α（与TrkA受体信号传导活化相关的磷酸化抑制剂）和PD98059（MAPK/ERK抑制剂）所阻断。结果表明，Hup A对神经细胞的保护作用由上调的NGF和NGF受体来介导。

（五）抑制神经细胞凋亡

有研究表明，Aβ的异常沉积、炎症反应和氧化应激损伤均能够促进神经细胞的凋亡，其中Aβ的直接神经毒性作用是最常见的原因。Aβ的神经毒性可造成细胞活性下降、线粒体功能紊乱、引起细胞凋亡。在中枢神经系统中，NF-κB的活化与神经细胞凋亡的易感性增加相关。Hup A可通过阻止NF-κB核易位，抑制D-半乳糖诱导的神经血管损伤和血脑屏障功能障碍，从而抑制神经细胞凋亡。另外，Hup A通过抑制Aβ1-42诱导的小胶质细胞炎症反应，使神经干细胞在神经干细胞和小胶质细胞共培养系统中免受Aβ诱导的细胞凋亡。

综上所述，我国中药资源丰富，从天然植物中筛选和开发出疗效更高、毒性更小的中药及其单体来防治AD具有独特的优势。以现代医学对AD的病理假说为基础，从分子生物学的角度出发，利用中药多途径、多靶点、多层次的特点，进一步探讨中药在治疗AD方面的作用机制，有助于提高中药治疗AD的临床价值。

参考文献

[1] 李龙宣,茹立强,殷光甫,等. 丹参酮治疗阿尔茨海默病样大鼠的作用机制[J].中华老年心脑血管病杂志,2003,5(5):342-345.

[2] 李林,夏保芦,茹立强. 丹参酮对两种学习记忆功能障碍模型大鼠治疗作用的实验研究[J]. 华中科技大学学报:医学版,2008,37(6):819-822.

[3] 谢明,成志. 丹参酮对阿尔茨海默病样大鼠海马内诱导型一氧化氮合酶mRNA和乙酰胆碱酯酶表达的影响[J]. 中国现代医学杂志,2008,18(8):1005-1007.

[4] Wolk DA, Klunk W. Update on amyloid imaging: from healthy aging to Alzheimer's disease [J]. Curr Neurol Neurosci Rep,2009,9:345-352.

[5] Yao BC, Deng ZH, Sun TM, et al. Effect of Aβ(1-40) on expression of synaptophysin and synaptic number of hippocampal neurous in rat after injection of β-amyloid protein 1-40 into hippocampus [J]. Chin J Mod Med, 2007, 17(2):153-156.

[6] Liu YH, Wang YR, Xiang Y, et al. Clearance of amyloid - beta in alzheimer's disease: shifting the action site from center to periphery [J]. Mol Neurobiol, 2015, 51(1):1-7.

[7] Liu T, Jin H, Sun Q, et al. The neuroprotective effects of tanshinone ⅡA on β-amyloid-induced toxicity in rat cortical neurons[J]. Neuropharmacology, 2010, 7(59): 595-604.

[8] Li J, Wen PY, Li WW, et al. Upregulation effects of Tanshinone ⅡA on the expressions of NeuN, Nissl body, and IκB and downregulation effects on the expressions of GFAP and NF-κB in the brain tissues of rat models of Alzheimer's disease[J]. Neuroreport, 2015, 26(13):758-766.

[9] Qian YH, Xiao Q, Xu J. The protective effects of tanshinone ⅡA on beta-amyloid protein(1-42)-induced cytotoxicity via activation of the Bcl-xL pathway in neuron [J]. Brain Res Bull, 2012, 88(4):354-358.

[10] Dong H, Mao S, Wei J, et al. Tanshinone ⅡA protects PC12 cells from β-amyloid(25-35)-induced apoptosis via PI3K / Akt signaling pathway [J]. Mol Biol

Rep, 2012, 39(6):6495-6503.

［11］ Wang A, Das P, Rd SR, et al. Robust amyloid clearance in a mouse model of AD provides novel insights into the mechanism of Aβ immunotherapy [J]. J Neurosci, 2011, 31(11):4124-4136.

［12］ Blennow K, Zetterberg H, Rinne JO, et al. Effect of immunotherapy with bapineuzumab on cerebrospinal fluid biomarker levels in patients with mild to moderate Alzheimer disease [J]. Arch Neurol, 2012, 69(8):1002-1010.

［13］ Zhang WJ, Feng J, Zhou R, et al. Tanshinone ⅡA protects the human blood-brain barrier model from leukocyte-associated hypoxia-reoxygenation injury [J]. Eur J Pharmacol, 2010, 648(1-3):146-152.

［14］ Jiang P, Li C, Xiang Z, et al. Tanshinone ⅡA reduces the risk of Alzheimer's disease by inhibiting iNOS, MM-2 and NF-κBp65 transcription and translation in the temporal lobes of rat models of Alzheimer's disease [J]. Mol Med Rep, 2014, 10(2): 689-694.

［15］ Zawia NH, Lahiri DK, Cardozo-Pelaez F. Epigenetics, oxidative stress, and Alzheimer disease [J]. Free Radic Biol Med, 2009, 46(9):1241-1249.

［16］ Tang Q, Han R, Xiao H, et al. Neuroprotective effects of tanshinone ⅡA and/or tetramethylpyrazine in cerebral ischemic injury in vivo and in vitro [J]. Brain Res, 2012, 1488:81-91.

［17］ 蒋平，陈鸣，吕军，等. 丹参酮ⅡA对阿尔茨海默病模型大鼠海马MMP-2、iNOS表达及自由基释放的影响[J]. 第二军医大学学报，2010，31(4):380-384.

［18］ Zhang F, Zheng W, Pi R, et al. Cryptotanshinone protects primary rat cortical neurons from glutamate-induced neurotoxicity via the activation of the phosphatidylinositol 3-kinase/Akt signaling pathway [J]. Exp Brain Res, 2009, 193(1):109-118.

［19］ Kim DH, Jeon SJ, Jung JW, et al. Tanshinone congeners improve memory impairments induced by scopolamine on passive avoidance tasks in mice [J]. Eur J Pharmacol, 2007, 574(2/3):140-147.

［20］ Melo JB, Sousa C, Garcao P, et al. Galantamine protects against oxidative stress induced by amyloid - beta peptide in cortical neurons [J]. Eur J Neurosci, 2009, 29(3):455-464.

[21] Chen Y, Wu X, Yu S, et al. Neuroprotective capabilities of tanshinone Ⅱa against cerebral ischemia / reperfusion injury via anti-apoptotic pathway in rats [J]. Biol Pharm Bull, 2012, 35(2):164-170.

[22] 温蒲圆,罗浩,周丽,等. 丹参酮ⅡA对阿尔茨海默病模型大鼠脑组织caspase-3、Akt与NF-κB表达的影响[J]. 细胞与分子免疫学杂志, 2014, 30(2):155-159.

[23] 李建,王芳,周军,等. 丹参酮ⅡA对AD大鼠脑组织p53,pp53表达及细胞凋亡的影响[J]. 中南大学学报:医学版, 2015, 40(11):1210-1216.

[24] 何治,潘志红,鲁文红. 丹参酮 Ⅱ A 对血管性痴呆大鼠的神经保护作用机制[J].中国中药杂志, 2010, 35(14):1883-1886.

[25] Shen JL, Chen YS, Lin JY, et al. Neuron regeneration and proliferation effects of Danshen and tanshinone Ⅱ A [J]. Evid Based Complement Alternat Med, 2011, 2011:378907.

[26] Liu X, Guo CY, Ma XJ, et al. Anti-inflammatory effects of tanshinone Ⅱ A on atherosclerostic vessels of ovariectomized ApoE mice are mediated by estrogen receptor activation and through the ERK signaling pathway[J]. Cell Physiol Biochem, 2015,35(5):1744-55.

[27] Kim MS, Yu JM, Kim HJ, et al. Ginsenoside Re and Rd enhance the expression of cholinergic markers and neuronal differentiation in Neuro-2a cells [J]. Biol Pharm Bull, 2014, 37(5):826-833.

[28] Kim S, Kim T, Ahn K, et al. Ginsenoside Rg3 antagonizes NMDA receptors through a glycine modulatory site in rat cultured hippocampal neurons [J]. Biochem Biophys Res Commun, 2004, 323(2):416-424.

[29] MacLeod R, Hillert EK, Cameron RT, et al. The role and therapeutic targeting of α, β and γ-secretase in Alzheimer's disease [J]. Future Sci OA, 2015, 1(3):1-16.

[30] Chen LM, Lin N, Zhang J, et al. Mechanism of ginsenoside Rg1

regulating the activity of β secretase in N2a/APP695 cells [J]. Natl Med J China, 2012, 92(5):330-335.

[31] Yan X, Hu G, Yan W, et al. Ginsenoside Rd promotes non-amyloidogenic pathway of amyloid precursor protein processing by regulating phosphorylation of estrogen receptor alpha [J]. Life Sci, 2017, 168:16-23.

[32] Zhao HH, Di J, Liu WS, et al. Involvement of GSK3 and PP2A in ginsenoside Rb1's attenuation of aluminum-induced tau hyperphosphorylation [J]. Behav Brain Res, 2013, 241:228-234.

[33] 李玺，张欣，袁海峰，等. 人参皂苷Rg1对AD模型大鼠脑片P-Tau，caspase-3表达的影响[J]. 中国中药杂志，2010，35(3):369-372.

[34] Heneka MT, Golenbock DT, Latz E. Innate immunity in Alzheimer's disease [J]. Nat Immunol, 2015, 16(3):229-236.

[35] Yu S, Zhou X, Li F, et al. Microbial transformation of ginsenoside Rb1, Re and Rg1 and its contribution to the improved anti-inflammatory activity of ginseng [J]. Sci Rep, 2017, 7(1):138.

[36] Liu J, Yan X, Li L, et al. Ginsenoside Rd improves learning and memory ability in app transgenic mice [J]. J Mol Neurosci, 2015, 57(4):522-528.

[37] Chu S, Gu J, Feng L, et al. Ginsenoside Rg5 improves cognitive dysfunction and beta-amyloid deposition in STZ-induced memory impaired rats via attenuating neuroinflammatory responses [J]. Int Immunopharmacol, 2014, 19(2):317-326.

[38] Li J, Cai D, Yao X, et al. Protective effect of ginsenoside Rg1 on hematopoietic stem/progenitor cells through attenuating oxidative stress and the Wnt/β-catenin signaling pathway in a mouse model of d-Galactose-induced Aging [J]. Int J Mol Sci, 2016, 17(6):849.

[39] 贾立云，潘晓华，刘晶，等. 人参皂苷Rb1、Re对Aβ25-35诱导SK-N-SH细胞损伤的保护作用[J]. 山东大学学报医学版，2011，49(4):33-37.

[40] Gong L, Li SL, Li H, et al. Ginsenoside Rg1 protects primary cultured rat hippocampal neurons from cell apoptosis induced by β-amyloid protein [J]. Pharm

Biol, 2011, 49(5):501-507.

[41] Liu JF, Yan XD, Qi LS, et al. Ginsenoside Rd attenuates Aβ25 - 35 - induced oxidative stress and apoptosis in primary cultured hippocampal neurons [J]. Chem Biol Interact, 2015, 239:12-18.

[42] Blanc F, Poisbeau P, Sellal F, et al. Alzheimer disease, memory and estrogen [J]. Rev Neurol (Paris), 2010, 166(4):377-388.

[43] Shi C, Zheng DD, Fang L, et al. Ginsenoside Rg1 promotes nonamyloidgenic cleavage of APP via estrogen receptor signaling to MAPK / ERK and PI3K / Akt [J]. Biochim Biophys Acta, 2012, 1820(4):453-460.

[44] Hao K, Gong P, Sun SQ, et al. Beneficial estrogen - like effects of ginsenoside Rb1, an active component of Panax ginseng, on neural 5-HT disposition and behavioral tasks in ovariectomized mice [J]. Eur J Pharmacol, 2011, 659(1): 15-25.

[45] Huang DS, Lin HY, Lee-Chen GJ, et al. Treatment with a Ginkgo biloba extract, EGb 761, inhibits excitotoxicity in an animal model of spinocerebellar ataxia type 17[J]. Drug Des Devel Ther, 2016, 10:723-731.

[46] 王暖,黄红莉,周昊,等. 银杏叶提取物对阿尔茨海默病大鼠的神经保护作用及其机制探讨[J]. 山东医药, 2013, 53(36):31-33.

[47] Liu L, Zhang C, Kalionis B, et al. EGb761 protects against Aβ1 - 42 oligomer-induced cell damage via endoplasmic reticulum stress activation and Hsp70 protein expression increase in SH-SY5Y cells[J]. Exp Gerontol, 2016, 75:56-63.

[48] 李进东. 银杏叶提取物对老年痴呆症大鼠学习空间学习记忆能力的影响[J]. 湖北中医杂志, 2013, 35(9):26-27.

[49] von Gunten A, Schlaefke S, uberla K. Efficacy of Ginkgo biloba extract EGb 761 in dementia with behavioural and psychological symptoms: A systematic review[J]. World J Biol Psychiatry, 2016, 17(8):622-633.

[50] Heinen - Kammerer T, Motzkat K, Daniel D, et al. The situation of patients with dementia may be rectified by Ginkgo biloba. Results of a health services research study concerning the ability of patients with dementia, quality of life of the

nursing family member sand total treatment costs [J]. MMW Fortschr Med, 2005, 147 (Suppl 3): 127-133.

[51] Zamberlam CR, Vendrasco NC, Oliveira DR, et al. Effects of standardized Ginkgo biloba extract on the acquisition, retrieval and extinction of conditioned suppression: Evidence that short-term memory and long-term memory are differentially modulated[J]. Physiol Behav, 2016, 165:55-68.

[52] Peng Y, Lee DY, Jiang L, et al. Huperzine A regulates amyloid precursor protein processing via protein kinase C and mitogen-activated protein kinase pathways in neuroblastoma SK-N-SH cells over-expressing wild type human amyloid precursor protein 695 [J]. Neuroscience, 2007, 150(2):386-395.

[53] Zhang HY, Yan H, Tang XC. Huperzine A enhances the level of secretory amyloid precursor protein and protein kinase C-alpha in intracerebroventricular beta-amyloid-(1-40) infused rats and human embryonic kidney 293 Swedish mutant cells [J]. Neurosci Lett, 2004, 360(1/2):21-24.

[54] Yan H, Zhang HY, Tang XC. Involvement of M1 - muscarinic acetylcholine receptors, protein kinase C and mitogen-activated protein kinase in the effect of huperzine A on secretory amyloid precursor protein-alpha [J]. Neuroreport, 2007, 18(7):689-692.

[55] Pohanka M, Zemek F, Bandouchova H, et al. Toxicological scoring of Alzheimer's disease drug huperzine in a guinea pig model [J]. Toxicol Mech Methods, 2012, 22(3):231-235.

[56] Gao X, Tang XC. Huperzine A attenuates mitochondrial dysfunction in beta-amyloid-treated PC12 cells by reducing oxygen free radicals accumulation and improving mitochondrial energy metabolism [J]. J Neurosci Res, 2006, 83(6):1048-1057.

[57] Zangara A. The psychopharmacology of huperzine A: an alkaloid with cognitive enhancing and neuroprotective properties of interest in the treatment of Alzheimer's disease [J]. Pharmacol Biochem Behav, 2003, 75(3):675-686.

[58] Liang YQ, Tang XC. Comparative studies of huperzine A, donepezil, and

rivastigmine on brain acetylcholine, dopamine, norepinephrine, and 5 - hydroxytryptamine levels in freely - moving rats [J]. Acta Pharmacol Sin, 2006, 27(9):1127-1136.

[59] Tang LL, Wang R, Tang XC. Effects of huperzine A on secretion of nerve growth factor in cultured rat cortical astrocytes and neurite outgrowth in rat PC12 cells [J]. Acta Pharmacol Sin, 2005, 26(6):673-678.

[60] Tang LL, Wang R, Tang XC. Huperzine A protects SHSY5Y neuroblastoma cells against oxidative stress damage via nerve growth factor production [J]. Eur J Pharmacol, 2005, 519(1/2):9-15.

（李乃静　柳云恩　王佳贺　杜　岩）

第八章　脑萎缩及其相关疾病

随着老龄化社会的到来，老年医学工作者面临着越来越多的老年医学问题。在这些问题中，脑萎缩是临床常见的影像学异常之一，也是很多老年患者比较关注的问题。对于老年患者脑萎缩的解释、病因分析以及诊断和治疗仍然是目前临床上一项具有挑战性的工作。

脑萎缩是指各种原因所引起的脑内神经细胞数目和细胞间突触减少，导致脑实质变少，脑组织结构体积缩小，脑回变平，脑沟增宽、增深，脑室、脑池和蛛网膜下腔扩大。随着年龄的增长，机体功能衰退，脑细胞功能逐步退化，可引起生理性脑萎缩。病理性脑萎缩则是超出正常衰老范畴的、由多种原因导致的脑组织体积缩小，进而引起一系列神经、精神功能异常的衰退性疾病。根据脑萎缩涉及范围可以分为局限性萎缩及弥漫性萎缩，根据萎缩的具体部位又可以分为大脑、小脑、中脑、脑桥、延髓、橄榄体和黑质萎缩等。脑萎缩累及的部位不同可以产生不同的症状。如大脑萎缩可表现为一种慢性智能精神衰退性疾病，临床以记忆力障碍、情感障碍、性格行为改变、智能减退为主要特征；小脑、中脑、脑桥、延髓、橄榄体、黑质萎缩表现为以共济失调和运动障碍为主的慢性进行性疾病，临床以步态不稳、书写障碍、肢体震颤、言语含糊等为主要特征。

导致脑萎缩的神经系统疾病的病因十分复杂，包括神经遗传性疾病、副肿瘤综合征、头外伤、中枢神经系统感染、血管性疾病、神经系统变性病、自身免疫性疾病、内分泌疾病、中毒、抑郁症、代谢性脑病、癫痫、血管炎等。神经遗传性疾病常有明确的家族史和特定的基因改变，头外伤、癫痫则有明确病史，脑血管性疾病有明确的发作史及影像学改变，自身免疫性疾病、内分泌疾病、血管炎、中毒、代谢性脑病、副肿瘤综合征以及中枢神经系统感染等疾病都有各自的临床特点，相对于隐匿性、渐进性发生的神经退行性疾病来说容易识别和诊断。近期研究表明，抑郁症和老年性痴呆具有类似的发病机制，且有时和早期痴呆相互混淆。

除脑血管病外，神经退行性疾病是引起老年人病理性脑萎缩的最主要疾病。然而，神经退行性疾病临床表现多样，不同疾病之间临床表现常有重叠，单纯依赖临床表现进行诊断十分困难，确诊需要病理。虽然，目前已有的各种精神心理测试量表能明确功能障碍的情况并进行程度分级，但也难以准确区分各种疾病类型。由于基因学、分子生物学、免疫化学等技术的进步，研究者发现了一些与神经退行性疾病特异相关的基因和蛋白质，但是基于体液生物标记物检测进行疾病诊断，除阿尔茨海默病外其他疾病进展有限。近年来，以磁共振成像（MRI）和正电子发射计算机断层扫描（PET）为代表的先进影像学技术大大推动了神经系统疾病尤其是神经系统退行性疾病的研究，并促进了神经系统退行性疾病早期诊断和鉴别诊断影像标准的建立。

智能障碍症候群和运动障碍症候群是脑萎缩性神经退行性疾病主要的两大类症候群。本章主要针对以痴呆为主要表现的神经退行性脑萎缩性疾病进行阐述。

第一节　阿尔茨海默病脑萎缩损伤机制

阿尔茨海默病（AD）是最常见的痴呆类型，绝大部分为散发性晚发型AD，占尸检和临床诊断痴呆患者人数的50%～56%[1]。随着人口老龄化的加速,目前全球约有3500万AD患者,其中,发展中国家约占一半以上。AD是以认知功能进行性衰退、日常生活自理能力逐渐丧失为主要表现的大脑退行性疾病。其神经病理性特征为细胞外老年斑沉积、细胞内神经纤维缠结、突触数量减少和神经元丧失。患者多在诊断后3～9年内因记忆力和其他认知领域衰退导致死亡。

AD患者首要的危险因素是衰老。在年龄＞65岁人群中,AD发病率每5年增加1倍。但百岁以上老人研究数据显示,AD并非衰老的必然结局[2]。最新研究提出,用脑萎缩和其他病理情况来解释年龄≥80岁老人痴呆的原因,而不是严重的淀粉样蛋白或神经纤维缠结负荷[3]。本节主要对涉及散发性晚发型AD线粒体功能障碍的机制进行阐述,从而加深对线粒体级联假说以及AD病理生理学的了解。

一、线粒体级联假说

1992年提出的包括淀粉样蛋白假说的很多机制可能或多或少存在缺陷,而一些衰老相关的关键过程可能是痴呆的触发因素。Swerdlow等[4]于2004年首次提出线粒体级联假说,其主要内容是:遗传基因决定了个体基线线粒体功能;随着时间推移,遗传和环境因素决定线粒体功能变化率;基线线粒体功能和线粒体功能变化率影响AD的发病年龄。该假说是在肯定β-淀粉样蛋白(Aβ)在AD病理生理学中的作用基础上,将淀粉样蛋白假说补充为在遗传因素作用下,以线粒体功能老化为载体的环路机制。

二、线粒体损伤机制

Aβ是一种强有力的线粒体毒素,抑制了线粒体关键的酶,使细胞色素C氧化酶受到攻击,导致电子传递、ATP产生、氧耗量和线粒体膜电位均受到破坏,线粒体超氧化物自由基形成增加,转化为过氧化氢而引起氧化应激,释放细胞色素C,从而导致凋亡的发生。

从转基因动物和AD患者大脑分离出的线粒体显示结构被破坏,其中有Aβ蓄积,正常细胞在给予散发性AD患者的线粒体DNA后出现相似的变化[5]。乙醇脱氢酶是线粒体结合Aβ的靶点。在AD和正常衰老过程中,线粒体DNA经受高水平的氧化损伤,同时大脑线粒体基因组的不稳定性和不可修复性使线粒体DNA突变逐渐累积,动力蛋白样运载蛋白氧化产生的线粒体碎片可引起AD患者神经突触丧失[6]。

(一) 氧化应激

1990年,Sohal教授首次提出了氧化应激的概念,即氧化物超过了机体自身的抗氧化能力,从而引起组织的分子氧化导致组织损伤。AD患者和正常衰老大脑的线粒体功能障碍均释放氧自由基,导致严重的氧化应激。动物实验研究发现,在大脑病理性改变发生之前就可以检测到氧化应激损伤的生物学标志物[7]。

Aβ是氧化应激的主要起始因素,诱导机体产生大量活性氧和活性氮。晚期糖基化终产物受体介导Aβ对神经元、小胶质细胞和脑血管细胞的促氧化效应。线粒体过氧化氢很容易弥散到细胞质参与金属离子催化羟自由基生成。小胶质细胞激活后能产生大量高度弥散的一氧化氮自由基。膜脂质过氧化反应生成毒性醛类引起线粒体酶功能下降,导致多种蛋白质被直接氧化,产生羰基和硝化衍生物。随后,钙离子的膜通透性增加、膜内外离子失衡和葡萄糖转运受损,加剧了能量代谢障碍[8]。

高水平的二价金属离子(铁、铜和锌)、铝和活性氧能够介导神经变性过程。这些金属离子也能促进tau蛋白聚集和空间构象改变。锌离子在低浓度时,可通过封闭Aβ级联反应通道或与铜离子竞争结合Aβ而保护细胞。螯合剂可能的有害作用是因为许多酶的生理活性依赖于二价金属离子。尽管动物模型和许多老年人群的横断面研究显示,抗氧化剂摄入和认知功能障碍相关,但抗氧化剂的随机对照临床试验普遍失败[9]。

(二) 胰岛素信号通路

胰岛素通过调节淀粉样前体蛋白的代谢,影响Aβ的产生和运输。脑内胰岛素信号通路通过影响突触功能和能量代谢平衡,影响学习和记忆功能。同时，衰老和寿命也受胰岛素影响。糖耐量减退和2型糖尿病被认为是痴呆的危险因素。AD患者发生空腹胰岛素水平升高和葡萄糖利用率降低（外周抵抗），大脑胰岛素受体水平、葡萄糖转运蛋白和其他胰岛素信号通路成分减少（中枢抵抗）。通过激活磷脂酰肌醇-3激酶-Akt（蛋白激酶B）和丝裂原激活蛋白激酶信号通路，胰岛素和脑源性胰岛素样生长因子1启动脑内多种信号通路[10]。目前尚不清楚该信号通路在AD中是代偿性上调还是病理性下调。

在正常衰老状态下，升高的血清葡萄糖能够直接破坏海马结构、上调tau蛋白激酶、激活糖原合成酶激酶3β，促使AD脑内胰岛素降解酶水平下降[11]。胰岛素抵抗致使神经元能量缺乏、对氧化应激等代谢损害易感性增加，突触可塑性受损。给予转基因小鼠噻唑烷类药物能够预防AD样损害和认知功能下降，AD患者临床研究也显示噻唑烷类药物疗效显著。

（三）血管因素

血管损伤和脑实质炎症导致AD脑内蛋白质氧化和聚集循环持续存在，卒中和白质病变导致认知功能障碍加速[12]。60%～90%的AD患者罹患缺血性卒中，尸检证实约1/3的AD患者发生过严重的脑梗死。约1/3的血管性痴呆患者出现AD特征性的病理损害。尽管临床和影像学表现能够识别“单纯的”血管性痴呆，但事实上，大部分痴呆是混合性痴呆。90%以上的AD患者可出现脑淀粉样血管病变、毛细血管畸形、血脑屏障破坏和大血管动脉粥样硬化等病理变化，但上述任一变化均不能单独解释AD患者脑血流对称性减少，这可能从侧面反映了大脑局部能量的利用障碍[13]。

有学者认为，AD患者通过受损的血管周围通道和血脑屏障清除Aβ的功能减退。Aβ40多由神经元、退化的肌细胞和外周循环产生，沉积在小动脉管壁上使血管收缩功能增强。Aβ对内皮细胞和平滑肌细胞也具有毒性，易导致高龄人群脑叶出血。“神经血管解偶联”假说认为，Aβ通过血脑屏障的运输异常是由于低密度脂蛋白受体相关蛋白和晚期糖基化终产物受体表达失衡造成的,两者分别介导Aβ的流出和流入[14]。

除了预防卒中以外,目前针对AD合并血管病变尚无特异性治疗。观察性研究显示,血管紧张素转换酶抑制剂的中枢效应与患者每年认知功能障碍相关,服用血管紧张素转换酶抑制剂的高血压患者很少发生AD特征性的病理变化[15]。叶酸通过降低同型半胱氨酸水平,可能会降低AD的患病风险,但并不能改善AD患者的认知功能。在Aβ进入血管腔隙后,血管淀粉样蛋白沉积、微出血和血管源性水肿事件发生概率增加,因此Aβ免疫治疗的安全性受到质疑。

(四) 神经炎症

激活的小胶质细胞和星形胶质细胞集中于原纤维斑块周围,由它们分泌的生物化学标志物水平在AD患者大脑中是升高的[16]。与血管细胞相似,表达晚期糖基化终产物受体的小胶质细胞能够结合Aβ,从而使细胞因子、谷氨酸和一氧化氮生成增多[17]。初期小胶质细胞可吞噬和降解Aβ,而长期激活的小胶质细胞释放白介素-1、白介素-6及肿瘤坏死因子α等一系列炎症因子和趋化因子。细胞因子和趋化因子诱导循环系统中的单核细胞向生成斑块的脑内迁移,进而有效吞噬和清除沉积的Aβ,如果采用遗传学和药理学方法清除这些细胞,则可导致斑块负荷增加[18]。

Aβ原纤维和小胶质细胞能够激活经典的补体通路。神经元纤维缠结和淀粉样斑块含有补体裂解产物C1q和C5b-9。Aβ通过激活核因子-κB,激活星型胶质细胞生成和释放补体C3,对神经元造成损害。激活的星形胶质细胞还释放α1-抗胰蛋白酶、α2-巨球蛋白和C反应蛋白等急性期反应物,可以加重或改善AD[19]。尽管AD患者血脑屏障的破坏涉及炎症反应,但并不能肯定这是导致单核细胞或淀粉样蛋白从外周循环系统流入大脑的原因。

多项前瞻性研究发现,非甾体类抗炎药能够降低AD患病风险和延缓疾病进展,其作用机制包括选择性的减少Aβ42、抑制环氧化酶-2或前列腺素E2受体、激活小胶质细胞的吞噬作用和过氧化物酶体增殖物激活受体-γ。

（五）钙信号

AD等神经变性疾病患者体内常见细胞内钙离子水平稳态和钙离子信号通路受损[20]。细胞浆内钙浓度升高能够诱导Aβ聚集和淀粉样蛋白生成。稳态钙离子水平受早老素调控，早老素基因突变可能破坏内质网钙离子水平稳态，其主要效应是增加Aβ42水平，进而引起内质网钙离子蓄积，促进钙离子释放到细胞质。导致AD相关的神经元内钙离子信号变化的原因目前尚不明确，很有可能与衰老引起的线粒体功能障碍相关，而这种线粒体功能障碍可能是因线粒体氧化应激损伤所致。

谷氨酸可增加细胞质钙离子浓度，进而激活内质网钙离子通道，长期的兴奋性氨基酸受体激活能够加重晚期AD神经元损伤[21]。然而，关于AD患者兴奋性氨基酸过度激活的证据不多。

Aβ参与构建类脂膜上电压依赖性的阳离子通道，最终引起钙离子摄取增加和神经炎性变性。谷氨酸能够间接地兴奋电压门控性钙离子通道，谷氨酸等兴奋性氨基酸结合N-甲基-D-天冬氨酸（NMDA）受体后，引起NMDA离子通道开放，钙离子内流增加，导致神经元凋亡，而美金刚可阻断这一病理过程[21]。钙离子通道阻滞剂除了具有神经保护作用外，还有抗淀粉样蛋白沉积、抗tau蛋白形成、拮抗磷脂酶活性、抗血小板聚集、抗氧化应激和抗炎活性等功效[22]。自美国食品药品管理局批准后，NMDA受体阻滞剂美金刚已被广泛应用，该药适用于多种类型痴呆及AD各期患者。

（六）轴索运输缺陷

轴突运输以囊泡样运输形式进行，AD患者中可发现由异常堆积的细胞器及囊泡组成的轴突肿胀，提示轴突运输可能受到了破坏[23]。越来越多的证据提示，轴突改变可能早于Aβ和tau蛋白积聚。因此，轴突运输缺陷可能是AD的一个早期信号并在神经变性的发生发展中起重要作用。

淀粉样前体蛋白β位点裂解酶1（Beta-site amyloid precursor protein-cleaving enzyme 1，BACE-1）和早老素1经历快速顺向运输到突触终端，释放Aβ和其他蛋白水解衍生物。轴突运输功能受损导致淀粉样前体蛋白、囊泡和驱动蛋白在轴突肿胀，Aβ在局部和神经变性部位堆积。然而，淀粉样前体蛋白是否为动力蛋白复合体充当决定性的货物囊泡受体，仍不清楚。此外，缺乏淀粉样前体蛋白的小鼠仅有轻微的突触和学习能力缺陷，提示该作用并不重要。虽然如此，AD特征性的病理解剖分布提示AD患者微管功能失调，因为tau蛋白空间构象异常主要分布在皮质投射区。更重要的是，在各期AD患者和动物模型中，均能发现白质传导束功能缺陷。基础研究发现，药物破坏微管并抑制tau蛋白磷酸酶可引起相似的轴突肿胀和突触功能衰竭，而稳定微管的药物能够弥补受损的tau蛋白功能并维持或恢复有效的轴突运输[25]。

（七）异常的细胞周期

在轻度认知功能损害和各期AD患者中，均可检测到异常的细胞周期重启标志物，在G1-S期调控点最突出，此刻已完成DNA复制，生成四倍体神经元，激活有丝分裂细胞周期蛋白，但没有发生有丝分裂。在AD患者中，也存在维持细胞周期通道的细胞周期蛋白依赖性激酶抑制蛋白（Cyclin dependent kinase inhibitors，CKI）功能缺陷。氧化应激和DNA损伤剂，包括Aβ和羧基末端99个氨基酸的BACE-1生成物C99，均能诱导神经元DNA复制和死亡。

Busser等[26]提出AD细胞周期正常抑制失效这一假说，细胞周期调控异常，特别是细胞周期蛋白、细胞周期蛋白依赖性激酶（Cyclin dependent kinase，CDK）和CKI表达异常或异位表达，可导致tau蛋白过度磷酸化和神经纤维缠结形成。

（八）胆固醇代谢异常

胆固醇代谢缺陷可引起AD是一个令人感兴趣的假说，它与载脂蛋白E（APOE）遗传风险、淀粉样蛋白产生及聚集和AD的血管病变关系密切[27]。

然而，这个假说仍缺乏足够的证据。胆固醇是神经元细胞膜的重要组成部分，集中在鞘脂的岛屿——“脂筏”[28]。筏是组合β分泌酶、γ分泌酶和加工淀粉样前体蛋白生成Aβ的流线型平台。

神经胶质细胞源性APOE是脑内主要的胆固醇转运蛋白。晚发型AD发病的一个主要决定因素是APOE异构体（APOE2、APOE3或APOE4），单个E4等位基因使AD患病风险增加4倍，2个E4等位基因使患病风险增加19倍[1]。APOE4促进Aβ沉积和tau蛋白磷酸化，其不仅仅是一个病理性伴侣分子，而且还能促进健康的膜脂质变和摄取脂蛋白颗粒效率降低。

成年期高血清胆固醇水平使AD患病风险增加。他汀类药物的应用能够降低AD患病风险。他汀类药物可以在细胞膜池中游离胆固醇，既不下调炎症反应和类异戊二烯，也不上调α-分泌酶和血管功能。他汀类药物改善AD患者认知功能的临床研究仍未达成定论。因此，他汀类药物的临床获益仍处于争议之中，限制胆固醇酯化反应是一种可选择的药理学路径[29]。

三、小结

到目前为止，针对散发性AD的治疗仍然缺乏有效手段。近年来，随着分子生物学、神经生物学及神经影像学等多学科知识和研究手段的快速发展，通过基因表达和全基因组关联研究确定的其他分子机制或危险基因都可以作为特异性药理学靶点。选择健康生活方式、开发多靶点药物来预防或治疗AD逐渐受到大家重视。

参考文献

［1］ Querfurth HW, LaFerla FM. Alzheimer's disease［J］. N Engl J Med, 2010, 362(4):329-344.

［2］ cden Dunnen WF, Brouwer WH, Bijlard E, et al. No disease in the brain of a 115-year-old woman［J］. Neurobiol Aging, 2008, 29(8):1127-1132.

[3] Savva GM, Wharton SB, Ince PG, et al. Age, neuropathology, and dementia[J]. N Engl J Med, 2009, 360(22):2302-2309.

[4] Swerdlow RH, Burns JM, Khan SM. The Alzheimer's disease mitochondrial cascade hypothesis: Progress and perspectives [J]. Biochim Biophys Acta, 2014, 1842(8):1219-1231.

[5] Chen JX, Yan SS. Role of mitochondrial amyloid - beta in Alzheimer's disease[J]. J Alzheimer Dis, 2010, 20(Suppl 2):S569-S578.

[6] Burté F, Carelli V, Chinnery PF, et al. Disturbed mitochondrial dynamics and neurodegenerative disorders[J]. Nat Rev Neurol, 2015, 11(1):11-24.

[7] Nunomura A, Perry G, Aliev G, et al. Oxidative damage is the earliest event in Alzheimer disease[J]. J Neuropathol Exp Neurol, 2001, 60(8):759-767.

[8] Wang X, Wang W, Li L, et al. Oxidative stress and mitochondrial dysfunction in Alzheimer's disease[J]. Biochim Biophys Acta, 2014, 1842(8):1240-1247.

[9] Xu PX, Wang SW, Yu XL, et al. Rutin improves spatial memory in Alzheimer's disease transgenic mice by reducing Aβ oligomer level and attenuating oxidative stress and neuroinflammation[J]. Behav Brain Res, 2014, 264:173-180.

[10] Steen E, Terry BM, Rivera EJ, et al. Impaired insulin and insulin-like growth factor expression and signaling mechanisms in Alzheimer's disease-is this type 3 diabetes? [J]. J Alzheimers Dis, 2005, 7(1):63-80.

[11] Candeias E, Duarte AI, Carvalho C, et al. The impairment of insulin signaling in Alzheimer's disease[J]. IUBMB Life, 2012, 64(12):951-957.

[12] Pimentel-Coelho PM, Rivest S. The early contribution of cerebrovascular factors to the pathogenesis of Alzheimer's disease[J]. Eur J Neurosci, 2012, 35(12):1917-1937.

[13] Casserly I , Topol E. Convergence of atherosclerosis and Alzheimer's disease: inflammation, cholesterol, and misfolded proteins [J]. Lancet, 2004, 363(9415):1139-1146.

[14] Deane R, Zlokovic BV. Role of the blood-brain barrier in the pathogenesis

of Alzheimer's disease[J]. Curr Alzheimer Res, 2007, 4(2):191-197.

[15] Hoffman LB, Schmeidler J, Lesser GT, et al. Less Alzheimer disease neuropathology in medicated hypertensive than nonhypertensive persons [J]. Neurology, 2009, 72(20):1720-1726.

[16] Wyss-Coray T, Mucke L. Inflammation in neurodegenerative disease-a double-edged sword[J]. Neuron, 2002, 35(3):419-432.

[17] Block ML, Zecca L, Hong JS. Microglia-mediated neurotoxicity: uncovering the molecular mechanisms[J]. Nat Rev Neurosci, 2007, 8(1):57-69.

[18] Cameron B, Landreth GE. Inflammation, microglia, and Alzheimer's disease[J]. Neurobiol Dis, 2010, 37(3):503-509.

[19] Yamazaki D, Horiuchi J, Ueno K, et al. Glial dysfunction causes age-related memory impairment in Drosophila[J]. Neuron, 2014, 84(4):753-763.

[20] Lim D, Ronco V, Grolla AA, et al. Glial calcium signalling in Alzheimer's disease[J]. Rev Physiol Biochem Pharmacol, 2014, 167:45-65.

[21] Peng D, Yuan X, Zhu R. Memantine hydrochloride in the treatment of dementia subtypes[J]. J Clin Neurosci, 2013, 20(11):1482-1485.

[22] Saravanaraman P, Chinnadurai RK, Boopathy R. Why calcium channel blockers could be an elite choice in the treatment of Alzheimer's disease: a comprehensive review of evidences[J]. Rev Neurosci, 2014, 25(2):231-246.

[23] Wirths O, Weis J, Szczygielski J, et al. Axonopathy in an APP/PS1 transgenic mouse model of Alzheimer's disease[J]. Acta Neuropathol, 2006, 111(4): 312-319.

[24] Christensen DZ, Huettenrauch M, Mitkovski M, et al. Axonal degeneration in an Alzheimer mouse model is PS1 gene dose dependent and linked to intraneuronal Aβ accumulation[J]. Front Aging Neurosci, 2014, 6:139.

[25] Ballatore C, Brunden KR, Huryn DM, et al. Microtubule stabilizing agents as potential treatment for Alzheimer's disease and related neurodegenerative tauopathies[J]. J Med Chem, 2012, 55(21):8979-8996.

[26] Busser J, Geldmacher DS, Herrup K. Ectopic cell cycle proteins predict

the sites of neuronal cell death in Alzheimer's disease brain[J]. J Neurosci, 1998, 18(8):2801-2807.

[27] Wood WG, Li L, Müller WE. Eckert GP. Cholesterol as a causative factor in Alzheimer's disease: a debatable hypothesis[J]. J Neurochem, 2014, 129(4):559-572.

[28] Liu JP, Tang Y, Zhou S, et al. Cholesterol involvement in the pathogenesis of neurodegenerative diseases[J]. Mol Cell Neurosci, 2010, 43(1):33-42.

[29] Hutter-Paier B, Huttunen HJ, Puglielli L, et al. The ACAT inhibitor CP-113,818 markedly reduces amyloid pathology in a mouse model of Alzheimer's disease[J]. Neuron, 2004, 44(2):227-238.

(钱　云)

第二节　神经退行性痴呆影像学特点

神经退行性疾病,如阿尔茨海默病(AD),可导致认知能力下降和痴呆,也是老年人的主要死亡原因。这些疾病通常发生隐匿,进展缓慢,在疾病的早期阶段,由于各种疾病的临床表现之间有重叠,使此类疾病的早期诊断困难。但是,近期研究发现,这些神经退行性疾病患者的大脑有一些特征性改变,如异常蛋白质沉积、突触功能障碍、神经损伤和神经元死亡,神经影像学检查,如结构影像学可见关键脑区萎缩,^{18}F-FDG 正电子发射计算机断层扫描(PET)功能影像学可见低代谢脑区,PET分子影像学可见淀粉样物质沉积。综合分析这些影像特征有助于提高此类疾病的早期诊断。本节主要从磁共振成像(MRI)、^{18}F-FDG PET、淀粉样物质PET三个方面讨论常见的退行性痴呆疾病的影像学特点。

一、神经影像生物标志物技术

神经影像生物标志物可能有助于神经退行性痴呆的诊断。结构MRI、^{18}F-FDG PET以及近期的淀粉样蛋白PET显像联合临床检查有助于诊断的建立。这些痴呆的生物标志物可以分为两组:①评估潜在的分子病理机制,如淀粉样蛋白PET;②评估神经退化的证据,包括结构MRI和^{18}F-FDG PET显像。单光子发射计算机断层扫描(SPECT)的灌注异常区域往往与^{18}F-FDG PET显示区域一致,但是和^{18}F-FDG PET相比,SPECT存在技术缺点且精度低[1]。对所有老年性疾病而言,进行生物标志物评估时,必须考虑到正常衰老情况下的脑容量、神经元以及突触丧失;采用标准心理量表测试来评估认知能力的下降时,也存在类似情况,需要考虑被评估者的语言、教育和文化背景的影响。因此,根据影像检测结果进行定量研究时,应重视年龄、性别匹配的正常衰老人群的参数标准。

(一) 结构MRI

MRI是诊断认知功能障碍患者的一项主要手段,有助于排除非神经变性疾病如脑血管疾病导致的痴呆。而且,结构MRI可以显示局灶萎缩以支持诊断特定的神经退行性疾病。在神经退行性痴呆进展期,可以清晰地看见某些特定的脑萎缩模式,而基于区域性灰质体积和厚度分析的定量化处理技术则可以帮助其早期诊断。

衡量脑灌注的动脉自旋标记技术是极有可能临床转化的新型MRI技术。以前必须通过PET和SPECT检测获得的信息,可通过叠加在常规MRI检查上的动脉自旋标记成像获取。但是动脉自旋标记成像有关技术(尤其成像扫描仪厂商之间)需要进一步标准化。MRI还可以使用血氧水平依赖(BOLD)的功能成像检测突触活动变化引起的局部血氧水平变化,从而评价脑区域性神经激活的变化。BOLD功能成像可用于评估患者在特定任务时的大脑活动(如执行语言),也可用于检测血氧共变脑区的BOLD信号,从而反映大脑功能网络的连接状况。研究发现,痴呆患者的

BOLD信号可发生变化,这些变化包括执行记忆任务时,海马功能成像显示活性降低和静息态功能成像显示大脑功能网络的连接中断[2]。

（二）PET

目前,大脑中越来越多的分子靶点采用PET技术进行评估。然而,临床上,PET仍限于利用 ^{18}F-FDG 评估脑代谢以及运用新型淀粉样蛋白成像物质。^{18}F-FDG在大脑的分布取决于区域的新陈代谢和血液循环,而新陈代谢水平和血液循环会随着局部突触活动和细胞密度的变化而改变。神经退行性痴呆可以影响脑内突触活动和细胞密度,由此引起的 ^{18}F-FDG PET显像中的区域性差异可用于鉴别潜在的病因。但是,对突触活动的敏感性低也是 ^{18}F-FDG PET缺点之一,激活中枢的药物以及与痴呆共患的精神疾病(如抑郁症)可以改变或混淆潜在的神经变性疾病的PET影像表现模式[3]。淀粉样蛋白PET显像被用于评估是否存在AD的病理性特征——纤维样淀粉蛋白的沉积。当患者脑内存在中、重度淀粉样斑块负荷时,淀粉样蛋白PET可以高度敏感和特异地检测到皮质中的淀粉样斑块[4]。但是,皮质淀粉样斑块的存在不是认知功能障碍的特定标志。除淀粉样蛋白外,还有其他病理性蛋白也是神经退行性疾病PET示踪剂研发的目标蛋白质,如tau 蛋白和共核蛋白[5]。

近期,新开发的可检测tau蛋白沉积的放射性示踪剂引起了研究者的兴趣,这些示踪剂包括 ^{18}F-AV-1451(原T807)和 ^{18}F-THK523[5,6]。tau蛋白是AD的特征性病理表现之一——神经元纤维缠结的主要成分,tau蛋白也能在其他多种神经退行性疾病患者脑内形成聚集物。神经元纤维缠结的程度和分布特点与AD的临床表现和症状的严重程度的关系比淀粉样蛋白更密切[7]。PET能够提供tau蛋白沉积的空间分布和聚集程度的信息,使它能比量表评估和脑脊液tau蛋白检测更准确地追踪疾病的严重程度。前期研究表明,靶向神经炎症或小胶质细胞激活的PET示踪剂是潜在的AD诊断工具,AD人群和认知正常人群存在明显差异,而且与AD临床严重程度之间存在相关性[8]。虽然,这些新型PET放射性示踪剂为神经退行性痴呆的病理生理学研究提供了新的信息，但是它们尚未经过充分的验证，目前不能在临床常规使用。

（三）其他

新的技术进步使PET/MRI联合成像扫描仪成为现实。这种组合的扫描仪有望在传统MRI扫描的时间内，获得MRI成像和PET数据，实现增加诊断信息，却不增加额外的检测时间或测试手段。但是，将该技术应用于痴呆患者仍然具有挑战性，因为目前脑影像数据获得后的再处理相对简单，当标准MRI成像和PET成像同时叠加在一个系统时，提供的数据信息极为复杂。PET/MRI成像扫描仪尤其是使用新型示踪剂的动态PET联合功能MRI成像，是目前唯一可以同时评估大脑动态过程的技术。这种具有潜在的应用前景的技术的临床应用，有待进一步的研究和验证。

二、衰老及神经退行性痴呆脑萎缩的神经影像特点

（一）正常衰老

在正常衰老过程中，常出现脑容量减少，这种脑容量减少可累及全脑或者多个脑区，尤其是前额叶皮层萎缩[9]。在认知正常的老年人群中，海马萎缩的发生率高于全脑萎缩，且发生率随年龄的增长而增加[9,10]。正常情况下，灰质对葡萄糖具有较高的吸收率，老化可引起脑内轻微的区域性葡萄糖吸收降低[3]，但是这种葡萄糖吸收率降低，并不符合神经退行性病变时脑葡萄糖吸收率变化的特定模式。淀粉样蛋白PET可以高度灵敏地探测到脑内淀粉样斑块，而在认知正常的个体脑内检测结果多为阴性。不过，目前已经明确，认知正常人群的脑内可以存在能够被检测的淀粉样蛋白沉积，脑淀粉样蛋白沉积的患病率可从65岁时的10%～15%增加到85岁时的约50%[11]。认知正常人群出现的这种脑淀粉样蛋白沉积被认为是临床前AD的表现。

（二）AD

AD的主要特征是进行性记忆功能障碍，且具有较长的临床前期。虽然，确诊AD需要病理学证实脑内存在包含淀粉样蛋白的神经炎性斑块和包含tau蛋白的神经元纤维缠结，但是最近的诊断标准已经确定了一些可以提高AD诊断可信度的生物标志物[12]。对AD早期诊断的兴趣促使研究者确定了两种痴呆前类型。AD前驱期相当于轻度认知功能障碍（MCI），其定义是存在认知功能障碍的客观依据，但是没有显著的功能下降[13]；但是，前驱期患者是一个异质性的群体，而且许多MCI患者并没有潜在的AD。最近的诊断标准采用淀粉样疾病和神经退行性变的生物标志物来增加MCI代表AD前驱期的诊断可信度[13]。临床前期AD的定义是没有认知功能障碍的客观依据和神经退行性变的生物标志物证据，但是有脑淀粉样蛋白沉积的生物标志物证据[14]。

到目前为止，在神经退行性病变领域中研究最多的MR影像标志物就是海马萎缩，海马萎缩同时也是AD的生物标志物。AD患者海马体积平均减少20%～25%，而MCI患者海马体积平均减少10%～15%[15]。在AD尤其MCI早期阶段，采用视觉评估病理性海马萎缩是很困难的，因而降低了海马萎缩早期诊断AD的敏感度。自动化海马体积评估方法已被开发出来，但是未得到广泛应用[16]。由于缺乏标准化测量海马体积的方法，因而限制了海马萎缩这一生物标志物在临床实践中的应用。采用计算机评估整个大脑的局灶性体积减小或皮质厚度减少的研究发现，AD可累及其他特定脑区，如楔前叶和侧顶叶，这些AD累及的特定脑区与认知能力下降的严重程度相关[17]。^{18}F-FDG PET显示，AD患者海马或者内侧颞叶、后扣带回、楔前叶和侧颞皮层呈特征性低代谢，其中最可靠的AD早期变化是后扣带皮层低代谢[18,19]。上述脑区表现为轻微低代谢的MCI患者容易进展成临床AD，而进展期AD常累及额叶。长期以来，人们一直认为AD病程中代谢异常会比MR可测量的异常出现更早，但最近的证据表明，这些神经退行性变的生物标志物的改变可能会同时发生[20]。典型的遗忘型AD通常表现为大脑双侧代谢减低(也可能是不对称的),但却不累及基底神经节、躯体感觉皮层和枕叶皮层[19,21]。^{18}F-FDG PET显像可以高度灵敏和特异地区分AD患者与健康对照[5]。

AD还有几种少见的非典型表现:①logopenic变异型原发性进行性失语(lv-primary progressive aphasia,lv-PPA),其特点是语言功能障碍,主要是少词型失语;②后皮质萎缩,主要特点是视空间障碍;③额叶变异型AD,其特点是行为和执行功能异常。这些非典型形式的AD约占青年发病的AD患者的1/3,占晚发性AD患者的5%[22]。神经影像技术可以显示出与这些不典型表现符合的灰质萎缩和代谢减低的特定解剖分布。Lv-PPA表现为左侧外侧裂或颞顶叶的变化,后皮质萎缩则和顶枕叶异常有关[23]。

(三)路易体痴呆

路易体痴呆(DLB)是第二种最常见的神经退行性痴呆。与帕金森病相似,DLB病理可见包含共核蛋白的路易体。DLB与帕金森病痴呆的临床区别在于其痴呆症状的发生早于帕金森运动症状的出现,或者痴呆在出现帕金森运动症状后1年内发生[24]。有70%~80%的DLB患者脑内有淀粉样斑块[25],多数情况下符合混合性DLB-AD的病理诊断标准。DLB的核心临床特征是帕金森样症状、波动性认知功能障碍和视幻觉。行为和认知异常包括执行功能、注意力和视空间能力的异常,以及幻觉、抑郁和焦虑[24]。

DLB患者的结构性MR成像结果存在变异性。DLB患者的皮质萎缩可能是由于与AD共病导致,因为研究表明不伴有AD的DLB患者的脑容量包括颞中叶均和健康对照组相似[26]。DLB患者的^{18}F-FDG PET显像发现:除内侧颞叶未累及外,枕叶表现为明显低代谢,还可累及与AD相同的脑区如后扣带皮层、颞顶皮层,以及轻微影响额叶皮质代谢[21,27]。痴呆越严重,代谢减低的脑区越大[27]。DLB的淀粉样蛋白PET显像多为阳性,而帕金森病痴呆的淀粉样蛋白PET显像多为阴性[25]。与其他神经退行性痴呆不同,多巴胺能系统的PET和SPECT成像显示,DLB患者的纹状体对示踪剂摄取异常减少[28]。

(四) 额颞叶变性

额颞叶变性(Frontotemporal lobar degeneration,FTLD)是一组以进行性精神行为异常、执行功能障碍和语言损害为主要特征的痴呆症候群,发病率仅次于AD和DLB,其病理特征为选择性的额叶和(或)颞叶进行性萎缩。FTLD的病因尚未明确,在临床、病理和遗传方面具有异质性。根据其临床特征,国际上目前将FTLD分为三种主要的临床亚型:行为变异型额颞叶痴呆(behavioral variant of Frontotemporal dementia,bvFTD)、进行性非流利性失语(Progressive non-fluent aphasia,PNFA)和语义痴呆(Semantic dimentia,SD)。bvFTD是最常见的亚型,临床表现以人格改变、社会行为异常和执行功能损害为最早、最突出的症状;SD和PNFA可归为原发性进行性失语(Primary progressive aphasia,PPA)。此外,FTLD可与进行性核上性麻痹、皮质基底节综合征、运动神经元病或肌萎缩性侧索硬化等神经退行性疾病并存。额颞叶变性多发生于老年前期,而AD多发生于老年晚期。

FTLD MRI影像显示额叶和前颞叶萎缩,严重的萎缩可以导致脑回呈刀削样外观。不同亚型的FTLD脑萎缩情况不同。bvFTD患者的前额叶局限性脑萎缩显著,病变可对称或不对称。PPA患者可见左侧前外侧裂区局限性萎缩,尤其是左腹外侧前额叶皮层萎缩。SD可见前颞叶萎缩,优势侧重于非优势侧。脑萎缩多是不对称的,PPA患者左侧的脑萎缩常较右侧严重[29]。

^{18}F-FDG PET可显示相应部位代谢降低,较MRI表现出现更早。行为变异FTLD提示额叶代谢显著降低,有时还有扣带前回和前颞叶低代谢表现[30];SD表现为两侧不对称的显著的前颞叶代谢降低[31];而PNFA则表现为显著的非对称性左前外侧裂皮质低代谢[32]。虽然FTLD常常表现为额叶代谢减退,但是极少数FTLD病例也可以表现为AD样的代谢降低模

式。此外,尽管FTLD患者的淀粉样蛋白PET显像理论上应该是阴性的,但是有一小部分患者淀粉样蛋白PET显像阳性,且这种阳性显影率在不同的FTLD亚型中是不一样的。研究者认为,这些阳性显影表明患者存在AD和FTLD共病,或者更可能的是病因诊断错误[33]。

有一些不太常见的病因,包括进行性核上性麻痹和皮质基底节变性,均可以导致神经退行性痴呆。进行性核上性麻痹的特点是眼球运动的异常、步态不稳、运动减少、视空间和语言障碍。MRI成像可见显著的中脑萎缩而导致所谓的蜂鸟外观,还可引起脑干以及脑桥、丘脑、纹状体和轻度的额叶皮质萎缩,小脑上脚萎缩为其特征表现。^{18}F-FDG PET显示前额叶和主要或辅助运动皮层对称性代谢减低,以及深部核团和中脑代谢减低[21]。皮质基底节变性常表现出一组所谓的皮质基底节综合征的临床症状,包括不典型帕金森症、失用、步态障碍、皮质性感觉缺损、肌阵挛、异己手等。皮质基底节变性有不对称性额顶叶萎缩,并可累及中央旁和旁矢状面的结构[34]。^{18}F-FDG PET显像发现,运动症状明显侧的对侧颞顶叶皮层、感觉运动皮层、前额叶皮层、尾状核以及丘脑的非对称性代谢减低;非对称性和感觉运动皮层受累是其相对独特的表现[21]。皮质基底节综合征的诊断缺乏特异性,因为其他FTLP相关疾病或者AD也可出现此症状。典型皮质基底节变性可表现为类似于进行性核上性麻痹和PNFA等疾病的症状[35]。

(五)非神经变性病痴呆

MRI显像在痴呆的鉴别诊断,尤其是非神经变性病痴呆和神经变性病痴呆的鉴别诊断中,具有重要意义。血管性痴呆或者血管性认知损害是痴呆的第二大病因。尽管大面积脑梗死可以导致痴呆,但是血管性痴呆的典型病因仍然是严重的小血管病性脑缺血和腔隙性脑梗死。脑室扩大可提示正常压力性脑积水。散发克雅氏病的特征表现是皮质、基底节和内侧丘脑水弥散受限,相应脑区在液体反转恢复成像序列时可见异常。其他疾病如副肿瘤综合征、感染和炎症均可导致脑萎缩和痴呆,这些疾病可通过MR影像进行鉴别诊断。

三、结论

神经影像学检查有助于更早期的为神经退行性痴呆患者和认知能力下降患者进行准确的诊断和判断预后。AD患者存在一个有序的影像生物标志物的变化过程,即疾病早期出现淀粉样蛋白PET显像的异常,随后MRI结构成像和 ^{18}F-FDG PET显像的定量测定可以发现神经变性的各种异常[22]。以后的研究有必要进一步验证,联合多种生物标志物来提高诊断准确度。选择适当的、多模态MRI影像和PET影像有可能改善神经退行性痴呆患者的诊断和管理。

参考文献

[1] Herholz K. Perfusion SPECT and FDG - PET [J]. Int Psychogeriatrics, 2011, 23(Suppl 2):S25-S31.

[2] Thomas JB, Brier MR, Bateman RJ, et al. Functional connectivity in autosomal dominant and late-onset Alzheimer disease[J]. JAMA Neurol, 2014, 71(9):1111-1122.

[3] Panegyres PK, Rogers JM, McCarthy M, et al. Fluorodeoxyglucose - positron emission tomography in the differential diagnosis of early-onset dementia: a prospective, community-based study[J]. BMC Neurol, 2009, 9:41.

[4] Clark CM, Pontecorvo MJ, Beach TG, et al. Cerebral PET with florbetapir compared with neuropathology at autopsy for detection of neuritic amyloid-β plaques: a prospective cohort study[J]. Lancet Neurol, 2012, 11(8):669-678.

[5] Chien DT, Bahri S, Szardenings AK, et al. Early clinical PET imaging results with the novel PHF-tau radioligand [F-18]-T807[J]. J Alzheimers Dis, 2013, 34(2):457-468.

[6] Fodero-Tavoletti MT, Okamura N, Furumoto S, et al. 18 F-THK523: a novel in vivo tau imaging ligand for Alzheimer's disease[J]. Brain, 2011, 134(Pt 4):

1089-1100.

[7] Arriagada PV, Growdon JH, Hedley-Whyte ET, et al. Neurofibrillary tangles but not senile plaques parallel duration and severity of Alzheimer's disease [J]. Neurology, 1992, 42(3 Pt 1):631-639.

[8] Kreisl WC, Lyoo CH, McGwier M, et al. In vivo radioligand binding to translocator protein correlates with severity of Alzheimer's disease[J]. Brain, 2013, 136(Pt 7):2228-2238.

[9] Fjell AM, Walhovd KB, Fennema-Notestine C, et al. One-year brain atrophy evident in healthy aging[J]. J Neurosci, 2009, 29(48):15223-15231.

[10] Nosheny RL, Insel PS, Truran D, et al. Variables associated with hippocampal atrophy rate in normal aging and mild cognitive impairment [J]. Neurobiol Aging, 2015, 36(1):273-282.

[11] Rowe CC, Ellis KA, Rimajova M, et al. Amyloid imaging results from the Australian imaging, biomarkers and lifestyle (AIBL) study of aging[J]. Neurobiol Aging, 2010, 31(8):1275-1283.

[12] McKhann GM, Knopman DS, Chertkow H, et al. The diagnosis of dementia due to Alzheimer's disease: recommendations from the National Institute on Aging-Alzheimer's Association workgroups on diagnostic guidelines for Alzheimer's disease[J]. Alzheimers Dement, 2011, 7(3):263-269.

[13] Albert MS, DeKosky ST, Dickson D, et al. The diagnosis of mild cognitive impairment due to Alzheimer's disease: recommendations from the National Institute on Aging-Alzheimer's Association workgroups on diagnostic guidelines for Alzheimer's disease[J]. Alzheimers Dement, 2011, 7(3):270-279.

[14] Sperling RA, Aisen PS, Beckett LA, et al. Toward defining the preclinical stages of Alzheimer's disease: recommendations from the National Institute on Aging-Alzheimer's Association workgroups on diagnostic guidelines for Alzheimer's disease[J]. Alzheimers Dement, 2011, 7(3):280-292.

[15] Shi F, Liu B, Zhou Y, et al. Hippocampal volume and asymmetry in mild cognitive impairment and Alzheimer's disease: meta-analyses of MRI studies [J].

Hippocampus, 2009, 19(11):1055-1064.

[16] Yushkevich PA, Pluta JB, Wang H, et al. Automated volumetry and regional thickness analysis of hippocampal subfields and medial temporal cortical structures in mild cognitive impairment[J]. Hum Brain Mapp, 2015, 36(1):258-287.

[17] Da X, Toledo JB, Zee J, et al. Integration and relative value of biomarkers for prediction of MCI to AD progression: spatial patterns of brain atrophy, cognitive scores, APOE genotype and CSF biomarkers[J]. Neuroimage Clin, 2014, 4:164-173.

[18] Minoshima S, Giordani B, Berent S, et al. Metabolic reduction in the posterior cingulate cortex in very early Alzheimer's disease[J]. Ann Neurol, 1997, 42(1):85-94.

[19] Kadir A, Almkvist O, Forsberg A, et al. Dynamic changes in PET amyloid and FDG imaging at different stages of Alzheimer's disease[J]. Neurobiol Aging, 2012, 33(1):198e1-e14.

[20] Jack CR Jr, Knopman DS, Jagust WJ, et al. Tracking pathophysiological processes in Alzheimer's disease: an updated hypothetical model of dynamic biomarkers[J]. Lancet Neurol, 2013, 12(2):207-216.

[21] Teune LK, Bartels AL, de Jong BM, et al. Typical cerebral metabolic patterns in neurodegenerative brain diseases[J]. Mov Disord, 2010, 25(14):2395-2404.

[22] Koedam EL, Lauffer V, van der Vlies AE, et al. Early-versus late-onset Alzheimer's disease: more than age alone[J]. J Alzheimers Dis, 2010, 19(4):1401-1408.

[23] Migliaccio R, Agosta F, Rascovsky K, et al. Clinical syndromes associated with posterior atrophy: early age at onset AD spectrum[J]. Neurology, 2009, 73(19):1571-1578.

[24] McKeith IG. Consensus guidelines for the clinical and pathologic diagnosis of dementia with Lewy bodies (DLB): report of the Consortium on DLB International Workshop[J]. J Alzheimers Dis, 2006, 9(3 Suppl):417-423.

[25] Edison P, Rowe CC, Rinne JO, et al. Amyloid load in Parkinson's disease dementia and Lewy body dementia measured with [11C] PIB positron emission tomography[J]. J Neurol Neurosurg Psychiatry, 2008, 79(12):1331-1338.

[26] Whitwell JL, Weigand SD, Shiung MM, et al. Focal atrophy in dementia with Lewy bodies on MRI: a distinct pattern from Alzheimer's disease[J]. Brain, 2007, 130(Pt 3):708-719.

[27] Gilman S, Koeppe RA, Little R, et al. Differentiation of Alzheimer's disease from dementia with Lewy bodies utilizing positron emission tomography with [18 F]fluorodeoxyglucose and neuropsychological testing[J]. Exp Neurol, 2005, 191 (Suppl 1):S95-S103.

[28] Papathanasiou ND, Boutsiadis A, Dickson J, et al. Diagnostic accuracy of [I-123]-FP-CIT (DaTSCAN) in dementia with Lewy bodies: a meta-analysis of published studies[J]. Parkinsonism Relat Disord, 2012, 18(3):225-229.

[29] Pereira JM, Williams GB, Acosta-Cabronero J, et al. Atrophy patterns in histologic vs clinical groupings of frontotemporal lobar degeneration[J]. Neurology, 2009, 72(19):1653-1660.

[30] Jeong Y, Cho SS, Park JM, et al. 18 F-FDG PET findings in frontotemporal dementia: an SPM analysis of 29 patients[J]. J Nucl Med, 2005, 46(2):233-239.

[31] Nestor PJ, Fryer TD, Hodges JR. Declarative memory impairments in Alzheimer's disease and semantic dementia[J]. Neuroimage, 2006, 30(3):1010-1020.

[32] Poljansky S, Ibach B, Hirschberger B, et al. A visual [18 F]FDG-PET rating scale for the differential diagnosis of frontotemporal lobar degeneration[J]. Eur Arch Psychiatry Clin Neurosci, 2011, 261(6):433-446.

[33] Villemagne VL, Ong K, Mulligan RS, et al. Amyloid imaging with 18 F-florbetaben in Alzheimer disease and other dementias[J]. J Nucl Med, 2011, 52(8):1210-1217.

[34] Kitagaki H, Hirono N, Ishii K, et al. Corticobasal degeneration: evaluation of cortical atrophy by means of hemispheric surface display generated with

MR images[J]. Radiology,2000, 216(1):31-38.

[35] Wadia PM, Lang AE. The many faces of corticobasal degeneration[J]. Parkinsonism Relat Disord, 2007, 13(Suppl 3):S336-S340.

(陆小伟)

第三节　脑萎缩与认知功能障碍

随着人口老龄化的发展,脑萎缩的情况变得比较常见,而脑萎缩患者多伴有认知功能下降或痴呆的表现,本节就脑萎缩与认知功能障碍的相关性及其研究进展阐述如下。

一、脑萎缩的定义

脑萎缩是指各种原因所引起的脑组织结构体积缩小,脑实质减少,脑质量减轻,脑细胞数目减少,脑回变平,脑沟增宽增深,脑室、脑池和蛛网膜下腔扩大[1]。脑萎缩包括正常老年人脑萎缩和有认知功能障碍老年人的脑萎缩。正常老年人脑萎缩一般是指人脑沟平均宽度和三脑室宽度随着年龄的改变而改变,这种改变在40岁以后更为明显,即使各脏器功能均正常的老年人也不例外[2]。正常老年人脑萎缩的发生被认为是不可抗拒的生理过程。而有认知功能障碍的老年人的脑萎缩是在正常老年人脑萎缩的基础上出现了记忆障碍等临床症状,是中老年人常见的一种慢性进行性退化性疾病。脑萎缩是痴呆的最常见影像学表现,约占痴呆患者的70%[3]。脑萎缩的影像学表现可先于痴呆的出现,这可能是病变只有造成足够的皮层结构及其联系部分毁坏才能产生痴呆,也可与痴呆症状同步出现。

国内外已有学者在性别、年龄及智能检测方面对脑萎缩做了研究,认为男性从40岁,女性从50岁起就可能发生脑萎缩,脑室的扩张与年龄增长不是线性关系，而是在50岁后加速增长，并发现脑室容积与韦氏智力测定结果呈负相关[4,5]。血清矿物元素在健康老年人普遍脑萎缩的形成机制中有一定作用，老年普遍脑萎缩者的血清铜、锌、硒离子的含量减低，而血清钙离子浓度增高[6]。糖尿病引起糖代谢紊乱，在脑内发生糖侧支代谢，山梨醇和果糖聚积，而致神经纤维髓鞘脱失与神经细胞损伤，从而可能导致脑萎缩[7]。

二、认知功能障碍疾病与脑萎缩

认知是机体认识和获取知识的智能加工过程，涉及学习、思维、记忆、语言、情感等心理和社会行为。认知功能障碍指与上述学习记忆以及思维判断有关的大脑高级智能加工过程出现异常，从而引起严重的学习、记忆障碍，同时伴有失语、失用、失认或失行等改变的病理过程。涉及认知功能障碍的疾病很多，如阿尔茨海默病（AD）、血管性痴呆（Vascular dementia，VD）、额颞叶痴呆（Frontotemporal dementia，FTD）等。国内目前对老年人认知功能障碍的患病率的报道为1.31%～11.36%[8]。在这些认知功能障碍疾病中部分会出现脑萎缩的现象。

（一）AD

AD患者认知功能障碍最明显的表现是记忆力减退，早期主要为近记忆减退，逐渐出现远记忆障碍，并伴有时间、空间、定向能力下降以及执行能力的下降。脑萎缩是AD特征性影像学改变，主要表现为脑皮层萎缩，包括额叶、顶叶、颞叶、枕叶的皮层萎缩。利用MRI检测与利用其他影像学方法检测结果是一致的，这也和AD患者的组织病理学结果一致[9]。

AD患者的情景记忆和颞叶的内嗅皮层有关，海马是记忆刻录和储存的重要场所，AD患者的中颞叶尤其是海马，在早期即有萎缩改变，顶叶、双前额叶区域及左前丘脑灰质核团体积减小，内嗅皮层灰质体积缩小同情景记忆延迟、回忆试验变差有关，其原因可能为内嗅皮层的损伤阻止了新皮层灰质至海马的信号传入，从而影响了AD患者情景记忆的储存[10]。

AD患者海马萎缩是较为典型的早期改变之一,中颞叶萎缩与记忆功能缺陷密切相关[11]。在临床痴呆量表评分为0.5分的AD患者中,双侧海马体积缩小为左侧的14.3%和右侧的11.3%,随着认知功能障碍的加重,双侧海马的不对称性加大[12]。Yamaguchi等[13]在临床观察中发现,轻度认知功能障碍患者左侧海马萎缩与简易精神状态量表得分相关,可以推测左侧海马萎缩对诊断轻度认知功能障碍是个很好的早期标志。

(二)FTD

FTD是仅次于AD的早老性痴呆类型,FTD分成三种主要类型,包括行为变异型额颞叶痴呆(bvFTD)、进行性非流利性失语(PNFA)和语义痴呆(SD)。有研究表明,约40%的FTD患者具有阳性家族史[14]。其中bvFTD为最常见的类型,临床症状主要表现为进行性加重的行为异常,人际沟通能力、执行能力下降,具体表现为隐匿起病,早期症状复杂多样,执行功能障碍,行为去抑制,记忆力下降,淡漠、同情心丧失。bvFTD的发病年龄一般为45～64岁,约10%患者低于45岁起病,30%患者65岁以后起病。bvFTD典型MR表现为前脑(额颞叶)萎缩明显,以近中线额部、眶额部及岛叶前部为著[15]。并且bvFTD患者与AD患者一样,大脑皮质下区域也可被累及,包括杏仁核、海马、尾状核、纹状体、豆状核、丘脑及下丘脑,多在bvFTD后期出现。有学者认为,眶额区受累是bvFTD早期特征性的标志。

(三)其他认知功能障碍疾病

当然,其他认知功能障碍疾病也存在着脑萎缩的现象。如中毒性脑病主要是脑白质受累,急性中毒性脑病的影像学表现:MRI表现为小脑齿状核、苍白球及广泛皮层下白质长T1长T2信号影,弥散加权成像呈高信号;CT表现为相应部位低密度,可伴有脑组织的肿胀。而慢性中毒性脑病可表现为弥漫性脑萎缩,如海马萎缩、胼胝体变薄[16]。另外帕金森病也会伴有认知功能下降的表现,其影像学可见颞叶、顶叶和枕叶的皮层萎缩。FDG-PET 显示帕金森病痴呆患者各脑区皮层代谢降低，特别是角回、顶叶、枕叶和额叶皮层区[17]。

三、治疗

针对脑萎缩的特效治疗并不多，主要是判断造成脑萎缩的原发病，针对原发病进行干预。如针对AD可给予多奈哌齐、美金刚等药品延缓患者的认知功能下降；帕金森病痴呆患者可给予卡巴拉汀干预患者的认知功能的下降。当然也可以给予神经营养药物促进脑代谢，从而改善患者的症状。

参考文献

[1] 申潇竹，田昌荣. 老年广泛性脑萎缩患者并发认知功能障碍的临床特点研究[J]. 中华老年心脑血管病杂志，2014，16(10)：1099-1101.

[2] 于慧玲，王鲁宁，马志忠，等. 健康老年人脑容量的计算机辅助CT面积测量[J]. 中华神经科杂志，1999，32(3)：154-156.

[3] 水晶. 脑萎缩的脑电图表现及临床分析[J]. 现代电生理学杂志，2012，19(4)：198-199.

[4] Lo JC, Loh KK, Zheng H, et al. Sleep duration and age-related changes in brain structure and cognitive performance[J]. Sleep, 2014, 37(7): 1171-1178.

[5] Kaye JA, Decarli C, Luxenberg JS, et al. The significance of age-related enlagement of the cerebral ventricles in health men and women measured by quantitatie computed X-ray tomograph[J]. J Am Goriatr Soc, 1992, 40(3): 225-231.

[6] 杨丽，杨露春. 老年普遍性脑萎缩机理的研究[J]. 天津医科大学学报，2000，6(1)：49-51.

[7] de Bresser J, Reijmer YD, van den Berg E, et al. Microvascular determinants of cognitive decline and brain volume change in elderly patients with type 2 diabetes[J]. Dement Geriatr Cogn Disord, 2010, 30(5): 381-386.

[8] 曾永青，李立新，王洋洋. 老年轻度认知功能障碍相关因素的病例对照研究[J]. 海南医学，2014，25(10)：1427-1428.

[9] Zhang Y, Qiu C, Lindberg O. Acceleration of hippocampal atrophy in a non-demented elderly population: the SNAC-K study[J]. Int Psychogeriatr, 2010, 22(1): 14-25.

[10] Sato K, Satoh S, Muraoka T, et al. Evidence of brain atrophy detected on magnetic resonance imaging is associated with failure of acquisition of the ability for insulin self-injection[J]. Endocr J, 2014, 61(11): 1125-1130.

[11] Di Paola M, Macaluso E, Carlesimo GA, et al. Episodic memory impairment in patients with Alzheimer's disease is correlated with entorhinal cortex atrophy.A voxed based morphometry study[J]. J Neurol, 2007, 254(6): 774-781.

[12] Wolf H, Grunwald M, Kruggel F, et al. Hippocampal volume discriminates between normal cognition; questionable and mild dementia in the elderly [J]. Neurobiol Aging, 2001, 22(2): 177-186.

[13] Yamaguchi S, Meguro K, Shimada M, et al. Five - year retrospective changes in hippocampal atrophy and cognitive screening test performances in very mild Alzheimer's disease: the Tajiri Project[J]. Neuroradiology, 2002, 44(1): 43-48.

[14] Bott NT, Radke A, Stephens ML, et al. Frontotemporal dementia: diagnosis, deficits and management[J]. Neurodegener Dis Manag, 2014, 4(6): 439-454.

[15] Mortimer AM, Likeman M, Lewis TT. Neuroimaging in dementia: a practical guide[J]. Pract Neurol, 2013, 13(2): 92-103.

[16] Aydin K, Sencer S, Demir T, et al. Cranial MR findings in chronic toluene abuse by inhalation[J]. AJNR Am J Neuroradiol, 2002, 23(7): 1173-1179.

[17] 李薇,蔡艺灵,杜鹃. 帕金森病痴呆影像学及治疗研究进展[J]. 临床荟萃,2013,28(7):837-840.

(董靖德)

第九章　心身疾病

心身医学(Psychosomatic medicine)是探讨心与身的关系在健康的保持和疾病发生、发展及康复过程中的作用的一门学科,是当代医学科学体系的重要组成部分。它强调心(精神-心理、社会引起的情绪因素)与身(躯体的结构与生理功能)之间相互关联、相互依赖、相辅相成、相互影响,互为因果。心身疾病是指一组与心理、社会因素有关的躯体疾病或病理生理过程,其特点是与心理应激、内心冲突关系密切,且具有器质性变化。

心身疾病的范围很广,不同心身疾病的发病机制各不相同,也缺乏明确的诊断和分类标准及治疗指南,使得心身疾病的诊断率低、治疗率低,造成临床上出现大量的"疑难杂症"。加上老年人群本身就患有多种疾病,使用多种药物,使得患者临床症状更为复杂,治疗更为棘手。以下几个问题是当前迫切需要解决的。

一、心身疾病发病机制仍待进一步研究

随着对疾病发生本质的认识逐渐增加,人们越来越清楚地意识到没有哪一种疾病是单纯的生理功能障碍,也没有哪一种疾病是纯粹的心理问题,几乎所有的疾病都是"心身同病",只不过这两者在疾病的发生、发展及转归过程中所占比重与所起作用的大小不同而已。虽然目前都一致同意心身疾病与生物、心理、社会因素明显相关,但其具体的发生机制目

前尚不清楚。

老年人的焦虑、抑郁、紧张、恐惧等长期的负性情绪与心身疾病的生理基础密切相关,可直接影响大脑皮质对下丘脑内分泌系统及自主神经系统的作用,造成体液、激素、酶的异常,导致各种急性或慢性内环境的不稳定,影响机体的生理、心理活动,加重心身疾病;老年人不良的生活方式和不良行为习惯,如高胆固醇、高糖、高盐饮食等,嗜烟、酗酒、赌博、吸毒等,以及运动不足、起居无规律等均是导致心身疾病的危险因素。心身疾病除了与遗传因素有关外,心理、社会因素也起着至关重要的作用。因此,了解心身疾病的确切发病机制,针对生物、心理、社会因素在某种心身疾病的前期、急性期、恢复期等不同阶段中所起的主次作用,进行准确的对因治疗,能使治疗少走弯路,也能更早地促进患者康复。

二、缺乏心身疾病的诊断和分类标准

在当前的诊断标准中,心身疾病被纳入精神疾病分类诊断标准体系中。精神疾病分类诊断主要依据精神症状,然而,临床上大量的心身症状并未达到精神障碍的诊断标准,但却影响着患者的生命质量。由于心身疾病的范围正在不断地扩大,应用精神疾病的症状学分类方法,一方面不够严谨,另一方面也对很多心身疾病难以给出准确的诊断。国际心身研究小组研发的心身疾病研究用诊断标准(Diagnostic criteria for psychosomatic research,DCPR),也只是包含了健康焦虑、死亡恐惧症、疾病恐惧症、疾病否认、持续的躯体化症状、转换性障碍、继发于精神障碍的功能性躯体症状、周年反应、精神消沉、易激惹心境、A型行为和述情障碍等12组心身综合征,仅仅是从症状学考虑心身疾病,不符合如今对于心身疾病的发生、发展本质的需求,也不符合临床实际。因此,建立能获得国内外公认的具体的、明确的、操作性强的心身疾病诊治标准是目前临床的急切需求。

三、缺乏心身疾病的客观评估标准

心身疾病分类诊断要遵循疾病的本质原则，但同时，更不能忽视心身疾病相关量表等客观的诊断工具的参考价值。目前，心身疾病研究常用的量表有症状自评量表；抑郁、焦虑量表；述情障碍量表；健康焦虑量表；A型行为量表等。与目前对心身疾病的诊断粗略地采用精神科的诊断标准一样，其临床量表亦多运用精神科相关量表进行评估，这不符合心身疾病的生物、心理、社会多维度的病因本质，也是不全面的，不准确的，不严谨的。我国心身疾病患者基数较大，病种也更为多样，社会文化背景更是不同，所以急需研发制定一个涉及患者的躯体整体情况、个人家庭情况、社会关系等情况的涵盖多个维度的心身症状量表，用于临床各科早期对于心身症状的筛查，也可作为心身疾病诊断时的辅助工具。

四、缺乏心身疾病治疗指南

目前，国内心身疾病的治疗大多仍遵循生物学治疗的原则，治疗组成员中鲜有心理精神科医生。临床医生也很少能意识到久治不愈或病情波动较大的患者可能存在心理问题。同时，也没有由临床各科医生与精神科医生、心理治疗师和社会工作者共同参与制定的治疗指南，这也是大量患者治疗困难的原因之一。心身疾病的治疗应该是由生物治疗-心理社会治疗-物理治疗（如重复经颅磁刺激治疗）三位一体的综合治疗，临床迫切需要这样的治疗指南。

综上所述，心身疾病患病率高、致死率高、识别率低，已引起综合医院临床医生和精神科医生的高度关注。现今亟须明确心身疾病的范围、分类，研究出心身疾病的可量化且客观的临床诊断标准工具，建立起心身疾病规范的诊疗方案，提高心身疾病的识别率和治疗率，减少患者病痛时间，以促进患者早日康复，提高患者的生活质量，减轻患者因反复就医而造成的经济负担。

第一节　临床上的疑难杂症与心身疾病

一个疾病是否疑难,我们能否及时、准确地做出诊断,取决于我们对这种疾病的认识。在临床上,疑难杂症患者常以躯体不适的症状就诊,但是经过针对这些症状所进行的详细的体格检查或辅助检查,其检查结果却无异常或仅有微小异常,并且无法解释症状或不足以解释症状的严重程度。

这些机制不明、诊断不清、治疗无效的疑难杂症往往给患者造成极大的困扰,使其生活质量受到严重影响。事实上,这些所谓的疑难杂症患者,有1/3可能就是心身疾病的患者[1]。由此可见,了解心身疾病非常重要。

一、疑难杂症的常见表现

(一) 疑难杂症的危害

疑难杂症在临床工作中并不罕见。Fava[2]在1992年就曾指出综合医院就医人群的30%～40%具有医学不能解释的躯体症状。在我国,普通人群和在基层医疗机构就诊的患者中,也至少有1/3患者的躯体症状在医学上无法解释;而且在基层医疗机构中被诊断为精神障碍的患者,有50%～70%起初都表现为躯体症状[3]。此类患者往往会占用较多的医疗资源,不断奔波于各大医院的各个科室,做大量检查、治疗,浪费了大量医疗资源,同时也给自身带来较重的经济负担。而此种情况往往又导致医患双方对诊疗活动均不满意,甚至引起医患矛盾增多、医患关系紧张。

（二）疑难杂症的常见表现

疑难杂症的症状涉及心血管、消化、神经等多系统。在众多症状中常见的有胸痛、疲乏、头晕、头痛、失眠、麻木、呼吸困难、腹痛、水肿、体质量下降等。患者在描述症状时，表现出焦虑、抑郁的症状，往往会运用“噩梦、可怕”等富含感情色彩的词汇来强调症状严重性，诉说这些无法解释的症状严重地影响其日常生活及社会行为。一般来说，这些症状往往是非特异性、模糊多变的，很难具体化，且缺乏肯定的病理生理基础。

（三）诊断和分类标签化

虽然在各科门诊中，以躯体症状为主诉但缺乏客观生理原因的患者相当多见，但在相关的诊断分类上却存在混乱与不一致的情况，如存在多种诊断标签，包括功能性障碍、神经官能症、神经症、疑病症、癔症、躯体化障碍等。老百姓往往不能理解这些名词的意义，听到一个诊断名词就会认为自己多了一种疾病，会加重思想负担，造成病情迁延。

二、疑难杂症与躯体化

当个体的压力大到以其智力想不出好的应对方式时，压力就会渗透到潜意识层面。而潜意识层面对压力的处置通常是转换，通过防御机制把压力改头换面，通过心理或生理的症状表现出来。这种处置的主要方式有两种：一种是用心理症状来表达压力，这些症状包括抑郁、焦虑、强迫、恐惧等；另一种则是用生理症状来表达压力，称之为躯体化。

所谓躯体化，即有明显的躯体症状表现，但无肯定的或足够的病理证据，更多地可能与心理因素密切相关[4]。躯体化作为症状，可见于许多躯体疾病和精神障碍。如躯体疾病伴发的情绪障碍、心身综合征，常见的精神障碍即抑郁障碍、焦虑障碍等躯体症状障碍等。当患者以躯体化症状出现时，非心理精神科医生往往很难识别，造成很多所谓的疑难杂症，而其实质则是心身疾病。

三、躯体化症状的成因

(一) 躯体症状表现

人的躯体和心理是矛盾的统一体。医生医疗的对象是人,人不仅仅是一个生物体,有自然属性,还有社会属性,更有复杂的心理活动。既往研究表明,躯体症状的产生除与5-羟色胺系统和下丘脑-垂体-肾上腺轴这两个系统的基因变异有关外[5],同时还与精神心理因素密切相关。慢性压力可以引起自主神经活动增强。研究发现,暴露在慢性压力环境中,如生活在战争环境中,与躯体化症状的发生相关[6]。当机体处于焦虑或愤怒状态时,其肾上腺素、肾上腺皮质激素及抗利尿激素增加,可引起交感神经活动亢进,亢进的交感神经一方面引起心率增加、心输出量增加,另一方面导致末梢血管阻力增加,两者共同作用于机体,最终导致血压上升。类似地,当精神因素作用于大脑,引起交感神经和副交感神经活动亢进时,亢进的副交感神经可导致胃酸分泌增多,同时亢进的交感神经导致胃黏液分泌减少,破坏性因素的增加与保护性因素的减少最终引起消化性溃疡,患者出现胃痛、反酸、嗳气等症状。

(二) 躯体化症状的理论解释

1. 心理动力学理论:当成人在遇到人际冲突、压抑、应激、创伤等压力时,婴幼儿期对外界刺激的躯体反应就会重现,借此可将自己的内心矛盾或冲突转换成躯体不适,表现出各种疾病的生理症状,从而摆脱自我的困境。Freud把这一过程叫作“再躯体化”,它是一个退化过程[7]。事实上精神分析的观点认为,冲突是个体生活固有的一部分[8]。冲突的产生导致了焦虑,引起神经系统功能改变,最终引起脆弱器官的病变,出现那些不能解释的躯体症状,以此作为对自身内部和(或)外部环境恐惧的替代,并通过这种变相的发泄来缓解情绪上的冲突和矛盾[9]。

2. 心理生理学理论:研究侧重于心身疾病的发病过程,重点说明哪些心理社会因素，通过何种生物学机制（包括心理神经中介途径、心理神经内分泌途径、心理神经免疫学途径）作用于何种状态的个体，导致何种疾病的发生。

3. 认识理论：认为神经质的人格特征和不良心境会影响认知过程，一方面使当事人对躯体信息的感觉增强，选择性注意于躯体感觉；另一方面还使当事人用躯体疾病来解释上述感觉的倾向加强，助长与疾病有关的联想和记忆，及对自身健康的负性评价[10]。患者常常因为其症状不能得到正确的诊治而反复求医，从而导致情感沮丧、回避及社会功能受损，最终形成新的压力来源。我们可以将其称之为认知-知觉模型。患者之所以发病则是认知-知觉模型出现了障碍。

4. 行为学习理论：源自于米勒（Miller）提出的“内脏学习”的理论——疾病可以通过学习而获得[11]。行为学习理论认为，当某些社会环境刺激引发个体习得性心理和生理反应时，由于个体素质上的或特殊环境因素的强化，或通过泛化作用，使得这些习得性心理和生理反应被固定下来，最终演变成为症状和疾病。

5. 综合发病机制：针对某一个具体的患者，我们不能拘泥于某一理论，而是综合各种理论，互相补充，形成综合的心身疾病发病机制理论，才能更好地解释患者的临床表现。

四、识别与处理

（一）诊断原则

这类患者有一个共同的特点，即“病在身，根在心”。但由于综合医院普通科室医生对心身医学和心身疾病的认识和了解不足，且大多数患者又拒绝因躯体症状就诊于心理科或精神科，以致其诊断困难。诊断此类症状应掌握以下几个原则：①疾病的发生包括心理、社会因素，明确其与躯体症状的时间关系。②躯体症状是否有明确的器质性病理改变，或存在已知的病理生理学变化。③排除可能的精神疾病。

(二)治疗原则——心身同治

除了以解除症状为目标的一般内科躯体治疗以外,还需要有以减少复发、维持疗效稳定为目标的心理、社会治疗,帮助患者良好应对处理疾病过程中的有关心理、社会问题,最低限度地减少心理、社会因素的影响。故而,心身疾病的治疗有3个目标,即消除心理社会刺激因素、消除心理学病因、消除生物学症状。

此类疾病治疗难度较大,需要患者同时具有"三心",即治疗疾病的信心、下定用药的决心及等待疗效的耐心。因此,我们给出以下建议:①及早考虑心身疾病的可能,并将诊断告知患者。②尽量让患者看一个医生,尽可能减少患者与其他医务人员接触。③确定心理、社会诱因,但要避免牵强附会。④安排定期门诊,但要间隔2~6周;⑤制订计划(如列出主要问题,逐一解决)。⑥仅对客观发现做进一步检查,而对主观不适主诉采取忽略。⑦避免轻率下诊断,避免诊断反复和自相矛盾。⑧不要治疗患者并不存在的问题。⑨对患者产生的症状尽量使用解释模式。⑩对治疗效果不佳者,建议精神科会诊。

(三)预防原则

此类症状预防原则主要包括:心身同治、从早做起(从小做起)、健全人格、矫正行为、消除刺激、积极疏导。

预防此类疾病,我们建议平时生活中应该学做三件事:①学会关门:学会关紧昨天和明天这两扇门,过好每一个今天,每一个今天过得好,就是一辈子过得好;②学会计算:即学会计算自己的幸福和计算自己做对的事情,计算幸福会使自己越计算越幸福,计算做对的事情会使自己越计算越对自己有信心;③学会放弃:特别推荐汉语中一个非常好的词,这就是"舍得"。记住,是"舍"在先,"得"在后。世界上的事情总是有"舍"才有"得"。同时还要学说三句话:①算了! 即指对于一个无法改变的事实的最好办法就是接受这个事实。②不要紧! 即不管发生什么事情,哪怕是天大的事情，也要对自己说，不要紧！记住，积极乐观的态度是解决任何问题和战胜任何困难的第一步。③会过去的！不管雨下得多么大，连续下了多少天也不停，你也要对天会放晴充满信心，因为天不会总是阴的。自然界是这样，生活也是这样。只要我们平时能学会做好这三件事，学会说这三句话，我们的心情就能保持快乐。

五、总结

临床上的所谓疑难杂症，约1/3患者存在心理精神问题。虽然医生有必要确定疾病的生理基础，但因为几乎所有的躯体疾病都存在心理因素的影响，而这些精神心理因素往往又决定了疾病发病、临床表现、持续时间以及对治疗的敏感性。故而，作为一个医生应认识和掌握心身医学知识，从而减少临床上所谓的疑难杂症。迄今为止，心身疾病的相关研究仍较为缺乏，对心身疾病的发病机制与临床研究必将大有作为。

参考文献

[1] Kroenke K, Spitzer RL, Williams JB, et al. Physical symptoms in primary care. Predictors of psychiatric disorders and functional impairment [J]. Arch Fam Med, 1994, 3(9):774-779.

[2] Fava A. The concept of psychosomatic disorder [J]. Psychother Psychosom, 1992, 58(1):1-12.

[3] 吴文源. 持续的躯体形式疼痛障碍患者抑郁症状的特征及治疗[J]. 中国心理卫生杂志，2003, 17(3):147-149.

[4] 美国精神医学学会. 精神障碍诊断与统计手册 [M]. 北京：北京大学出版社，2005:301.

[5] Hollidays KL, Macfarlane GJ. Genetic variation in neuroendocrine genes associates with somatic symptoms in the general population: Results from the EPIFUND study [J]. J Psychosom Res, 2010, 68(5):469-474.

[6] Hasic S, Kisoljakovic E, Jaclric R, et al. Influence of long term stress

exposure on somatization symptoms outcome [J]. Bosn J Basic Med Sci, 2004, 4(1): 28-31.

[7] 弗洛伊德. 精神分析引论 [M]. 北京:商务印书馆, 1997:270-286.

[8] Carver CS, Scheier MF. 人格心理学[M]. 5版. 上海:上海人民出版社, 2011:191-193.

[9] 常桂花, 孔伶俐, 刘春文. 躯体形式障碍的病因学研究进展[J]. 国际精神病学杂志, 2013, 40(1):46-48.

[10] Katon W. Depression and somatization:a review [J]. Am J Med, 1982, 72(3):241-247.

[11] Miller GA. The Science of the Words[M]. New York: Scientific American Library, 1991:147.

（袁勇贵）

第二节　老年"双心"疾病

"双心"疾病既不能归为单纯的心血管疾病,也不能归为单纯的精神心理问题,而是属于心身疾病的范畴。心身疾病是一门新兴的交叉医学学科。"双心"疾病主要有如下三种表现形式:①明确的心血管疾病继发精神心理问题;②明确的精神心理问题合并心血管疾病;③单纯的精神心理问题表现为无法解释的心脏病症状。心血管系统和神经系统互相影响,导致两种疾病的临床表现相似度高、鉴别困难,并对患者的心血管疾病预后和预期寿命造成不良影响。老年人群由于器官功能老化和代谢功能下降,常伴随多种慢性病,如代谢性心血管疾病和老年退行性病变,以及社会角色和家庭角色的转变,也是精神心理问题高发人群[1]。由于目前对老年人群"双心"疾病的研究有限,如何早期识别老年患者隐匿复杂的"双心"疾病症状,是临床医生面临的挑战。老年人群"双心"疾病亟须开展更多研究。

一、我国老龄化现状

根据第6次全国人口普查统计，截至2010年底，我国年龄≥60岁的老年人口达到1.78亿，占总人口的13.26%；年龄≥65岁人口1.19亿，占总人口的8.9%。我国是世界上唯一老龄人口过亿的国家。预计至2040年，年龄≥60岁老人将达4亿，占人口总数的26%，而城市约2～3人中就有一位老人。随着寿命的延长，老年人易患疾病的发病率和伤残率上升，我国年龄≥60岁的老年人50%左右患有高血压等慢性病，对医疗卫生和保健服务形成较大压力。

二、老年人“双心”疾病流行病学现状

老年人是心血管疾病和精神心理疾病高发人群，焦虑、抑郁是最常见的精神心理问题，也是“双心”疾病中常见的表现形式，有焦虑、抑郁的老年人更容易发生心血管事件，心血管疾病患者的焦虑、抑郁患病率也明显高于一般人群。因焦虑、抑郁容易表现为类心脏病症状，导致焦虑、抑郁与心血管疾病症状鉴别存在挑战。研究显示，一般人群焦虑、抑郁的患病率为6%；冠心病合并焦虑、抑郁的患病率为35%～45%；高血压合并焦虑、抑郁的患病率为50%～60%；脑血管病合并焦虑、抑郁的患病率为40%～50%；心力衰竭患者中抑郁的发生率达21.5%[2]，随着心力衰竭的严重程度越高，抑郁的发生率越高。心功能纽约心脏病学会（New York Heart Association，NYHA）分级Ⅰ级和Ⅳ级的患者抑郁发生率分别为11%和41%。成都调查267例老年冠心病患者，发现老年冠心病患者合并抑郁症的患病率为32.8%[3]。

冠心病、心力衰竭和高血压的患病率随着年龄的增加而增加。抑郁是冠心病的独立危险因素。2004年的一篇Meta分析综合多篇前瞻性研究发现，在普通人群中，校正其他危险因素之后，患有抑郁的人群发生冠心病的概率是没有患抑郁人群的1.5～2.0倍[4]；而在冠心病患者中，合并有抑郁的人群远期发生心血管事件的危险度是未合并抑郁的2.0～2.5

倍。2006年,另外一篇综合54项研究的Meta分析得出相同的结论[5]。焦虑是心血管疾病患者最常见的精神心理问题,Janszky等[6]对49,321名年轻瑞典男性,随访37年后发现,焦虑作为冠心病的独立危险因素,可预测冠脉事件的发生,冠心病和急性心肌梗死的相对危险度分别为2.17 (95% CI:1.28~3.67) 和2.51 (95%CI:1.38~4.55)。Roest等[7]经过Meta分析发现焦虑独立于其他冠心病危险因素,冠心病发生率和心脏死亡的相对危险度分别为1.26(95%CI:1.15~1.38)和1.48(95%CI:1.14~1.92)。另有研究表明,情绪障碍是老年心力衰竭患者独立的预后预测因素。一项研究纳入207例年龄>75岁的老年人,观察抑郁、心血管疾病等临床情况与神经功能恶化的关系,发现抑郁而非心血管疾病是老年人神经功能恶化的重要影响因素[8]。一项对80例老年冠心病患者的临床分析显示,存在焦虑、抑郁的老年冠心病患者更易发生室性或房性心律失常,且心率变异性明显减低[9]。高血压的控制程度与焦虑的存在与否密切相关,尤其是老年高血压患者,因担心血压高引起卒中而致偏瘫,影响自己和子女的生活,常容易发生预期焦虑,导致血压波动不易控制。心律失常患者、冠脉介入治疗前后、冠状动脉搭桥术前后、置入起搏器和置入型心律转复除颤器的老年患者常合并焦虑或抑郁,导致治疗效果下降,生活质量受到很大影响。

三、老年人发生“双心”疾病的病因和发病机制

老年人容易并发多种慢性病,如心血管疾病、骨关节病、卒中、消化系统疾病等,是老年人群的焦虑、抑郁患病率高于一般人群的重要原因。由于合并多种慢性病,需要同时服用多种药物,如钙通道阻滞剂、β受体阻滞剂、他汀类降脂药、治疗骨关节病的药物、非甾体类抗炎药等,这也是导致老年人焦虑、抑郁的原因。同时,由于老年人生理功能下降,各器官系统老化,导致自理能力、社交能力下降,发生适应障碍导致焦虑、抑郁;老年人由于子女离家、朋友亲人远离,无朋友亲人情感支持,导致社会孤立发生焦虑、抑郁;由于无工作或宗教信仰,导致对未来生活失去目标,这些生

活中不可避免的情况是老年患者发生焦虑、抑郁，导致“双心”疾病的重要原因。

目前已经明确，存在精神心理问题的患者处于精神应激状态，这类患者有更高的交感激活状态、高皮质醇和儿茶酚胺水平、血小板激活、炎症激活以及内皮功能紊乱。这些变化与下丘脑-垂体-肾上腺轴以及交感肾上腺系统激活密切相关。同时，存在高交感状态、高儿茶酚胺水平、血小板激活、炎症激活以及内皮功能紊乱的患者，常处于心血管疾病高危状态，不仅容易触发心血管事件，而且增加心血管疾病的死亡风险。由此提出，精神心理问题和心血管疾病可能有共同的发病途径，可能存在基因变异和环境因素相互作用。炎症是许多慢性年龄相关疾病，如动脉粥样硬化、代谢综合征、糖尿病、肾病、慢性阻塞性肺疾病、骨关节炎、肌无力、阿尔茨海默病等的共同特征，近年发现炎症本身可以直接导致机体老化加速。因此，在老年“双心”疾病的发病机制中，炎症是否为核心机制和干预靶点，值得关注。

四、老年人“双心”疾病的临床表现

（一）心血管疾病继发或合并焦虑、抑郁

心血管疾病继发或合并焦虑、抑郁患者有明确的心血管疾病病史，在治疗过程中，表现出烦躁、急躁、脾气大、过度担心紧张、失眠、乏力、心境低落、对感兴趣的事情失去兴趣等症状。有些患者表现为治疗效果差，部分表现为经有效的药物或手术治疗，虽临床客观检查显示恢复良好，但患者仍反复主诉胸闷、胸痛、头晕、心悸、呼吸困难等心脏病症状，反复就诊或住院治疗。还有部分患者虽经有效的药物或手术治疗，仍处于高交感激活状态，反复发作心肌缺血、高血压、交感电风暴或心力衰竭不缓解。重症老年患者，尤其是住在重症监护室的老年患者，因全身疾病状态差导致大脑皮层缺血、缺氧，发生谵妄，又称监护室综合征。

(二)单纯的精神心理问题

单纯的精神心理问题表现为类心脏病症状。老年人的焦虑、抑郁症状多不典型,常以躯体症状为主要表现,常见症状包括乏力、胸闷、心悸、不典型胸痛、背痛、胃痛、头痛等,与心脏病症状不好鉴别,但焦虑、抑郁的患者同时存在睡眠障碍、心境低落、兴趣感丧失、过度紧张、担心和急躁等精神症状,尤其是经过心血管病客观检查,没有发现有阳性意义的临床结果可供鉴别。

老年患者有时不能清楚描述自己的症状,心脏科的临床诊疗节奏快,对患者的情绪体验难以逐一澄清,而心理问题筛查尤为重要。对于有上述临床表现的老年患者,可在诊疗时,采用简短的三问法,初步筛出可能有问题的患者。三个问题是:①是否有睡眠不好,已经明显影响白天的精神状态或需要用药;②是否有心烦不安,对以前感兴趣的事情失去兴趣;③是否有明显身体不适,但多次检查都没有发现能够解释的原因。三个问题中如果有两个回答是,符合精神障碍的可能性为80%左右[10]。

对于心血管科患者焦虑抑郁的筛查,《在心血管科就诊患者的心理处方中国专家共识》[10]推荐使用患者健康问卷-9项(Patient health questionnaire 9,PHQ9)、广泛性焦虑量表7项(Generalized anxiety disorder 7-item scale,GAD-7)和躯体化症状自评量表,同样适用于老年“双心”疾病患者。

五、老年人“双心”疾病的治疗

老年患者的“双心”疾病临床情况复杂,有环境因素和个性因素导致的单纯精神心理问题、慢性神经症患者的特殊应对方式、患病行为异常及适应障碍、药物不良反应造成的精神症状以及心脏疾病严重时出现的脑病表现。因此,老年患者“双心”疾病的治疗需要多种方式融合。

（一）心理支持

老年人无工作，子女离家，与亲戚朋友沟通减少，孤独感和社会支持下降是其发生精神心理问题的常见原因。因此，要鼓励子女抽时间定期看望、陪伴老人，子女应理解老人出现的一些情绪异常或躯体不适症状，多倾听，少批评，积极带老人到医院看病；鼓励老年人积极与外界交流，参加老年大学、与朋友或亲戚结伴旅行等；鼓励老年人学习一项新的技能；鼓励老年人饲养宠物，研究显示，宠物陪伴是缓解老年患者精神心理问题的有效方法。

（二）认知行为治疗

从心理上帮助患者重新认识疾病，合理解释患者心脏疾病转归和预后，纠正患者不合理的负性认知，恢复患者的自信心，可使很多患者的焦虑、抑郁情绪得到有效缓解。

临床医生须帮助患者认识到其目前的病情可能与精神心理障碍有关，同时帮助患者正确判断其心血管疾病的严重程度，客观评价患者临床症状与心血管疾病之间的关系，让患者认识到自己夸大了疾病和症状。详细解释精神心理障碍治疗的必要性，解释药物使用过程中的特点和注意事项，以取得患者对疾病诊断的充分理解和对治疗的积极配合。

（三）保持健康的生活方式

大量研究证明，运动改善心血管病患者生存率的同时能够改善患者的焦虑、抑郁症状。Lavie等[11]进行的随机对照研究显示，运动训练可改善冠心病患者的焦虑和抑郁症状，并且不论患者是年轻人还是老年人都有效。Richard等[12]对522例冠心病患者追踪观察平均长达4年，结果显示，运动治疗能使合并抑郁的冠心病患者死亡率降低73%；同时该研究结果还提示，只需较小程度改善患者的心肺功能，即可降低抑郁的发病率以及冠心病患者的死亡率。国内学者研究同样得出相似结论，认为运动治疗对心血管疾病和负性心理应激两方面都有肯定疗效[13]。

老年人的健康饮食习惯有助于降低焦虑、抑郁的发生,适当进食高质量蛋白质、未加工碳水化合物、不饱和脂肪酸和足够量的蔬菜水果,对保证老年人的营养和体能非常重要,避免进食过量的高糖饮食和精细碳水化合物,以免导致血糖代谢紊乱,继发一系列生理功能异常。

老年人睡眠时间减少,失眠的患病率非常高。睡眠质量下降可以导致或加重焦虑、抑郁,因此指导老年人养成规律的睡眠作息习惯,营造安静舒适的睡眠环境,睡前避免进食咖啡、浓茶、酒精以及剧烈运动,避免阅读和观看情节紧张或兴奋的书籍或电视节目,对改善睡眠质量非常重要。必要时服用辅助睡眠药物。

(四) 抗抑郁药物治疗

抗抑郁药物治疗对老年“双心”疾病患者的疗效同年轻个体一样有效。目前,针对心血管病患者抑郁、焦虑的药物治疗主要有选择性5-羟色胺再摄取抑制剂(SSRIs类),复合制剂——氟哌噻吨、美利曲辛、去甲肾上腺素能和5-羟色胺能抗抑郁剂(NaSSA类),均可改善患者的焦虑、抑郁情绪,尚无证据表明改善患者的心血管病预后。

老年“双心”疾病患者的治疗要考虑到多种合并因素,如患者发生精神心理问题的主要原因是孤独,单纯药物治疗的效果有限,必须同时帮助患者改善孤独感,增加社会支持。又如患者的精神心理问题继发于心血管疾病,疾病症状的存在或加重是导致患者发生精神心理问题的主要原因,治疗上需要先积极治疗心血管疾病,缓解心血管症状,如仍存在影响疾病恢复和生活质量的精神心理问题,同时给予抗抑郁药物治疗。

需要注意的是,老年患者本身代谢机能和器官功能下降,服用多种慢性病治疗药物的同时,服用抗抑郁药物容易出现不良反应,因此服用抗抑郁药物期间需要密切监测。

参考文献

［1］ Atlantis E, Shi Z, Penninx BJ, et al. Chronic medical conditions mediate the association between depression and cardiovascular disease mortality [J]. Soc Psychiatry Psychiatr Epidemiol, 2012, 47(4):615-625.

［2］ Rutledge T, Reis VA, Linke SE, et al. Depression in heart failure a meta-analytic review of prevalence, intervention effects, and associations with clinical outcomes[J]. J Am Coll Cardiol, 2006, 48(8):1527-1537.

［3］ 肖良平,韩倩,何丽,等. 老年心血管病患者抑郁情绪临床分析[J]. 四川医学,2012,32(8):18-22.

［4］ Lett HS, Blumenthal J, Babyak M, et al. Depression as a risk factor for coronary artery disease: evidence, mechanisms, and treatment[J]. Psychosom Med, 2004, 66(3):305-315.

［5］ Nicholson A, Kuper H, Hemingway H. Depression as an aetiologic and prognostic factor in coronary heart disease: a meta-analysis of 6362 events among 146 538 participants in 54 observational studies[J]. Eur Heart J, 2006, 27(23):2763-2774.

［6］ Janszky I, Ahnve S, Lundberg I, et al. Early-onset depression, anxiety, and risk of subsequent coronary heart disease: 37-year follow-up of 49, 321 young Swedish men[J]. J Am Coll Cardiol, 2010, 56(1):31-37.

［7］ Roest AM, Martens EJ, de Jonge P, et al. Anxiety and risk of incident coronary heart disease: a meta-analysis[J]. J Am Coll Cardiol,2010, 56(1):38-46.

［8］ Chang YH, Liu ME, Huang CC, et al. Cognitive performance in older elderly men with late - life depression and cardiovascular comorbidities: symptomatological correlation[J]. Ann Gen Psychiatry, 2012, 12(1):36.

［9］ 张颖,张爱伦. 伴抑郁或焦虑症老年心血管病患者性别及心律失常分析[J]. 新疆医科大学学报,2007,30(3):75-77.

［10］ 中国康复学会心血管病专业委员会,中国老年学学会心脑血管病专业委员会. 在心血管科就诊患者的心理处方中国专家共识[J]. 中华医学杂志,

2014,94(4):1-8.

[11] Lavie CJ, Milani RV. Adverse psychological and coronary risk profiles in young patients with coronary artery disease and benefits of formal cardiac rehabilitation[J]. Arch Intern Med, 2006, 166(17):1878-1883.

[12] Lavie CJ, Milani RV. Impact of cardiac rehabilitation on depression and its associated mortality[J]. Am J Med, 2007, 120(9):799-806.

[13] 刘遂心,朱洁,孙明,等. 有氧运动干预对心血管神经症的影响[J]. 中国行为医学科学, 2005,14(5):421-424.

(丁荣晶)

第三节　老年消化系统疾病患者的精神心理问题

老年人群中常见自我分离现象,是指身体衰老的同时,自己不服老。他们面临的现实是:离退休、社会角色变化或重要社会角色的丧失、社会地位和家庭地位下降;儿女的独立和远离、活动效率的降低、自我形象的改变、家人和朋友的相继过世、自己的生命逐渐走向尽头等。在这些变化的压力下,老年人情绪的起伏波动,易产生失落感、孤独感、自卑感和抑郁感。由于自卑,老年人会变得敏感脆弱,容易感觉不被尊重,引起相应的烦恼和抑郁等负面情绪;躯体方面常常出现睡眠不安、食欲不振、血压波动、疲劳易怒等。老年人心理功能的老化主要表现在:记忆力老化,近期记忆力下降明显;智力老化,判断、决策和思维老化,接受新信息困难,执着于固有的思维模式;对于死亡的思考和担忧。

一、老年人功能性胃肠疾病及相关心理问题

胃肠道也与其他脏器系统一样,随着年龄的增长,其分泌、运动、感觉

功能均有不同程度的减退，胃肠道功能的减退会导致出现食欲不振、进食减少、餐后胃胀、腹部胀气、排便异常、体质量下降、体弱无力等症状。老年人消化系统症状不仅与消化系统本身状态有关，同时也受其心理状态影响。传统的东方文化给予躯体疾病表达的接纳程度远远大于情绪表达的接纳程度，所以人们更关注身体有病痛的老人，而常常忽略了老人的心情、情绪和精神，这使得老人在与他人交流时，也更容易表述为身体的不适。胃肠道是最能表达情绪的器官，有第二大脑之称，功能性消化不良和慢性便秘等功能性胃肠疾病，已成为社区老人的常见病和多发病。

我国功能性消化不良发病率为18.9%，患病率随着年龄的增长而升高，50～59岁组达27.5%，以消化不良为主诉的患者占普通内科门诊的11.05%，占消化专科门诊的52.85%[1]。许多研究资料显示，随着年龄的增长、社会角色的转变、居住环境和生活方式的改变，离退休、空巢、丧偶、独居、衰弱、多种疾病的困扰，使老年人群容易出现孤独、担心、焦虑、恐惧和抑郁等情绪，由于导致这些不良情绪的原因难以解除，因此这些不良情绪会长期反复存在，甚至逐年加重，最终影响患者的机体功能，包括活动、进食、消化、吸收和排泄功能，机体生理功能的减弱又反过来影响和加重不良情绪，导致消化道疾病和心理障碍的出现[2]。其病理生理机制与脑肠轴异常、脑功能退化，疾病认知和应对等有关，不良的精神心理状态、负性生活事件、逐渐衰退的机体功能，使得老年人容易出现明显脑肠轴调节功能异常。

老年人胃肠黏膜防御功能下降，加之因合并存在的心脑血管系统疾病而服用相关药物，包括非甾体类抗炎药、降压药物、降脂药物等，加重胃肠道不适症状。年龄造成的认知功能变化，会影响老年人处理和记忆信息的能力。年龄越大的患者，越关注自身健康，容易过度关心自己的躯体症状。许多老年人对生物体自然衰老的自然规律不能坦然接受，对于机体功能的减退异常紧张。有研究显示，社区老年功能性消化不良患者焦虑和抑郁的患病率为24.6%，其中近50%的患者同时合并存在焦虑和抑郁的症状，其中部分患者可能是存在比较严重的焦虑障碍和抑郁障碍[3]。

慢性便秘也是一种常见的影响老年人生活质量的疾病。国内外的调查均显示,不同年龄人群慢性便秘患病率不同;我国部分地区的调查显示,慢性便秘患病率随着年龄增长而增高,老年人显著高于中青年人。于普林等[4]采用多级、整群抽样方法,对6个城市8000余名年龄>60岁的老年人进行慢性便秘调查,结果显示随着年龄增长,慢性便秘患病率逐年增高,60～64岁年龄组为8.7%,年龄>85岁年龄组高达19.5%。然而实际数据可能会更高,因为一些老年人因多种原因(疾病、功能残缺、无法交流等)不能进入调查。老年人慢性便秘中继发性便秘比例较中青年人高,包括肠道器质性疾病导致梗阻、内分泌代谢疾病引发胃肠神经病变以及服用治疗其他慢性疾病的多种药物所致便秘等。老年人慢性便秘的发病机制与胃肠道动力减退、盆底结构的老化、活动减少、精神心理障碍、药物影响等因素有关[5]。郭晓峰等[6]研究显示,心理因素是慢性便秘主要的高危因素之一。慢性便秘患者的焦虑、抑郁等心理因素对患者的生活质量有着广泛的负面影响,并且涉及生活质量的多个领域。Merkel等[7]对老年功能性便秘患者的精神心理研究发现,患者在抑郁、焦虑、强迫及躯体症状等方面得分明显增高。老年慢性功能性便秘患者中合并抑郁情绪者占38%,合并心理异常的患者多数结肠传输功能正常[8]。在合并心理障碍的功能性便秘患者中,便秘可能作为一种躯体化症状,随着心理障碍的发展而持续存在,这类患者的便秘症状往往与心理冲突、情绪障碍密切相关。

加拿大的一项对社区年龄>55岁的12795人的调查发现:随着年龄增加,罹患多种躯体疾病的概率增加,同时合并焦虑和抑郁心理疾病的概率增加,合并心理疾病会明显影响患者的生活质量,可是求助精神专科治疗的患者比例却不高。在老年人群中,骨关节疾病患病率为39.4%、心血管疾病为17.1%、胃肠道疾病为9.2%;合并焦虑障碍和其他情绪障碍为6.4%;消化道疾病合并焦虑的比例为16.7%。胃肠道疾病虽然也见于中青年,但是老年人的胃肠道疾病往往多处于比较严重的阶段。焦虑在老年胃肠道疾病患者中的比例高,而且可以加重或增加胃肠道症状,多元回归分析显示，焦虑在老年胃肠道疾病患者寻求精神卫生服务方面没有作用，推测与胃肠疾病的症状常与焦虑症状重叠有关[9]。

二、老年人消化系统肿瘤及相关心理问题

2013年我国癌症发病率为235/10万，2012年全国居民癌症死亡率为144.3/10万，前5位分别是肺癌、肝癌、胃癌、食道癌、大肠癌。随着年龄增加，癌症的发病率也急剧增加，除了儿童易患的白血病，其他所有癌症均表现为随年龄的增加发病率逐渐上升，显示癌症与衰老密切相关；另一方面，预期寿命越长，老年人所占的总人口比例越高，癌症发病率也越高，提示癌症是衰老的一部分。癌症患者的心理反应受患者的文化背景、种族、社会地位、经济基础、价值观念、受教育程度等影响，通常表现为①焦虑：自己为什么会得癌症？有没有办法治疗？治不好怎么办？好了会不会复发？什么治疗方法最好？患者六神无主，到处咨询打听，查阅资料，病急乱投医。②恐惧：患上癌症就等于被宣告“死亡”，怕手术、放疗、化疗的痛苦和不良反应，怕治疗效果不好、肿瘤复发，怕癌症后的种种生活改变。③抑郁绝望：活不长了，没有希望了，不能为家人尽力了，拖累家人，花费钱财，情绪消沉、萎靡不振、悲观厌世。

消化道肿瘤直接影响老年患者的进食和排便，患者常因消化道症状出现食欲不振、进食减少、腹部不适、营养不良、疲乏无力等，同时合并多种基础疾病，免疫功能的减退，化疗、放疗时反应大，手术风险更高，术后恢复过程缓慢。住院接受手术与现代的快速康复外科模式有冲突，老年患者及其家属持有传统的术后修养观念，难以接受快速康复，容易产生焦虑急躁情绪，担心快速缩短住院时间、减少输液、缩短卧床时间影响术后的伤口愈合和身体的康复过程。快速康复外科模式下，首次住院日缩短和再入院率高是许多外科手术医生及护理人员关注的一个重要方面[10]。冯秀娟等[11]的临床研究发现，肿瘤患者在积极的手术治疗后，加强心理干预护理措施包括良好的医患和护患关系、疾病认知教育、营造良好温馨的治疗环境、引导患者发现自身存在的价值、充分发掘家庭支持系统，对患

者术后的人格特征具有积极的影响,可以缓解结肠癌患者焦虑、抑郁等负性情绪,改善患者术后的生活质量,提高治疗效果。胃癌患者围手术期的生活质量,可因营养支持和对症治疗得到改善,心理支持对生活质量差的患者很有帮助[12]。

综上所述,老年人身体健康状况、自我照顾能力对其心理问题的产生具有显著的影响;婚姻状况是影响老年人心理健康的重要变量,对老年人心理问题的产生具有明显的影响;家庭关系和受教育年限是另外影响老年人心理症状和心理问题的重要因素。老年人的消化系统疾病常见,社会应当重视老年人身体和心理的健康服务,健全服务设施和医疗保障体系,发展老年社会组织,丰富老年人精神文化生活;加强卫生知识宣教,进行适当的疾病普查,提高身体素质,减少健康问题所引发的心理问题,鼓励老年人积极参加户外活动,加强体育锻炼。消化科医生应强化意识,提高诊疗水平,在医疗工作中重视消化系统慢性疾病合并精神心理障碍的诊治和护理。

参考文献

[1] 陈旻湖,钟碧慧,李初俊,等. 广东城镇居民消化不良的流行病学调查[J]. 中华内科杂志,1998,37(5):312-314.

[2] 郭先文,黄丹,左国文,等. 精神心理因素与老年人功能性消化不良研究进展[J]. 临床荟萃,2014,29(6):717-719.

[3] 陶莹,沈天寒. 上海市街道社区老年功能性消化不良伴抑郁焦虑的现况研究[J]. 中国中西医结合杂志, 2012,20(11):508-509.

[4] 于普林,李增金,郑宏,等. 老年人便秘流行病学特点的初步分析[J]. 中华老年医学杂志,2001,20(2):132-134.

[5] 柯美云,王英凯. 老年人便秘的流行病学和研究进展[J]. 实用老年医学,2010,24(2):92-94.

[6] 郭晓峰,柯美云,潘国宗,等. 北京地区成人慢性便秘整群、分层、随机流行病学调查及相关因素分析[J]. 中华消化杂志,2002,22(10):637-638.

[7] Merkel IS, Locher J, Burgio K, et al. Physiological and psychological characteristics of elderly population with chronic constipation [J]. Am J Gastroenterol, 1993,88(11):1854-1859.

[8] 张瑛华,徐丽姝,叶瑞繁. 老年慢性便秘与精神心理因素关系的研究[J]. 实用医学杂志,2007,23(13):2030-2031.

[9] El-Gabalawy R, Mackenzie CS, Sareen J. Mental health service use among older Canadians with anxiety and comorbid physical conditions [J]. Aging Ment Health,2016, 20(6):627-636.

[10] 李智,徐禹,汪晓东,等. 快速康复外科在大肠癌患者应用中的焦虑心理及护理研究进展[J]. 华西医学,2013,28(8):1315-1318.

[11] 冯秀娟,蔡惠芳,唐学萍. 个体化心理护理干预对结肠癌术后人格特征和生活质量的影响[J]. 世界华人消化杂志,2015,23(22):3638-3642.

[12] Hyoam Suk, Oh Kyung Kwon, Wansik Yu. Preoperative quality of life in patients with gastric cancer[J]. J Gastric Cancer, 2015, 15(2):121-126.

（朱丽明）

第四节　老年呼吸系统疾病患者的精神心理问题

根据国际规定,年龄≥65周岁确定为老年人;在我国,年龄≥60岁的居民被称为老年人。随着社会老龄化日益明显,国内的老年人逐渐增多,所占人口比例也逐渐增高,截至2012年我国老年人口(年龄≥65岁)比例达9.4%。截至2014年底,我国年龄≥80岁老年人达2400多万,随着年龄的不断增加,老年人面临着越来越多的疾病困扰,其中心身疾病值得关注。

一、老年患者的心理特点

随着年龄的增长,老年人身体状况、各个脏器功能均有所衰退,主要表现为活动能力的下降,听力和视力均减弱,记忆力、意志力减退;免疫功能下降;消化吸收能力衰退;血压升高、食欲下降、腹泻或便秘、夜尿增多、排尿困难等。内环境平衡能力减低,适应能力下降,更易患病,而且容易合并感染,一旦患病,病程长,恢复慢,疗效差,易反复。老年人在心理状况方面的变化包括心理能力和心理特征的改变,具体体现在感知觉、智力和人格特征等,主要包括5个方面。①智力下降:随年龄增长老年人解决问题的能力下降,、逻辑推理能力变差、批判性思维能力亦下降。因此,老年人处理信息的能力减低,解决问题的灵活性不足。②记忆力减低:老年人的机械记忆力下降更为明显,意义记忆力相对较好;近期记忆能力差,远期记忆相对好一些;再认知能力尚可。③感知觉下降:感觉的敏感性降低,听力衰退,常常影响与外界的沟通。④情绪改变:老年人情绪体验的程度和持久性随年龄的增长而提高,因而其情绪趋向不稳定,常表现为易兴奋、激怒、喜唠叨和与人争论,一旦激烈情绪发生后又需较长时间才能平静下来。⑤人格特征改变:对身体状况的兴趣增大,对健康和经济的过分关注与担心产生焦虑,孤独感明显,较为任性,疑心重,嫉妒心明显,因对现状掌控力下降而产生怀旧和抱怨的情绪[1-2]。

各系统、组织、器官功能的退化,如智力的老化、反应的迟钝、呼吸系统疾病增多等,都会给老年人带来心理方面的影响。老年人呼吸道疾病常伴随的症状有:反复咳嗽、咳痰、气促、咯血、胸痛。常使老年人产生恐惧、紧张、失眠、烦恼焦虑、情绪低落;自感与社会隔离,心情抑郁;脾气暴躁,问话不愿回答[3]。

老年人易受社会环境的影响,如退休、离休后环境改变,往往造成心态不适应,导致疾病增多。另外,老年人由于配偶死亡,导致原有的疾病加重或发生新的疾病,心理和生理的老化使老年人对外界刺激耐受性降低,对于很小的一些刺激就可以引起心理上和身体上的平衡失调,并可导致如脑出血、急性心肌梗死等严重的躯体疾病。由于应激而使老年人易出现自主神经系统、内分泌系统和免疫系统的功能紊乱。

总之,在老年患者中,不仅躯体痛苦和功能障碍可引起心理状态的变化,二期心理问题也会诱发或加重躯体疾病。这是心与身的交互作用[4]。

二、慢性阻塞性肺疾病

慢性阻塞性肺疾病(Chronic obstructive pulmonary disease,COPD)是呼吸内科常见疾病,病情常常迁延进展,患者预后较差。COPD不仅引起患者生理损害,还给患者带来很多心理问题。这些心理状况的出现严重影响患者生活质量,且与急性发作次数明显正相关。所以研究COPD患者心理状况,并给予积极心理干预对此类患者具有重要意义[5]。

老年COPD患者由于长期受疾病困扰,会出现生活自理能力下降、与外界互动减少和经济负担加重等问题,随之带来的心理问题包括①焦虑和抑郁:焦虑与抑郁情绪与老年COPD患者症状的迁延不愈和反复发作有关,而且长期治疗带来的经济负担,使患者感到对未来失望,悲观厌世。②性格改变:COPD患者常有因肺功能恶化引起的呼吸困难等,影响患者的劳动能力,甚至使患者活动受限,产生自卑感,患者因此变得烦躁、易怒,导致家庭关系紧张。③行为改变:活动后气促是COPD患者的主要症状,使得患者懒动;长期治疗后患者交际减少,变的懒言;急性发作与窒息感类似,使得患者感觉恐惧,更易出现过分紧张的状态[6]。

老年COPD患者使用症状自评量表(Symptom check list 90,SCL-90)进行评定,发现量表总分及抑郁、焦虑、偏执、恐怖等各因子得分均高,表明患者精力不足、过分担心、无助无望、敏感多疑。焦虑自评量表(Self-rating anxiety scale,SAS)及抑郁自评量表(SDS)评定多数患者的标准得分已符合轻度至中度焦虑抑郁发作标准,部分患者达到中度抑郁发作的标准。

COPD是一种身心共患性疾病,评估患者的心理状况,给予适当心理干预对疾病的治疗与预后有重要作用。对于存在心理问题的COPD患者,通过有效的心理干预,有利于患者树立信心,增强战胜病魔的决心,更好地融入生活中。对于存在焦虑和抑郁情绪问题的患者,可辅以适当的抗抑郁、抗焦虑药物治疗。

对于老年COPD患者的心理干预方法包括:①支持性心理治疗。主要指基于心理动力学的理论,采用劝告、建议和鼓励等方式来对患者进行治疗。目标是维护并提升患者的自尊感,尽量减少症状反复,并尽力提高患者的社会适应力。支持性心理治疗采用大量互动的对话式访谈,治疗者需要认真倾听患者的表述,对患者的谈话做出反应,并给予患者建设性的意见。②健康教育。COPD患者对疾病了解越少,其焦虑和抑郁情绪问题就会越重[7],所以疾病知识的健康教育对老年患者具有非常重要的意义。健康教育是有效并经济的治疗方法,通过对老年COPD患者的健康教育,可改善患者的肺功能,减少患者急性发作,提高生活质量,降低经济负担。健康教育能使患者更好地认识疾病,并掌控疾病的发展,提高自我护理的能力,提高心理应力。③认知治疗。目标是破除COPD患者错误认知,引导患者向客观健康的心理转变。帮助老年患者认识并应对自己的心理问题,要让老年患者意识到自己的心理障碍,主动寻求周围人的帮助,还要让患者认识到不良心理、情绪对疾病的稳定、病情的发展和预后有较大的影响,使患者学会尽快从不良情绪中解脱出来,积极接受并配合医生的诊治[8]。④运动呼吸训练。运动呼吸训练是COPD患者有效的康复训练方式,COPD患者可积极参加运动呼吸康复训练,而运动呼吸训练的效果会激发患者的自信心和意志力,提高心身健康水平,使患者变得更加乐观,最终有效改善患者呼吸困难,提高活动耐力、自我照顾水平和生命质量水平。给老年COPD患者提供心理支持能有效促进患者参与运动训练、长期氧疗。因此,长期的综合的肺部康复训练可以改善COPD患者情绪状况,改变疾病进程,提高运动耐受力和生活质量。⑤树立健康行为模式,加强自我管理,科学作息及饮食。吸烟被公认为COPD的患病因素,是不健康行为。对于老年COPD患者,我们可请患者家属一起配合监管,帮助患者戒烟,去除不利因素;科学饮食,以少食多餐为主,给予高热量、富含维生素和高纤维素的食物,减少低蛋白血症的发生。而且患者对自我管理水平越高,心理状况越好[9]。

对于出现严重抑郁或焦虑的老年COPD患者,可应用抗抑郁和抗焦虑药物,可选择多种5-羟色胺再摄取抑制剂,对减少COPD伴抑郁患者平均住院次数、平均住院时间、平均症状缓解时间及改善患者肺功能有显著意义。药物治疗一般需长期、规律服用,使得患者摆脱心理障碍,增加应对COPD的治疗和训练的能力[10]。

三、肺部肿瘤

肺癌是危害健康的常见肿瘤之一。肺癌也是公认的心身疾病,肺癌的诊断使得老年患者产生不同程度的情绪问题,大部分人在获知诊断时表现得非常绝望。肺癌对老年患者而言是严重的负性生活事件[11],其病程和预后明显受患者心理状态的影响。随着病情的恶化,许多患者会出现一些更为复杂的心理状况。这使得患者生活质量下降,加重治疗引起的多种不良反应,影响了肺癌预后[12]。

首先,肺癌的诊断过程会给患者带来心理反应,患者被确诊为肺癌后,因为对肺癌相关医学知识了解不足,患者及家属会产生剧烈的心理反应,情绪抑郁、低沉、恐惧,对今后在身体健康、经济来源等多方面的问题产生预期性焦虑,并总是想到负性的结果。肺癌的确诊作为强负性生活事件会对患者产生的应激反应包括:①心理反应,如焦虑、恐惧、自我价值贬低、甚至出现严重的抑郁障碍。②行为反应,如否认、行为幼稚、行为被动、依赖等反应。③生理反应,如失眠、周身不适、胃肠道功能失调等。其次,在肺癌治疗过程中的不良反应也与患者的心理状况相关。老年肺癌患者的治疗主要包括放疗、化疗、外科手术治疗、激素治疗等。这些治疗方式会给患者带来各种不良反应,比如恶心、呕吐、腹泻、疲劳、脱发等,从而引起患者心理的变化。

老年肺癌患者在疾病的不同阶段其心理状态各不相同,老年患者的心理变化与肺癌的发生、发展、治疗及预后都有着密切的关系。由于肺癌本身及其治疗的复杂性,肺癌的治疗往往采取整体治疗的方式,既要注重躯体的治疗,又要重视心理支持,对肺癌患者加强心理疏导,消除其不良心理反应,避免对抗行为,增加依从性,减小精神应激,树立战胜病魔的自信心,配合治疗,变消极心态为积极心态,对维护器官系统正常功能和心理平衡,增强应激应变能力和免疫耐受力,减少痛苦,提高生活质量和生存率具有重要作用。目前,心理干预已成为肺癌等癌症综合治疗的重要组成部分。随着临床心理干预的不断深入、心理干预方法和形式逐渐多样化,心理干预在肿瘤患者中的临床疗效被不断证实,心理干预的必要性得到重视[13]。其主要的心理干预包括:①认知治疗。在诊治过程中,老年肺癌患者会表现出多种负性认知,负性认知不仅降低了患者的治疗依从性,而且使得患者产生不良情绪,并加速肺癌的进展和恶化。基于社会认知理论的治疗,对于老年患者提高和保持积极健康的行为有着明显疗效[14]。而基于社会认知理论的心理干预,对癌症患者的躯体功能、抑郁情绪和生存质量具有正性作用。另外,正念疗法经论证也对肺癌患者有效[15]。②行为治疗。该理论认为,不管是适应性行为,还是不适应性行为都可通过学习获得。疾病症状同样也可以是“错误的习得行为”,所以可通过行为学习(行为治疗)方法来矫正不良行为及部分习得的疾病症状。具体的行为治疗方法包括放松疗法、生物反馈疗法等。有研究表明,渐进性放松训练有益于改善肺癌患者的症状[16]。③支持-表达式治疗。治疗者采用治疗性言语,包括启发、劝导、鼓励、解释、支持、提供保证、积极暗示、改变环境、应激无害化指导等方法,协助患者表达情感和认识问题、矫正不良行为、改善心境、消除疑虑、增加战胜疾病的自信心,促进心身康复。支持-表达式治疗,除了包含支持治疗的内容外,特别强调鼓励患者表达消极的情绪[17]。④集体心理治疗,是一种为了某些共同的目的将患者集中起来进行心理治疗的方法,它是一种相对于个别心理治疗形式而言的治疗形式。

参考文献

[1] Tselebis A, Pachi A, Ilias I, et al. Strategies to improve anxiety and depression in patients with COPD: a mental health perspective[J]. Neuropsychiatr Dis Treat, 2016, 12:297-328.

[2] 张菊兰. 老年住院患者的心理特点及交流技巧[J]. 护理研究,2011,18(2):106-107.

[3] 凌艳娟. 呼吸内科老年患者的心理分析及护理实践的体会[J]. 临床肺科杂志, 2009,14(1):131.

[4] 赵志付. 老年心身疾病诊治研究[J]. 中医脑病杂志, 2006,2(2):103-104.

[5] Farver-Vestergaard I, Jacobsen D, Zachariae R. Efficacy of psychosocial interventions on psychological and physical health outcomes in chronic obstructive pulmonary disease: a systematic review and meta-analysis[J]. Psychother Psychosom, 2015, 84(1):37-50.

[6] Zawada K, Bratek A, Krysta K. Psychological distress and social factors in patients with asthma and chronic obstructive lung disease [J]. Psychiatr Danub, 2015, 27 (Suppl 1):S462-S464.

[7] 郑则广,齐亚飞,朱顺平. 慢性阻塞性肺疾病肺康复治疗进展及实践[J]. 中国实用内科杂志, 2010,30(4):314-316.

[8] 董润之,郝寒冰. 综合心理干预对COPD合并肺纤维化的身心影响[J]. 辽宁中医药大学学报,2011,13(3):123-124.

[9] 孙婧婷,唐颖,李晓丹,等. 心理干预对老年COPD患者呼吸困难的作用影响[J]. 中国老年学杂志, 2014,34(21):6206-6207.

[10] Tselebis A, Pachi A, Ilias I, et al. Strategies to improve anxiety and depression in patients with COPD: a mental health perspective[J]. Neuropsychiatr Dis Treat, 2016, 9(12):297-328.

[11] 曹炳健,曹辉. 134例恶性肿瘤患者心理健康状况与人格特征的调查[J]. 中国健康心理学杂志,2008,16(3):359-360.

[12] 刘蕴,黄雪薇. 肺癌患者的心身状况特点研究及改善对策[J]. 中国健康心理学杂志,2009,17(1):105-106.

[13] Gajra A, Akbar SA, Din NU. Management of lung cancer in the elderly [J]. Clin Geriatr Med, 2016, 32(1):81-95.

[14] Kristi D. Social cognitive theory and cancer patients' quality of life:a meta-analysis of Psychosocial intervention components [J]. Health Psychology, 2003, 22 (2):210-219.

[15] van den Hurk DG, Schellekens MP, Molema J, et al. Mindfulness-Based Stress Reduction for lung cancer patients and their partners: Results of a mixed methods pilot study[J]. Palliat Med, 2015, 29(7):652-660.

[16] Chan CW, Richardson A, Richardson J. Evaluating a complex intervention: a process evaluation of a psycho - education program for lung cancer patients receiving palliative radiotherapy[J]. Contemp Nurse, 2012, 40(2):234-244.

[17] Maguire R, Papadopoulou C, Kotronoulas G, et al. A systematic review of supportive care needs of people living with lung cancer[J]. Eur J Oncol Nurs, 2013, 17(4):449-464.

(徐　治)

第五节　哮喘可能是一种脑疾病

哮喘是一种以嗜酸性粒细胞浸润为主的慢性变态反应性疾病,这种慢性炎症导致气道高反应性及可逆性气流受限,引起反复发作性喘息、气急、胸闷及咳嗽等症状[1]。但哮喘临床症状与其病情严重程度常常不一致。功能核磁共振成像(fMRI)是目前临床研究大脑结构最先进的非侵入性方法,它对认识哮喘脑机制和测试治疗新方法具有重要的意义,因而为解释上述不一致情况提供了可能性[2]。本节就哮喘临床症状的脑机制、症状加重的影响因素及其脑机制和fMRI在哮喘治疗上的应用等三方面进行阐述。

一、哮喘临床症状的脑机制

解决哮喘临床症状和严重程度之间的矛盾，首先应该理解患者出现如此痛苦症状的原因。以呼吸困难为例，虽然呼吸困难是一种令患者非常痛苦的症状，但正是由于它的出现，患者才能得到及时就医。然而，哮喘患者出现呼吸困难的脑机制尚不清楚。

（一）脑岛活性下行调节

Leupoldt等[3]对14名哮喘患者和14名年龄、性别相匹配的健康者进行fMRI研究，诱导他们依次产生轻度呼吸困难、重度呼吸困难、轻度疼痛、重度疼痛，同时进行脑fMRI扫描，结果发现与健康者相比，哮喘患者感知的呼吸困难和疼痛相对较轻，这种感知上的不同与脑岛皮层活性降低相对应。感知呼吸困难和疼痛增加时，哮喘患者中脑导水管周围灰质（Periaqueductal gray，PAG）活性也增强，结果显示哮喘患者出现呼吸困难和疼痛时的特异性脑岛皮层活性的下行调节和PAG活性增加有关，提示脑岛在哮喘临床症状的感知中起到重要作用。

（二）脑干PAG体积增加

Leupoldt等[4]还观察到，轻至重度哮喘患者病程延长和脑干PAG体积增加有关，同时引起部分哮喘患者感知呼吸困难的能力下降，导致患者无法获得及时预警而耽误治疗时机，影响治疗效果。

二、哮喘症状加重的影响因素及其脑机制

（一）应激与哮喘

应激是目前影响哮喘发生的重要因素，但这背后的机制尚不明确。

应激或许不会导致气道炎症的发生,但却能在过敏原第二次刺激时增强其表达而加重气道炎症反应。最新fMRI研究表明,吸入性过敏原引起的迟发反应阶段,特定的大脑回路前扣带皮层和岛叶皮层之间的联系和强度均被激活,并且这些大脑信号可预测气道炎症的加重,而气道炎症的具体情况可通过嗜酸性粒细胞的数量来监测[5]。在小鼠的相关研究中发现,慢性应激能加重吸入性抗原引起的气道炎症反应,并可能将Th细胞反应更多转向Th2细胞型,这与小鼠对糖皮质激素的敏感性下降有关[6]。总之,目前研究表明,应激能通过一系列异常脑机制加重哮喘,因此使用常规抗哮喘疗法疗效不佳。

(二) 情绪与哮喘

影响哮喘炎症反应的肺部因素和情绪的中枢神经通路存在相互调节作用,即情绪可以调节哮喘的炎症过程,外周炎症信号反过来可影响大脑。Rosenkranz等[5]通过fMRI研究表明,哮喘情绪相关脑区(前扣带皮层和脑岛)活性与哮喘患者炎症标志物水平、暴露于过敏原所致气流阻塞程度相关,反映了情绪调节哮喘气道症状的神经基础。

(三) 抑郁、哮喘共病

目前,已有研究证明,抑郁和哮喘共病患者的哮喘症状更难控制,且转归更差。但是,哮喘和抑郁之间关系的神经机制尚不清楚。Wang等[7]运用fMRI分析技术研究抑郁和哮喘共病女患者和单纯哮喘女患者两者的大脑解剖结构改变,以及共病女患者哮喘和抑郁的初步效应及其相互作用。他们把研究对象分为四组(健康对照组、单纯抑郁组、单纯哮喘组、哮喘和抑郁共病组),并比较分析各组的脑灰质体积和临床特征,结果发现右颞上回和左颞中回存在哮喘和抑郁之间的相互作用。与单纯哮喘患者相比,哮喘和抑郁共病患者在右颞上回、双侧楔前叶和右额中回的灰质体积更小。哮喘和抑郁共病患者右颞上回体积和激发剂量(Provoking dose causing a 20% fall,PD20)(引起第1秒用力呼气量下降20%所需的过敏原刺激量)正相关,和失眠评分负相关。结果提示,右颞上回在哮喘和抑郁共病的脑机制中具有关键作用。

同时,心理应激、心境障碍也能加重哮喘症状,脑和肺之间的神经信号能部分调节炎症反应和肺功能。为了了解哮喘症状调节相关神经通路的确切性质及神经信号的改变程度如何预测疾病所表达的不同表型,Rosenkranz等[8]让三组受试者(过敏原刺激后有显著炎症反应的哮喘患者,仅有较轻炎症的哮喘患者和健康对照组)接触过敏原,然后用fMRI监测情绪诱因引起的神经信号。结果发现,有显著炎症的哮喘患者的前岛叶皮层被情绪诱因激活。此外,这种激活程度的不同预测了气道炎症程度的不同。这些结果表明,处理情感信息相关大脑通路的神经反应性可以识别哮喘的神经表型。那些哮喘相关心理刺激所致前岛叶激活更强的哮喘患者,他们肺内炎症信号更强,哮喘更重。这种结果为哮喘潜在治疗性干预提供了一个全新的目标。

三、脑功能成像在哮喘治疗的应用

随着fMRI的发展,哮喘脑机制的研究有了新的进展,Parker等[9]对成人哮喘患者进行脑fMRI扫描,他们在所有21名哮喘患者中发现了13名患者存在共15处脑部异常,这些脑部异常的高发生率反映其在哮喘患者中存在的普遍性,这些异常可能是哮喘疾病本身引起的或可能是治疗后的结果。因此,在哮喘患者长期给药前后各行一次脑fMRI扫描,比较两次的扫描图像,就可以评估抗哮喘药物是否具有神经毒性,这正是抗哮喘治疗临床试验的研究方向。

部分哮喘患者需要长期激素治疗以控制症状,防止哮喘反复发作引起肺功能进行性下降。Brown等[10]对比了长期接受糖皮质激素治疗的患者和对照组的脑fMRI结果,发现前者的杏仁核体积减小,且其减少程度与糖皮质激素治疗的时间密切相关。这些结果表明,糖皮质激素使用与杏仁核及海马体积的变化相关。Brown等[11]还发现,长期泼尼松治疗与心境、记忆和海马体积的改变相关,且这种改变随着时间的延长趋于稳定。

四、未来研究方向

fMRI是一种让我们更好地了解哮喘脑机制的非侵入性安全手段,研究者通过fMRI已证明,脑岛活动和PAG的体积、活性与哮喘的症状、病程相关,而情绪、共病及应激则能影响哮喘的严重程度。但情绪到底怎样影响哮喘的严重程度?不同情绪(抑郁、焦虑、愤怒)对哮喘的影响如何?哮喘相关的脑区如何引起哮喘相关症状?这些问题均需要进一步研究证实。

参考文献

[1] Busse WW. The relationship of airway hyperresponsiveness and airway inflammation: Airway hyperresponsiveness in asthma: its measurement and clinical significance [J]. Chest, 2010, 138(2 Suppl):4S-10S.

[2] Pattinson K. Functional brain imaging in respiratory medicine [J]. Thorax, 2015, 70(6):598-600.

[3] VonLeupoldt A, Sommer T, Kegat S, et al. Down-regulation of insular cortex responses to dyspnea and pain in asthma [J]. Am J Respir Crit Care Med, 2009, 180(3):232-238.

[4] VonLeupoldt A, Brassen S, Baumann HJ, et al. Structural brain changes related to disease duration in patients with asthma [J]. PLoS One, 2011, 6(8): e23739.

[5] Rosenkranz MA, Busse WW, Johnstone T, et al. Neural circuitry underlying the interaction between emotion and asthma symptom exacerbation [J]. Proc Natl Aca Sci USA, 2005, 102 (37):13319-13324.

[6] Forsythe P, Ebeling C, Gordon JR, et al. Opposing effects of short-and longterm stress on airway inflammation [J]. Am J Resp Crit Care Med, 2004, 169 (2):220-226.

[7] Wang L, Wang T, Liu SZ, et al. Cerebral anatomical changes in female asthma patients with and without depression compared to healthy controls and patients

with depression [J]. J Asthma, 2014, 51 (9):927-933.

[8] Rosenkranz MA, Busse WW, Sheridanet JF, et al. Are there neurophenotypes for asthma? functional brain imaging of the interaction between emotion and inflammation in asthma [J]. PLoS One, 2012, 7 (8):e40921.

[9] Parker J, Wolansky LJ, Khatry D, et al. Brain magnetic resonance imaging in adults with asthma [J]. Contemp Clin Trials, 2011, 32(1):86-89.

[10] Brown ES, Woolston DJ, Frol AB. Amygdala volume in patients receiving chronic corticosteroid therapy [J]. Biol Psychiatry, 2008, 63(7):705-709.

[11] Brown ES, Elizabeth Vera BA, Frol AB, et al. Effects of chronic prednisone therapy on mood and memory [J]. J Affect Disord, 2007,99(1/3):279-283.

（袁勇贵）

缩略词表

（按英文缩写字母排序）

英文缩写	英文全称	中文全称
18F-FDG	18 Fluorine-fluorodeoxyglucose	18氟-脱氧葡萄糖
3MS	Modified mini-mental state	修订简易精神状态量表
5-HT	5-Hydroxytryptamine	5-羟色胺
AA	Alzheimer's Association	阿尔茨海默病学会
ABC	Adenosine triphosphate-binding cassette	三磷酸腺苷结合盒
ABMs	Autobiographical memories	自传体记忆
ACCORD-MIND	Action to control cardiovascular risk in diabetes memory in diabetes study	控制糖尿病患者心血管风险行动-糖尿病患者记忆力研究
ACE	Angiotensin converting enzyme	血管紧张素转化酶
ACE-R	Addenbrooke cognitive examination revised	Addenbrooke改良认知评估量表
Ach	Acetylcholine	乙酰胆碱
AChE	Acetylcholinesterase	乙酰胆碱酯酶
AChEI	Acetylcholinesterase inhibitors	乙酰胆碱酯酶抑制剂
AD	Alzheimer's disease	阿尔茨海默病
AD7c-NTP	Alzheimer associated neuronal thread protein	阿尔茨海默病相关神经丝蛋白
ADC	Apparent diffusion coefficient	表观扩散系数
ADL	Activity of daily living	日常生活活动

续表

英文缩写	英文全称	中文全称
ADRDA	Alzheimer's Diease and Related Disorders Association	阿尔茨海默病及相关疾病协会
ADRS	Aphasic depression scale	失语患者抑郁量表
a-MCI	amnestic Mild cognitive impairment	遗忘型轻度认知功能障碍
AMT	Active motor threshold	活动运动阈值
APA	American Psychiatric Association	美国精神医学学会
ApoE	Apolipoprotein E	载脂蛋白E
APP	Amyloid precursor protein	淀粉样前体蛋白
ASL	Arterial spin labeling	自旋标记灌注成像技术
ATP	Adenosine triphosphate	三磷酸腺苷
Aβ	β-amyloid	β淀粉样蛋白
BACE-1	Beta-site amyloid precursor protein-cleaving enzyme 1	蛋白β位点裂解酶1
BBA	Brunel balance assessment	Brunel平衡评估
BBB	Blood brain barrier	血脑屏障
BDI	Beck self-rating depression scale	贝克抑郁自评量表
BDNF	Brain-derived neurotrophic factor	脑源性神经营养因子
BESTest	Balance evaluation systems test	平衡评价系统测试
BOLD	Blood oxygenation level dependent	血氧水平依赖
BPSD	Behavior and psychological symptoms of dementia	痴呆的行为和精神症状
BuChE	Butyrylcholinesterase	丁酰胆碱酯酶
bvFTD	behavioral variant of Frontotemporal dementia	行为变异型额颞叶痴呆
BWST	Body weight support training	减重步行训练
CASI	Cognitive abilities screening instrument	认知能力筛查量表

续表

英文缩写	英文全称	中文全称
CBF	Cerebral blood flow	脑血流量
CBT	Cognitive behavioral therapy	认知行为治疗
CBV	Cerebral blood volume	脑血容量
CCI	Creatinine clearance rate	肌酐清除率
CCMD-3	Chinese classification of mental disorders, 3rd	中国精神障碍分类及诊断标准第三版
CDFI	Color doppler flow imaging	彩色多普勒血流图
CDK	Cyclin dependent kinase	细胞周期蛋白依赖性激酶
CES	Cranial electrotherapy stimulation	经颅微电流刺激
CES-D	Center for epidemiological survey-depression scale	流调用抑郁自评量表
CGI	Clinical comprehensive impression scale	临床综合印象等级量表
CKD	Chronic kidney disease	慢性肾脏病
CKI	Cyclin dependent kinase inhibitors	细胞周期蛋白依赖性激酶抑制蛋白
CLU	Clusterin	簇集蛋白
CMAI	Cohen-Mansfield agitation inventory	Cohen-Mansfield 激越问卷
Cog-12	Cognitive-12 scale	认知障碍简明评价表
CPG	Central pattern generator	中枢模式发生器
CR1	Complement receptor type 1	补体受体
CRF	Corticotropin-releasing factor	促肾上腺皮质激素释放因子
CRF	Chronic renal failure	慢性肾衰竭
CRP	C-reactive protein	C反应蛋白
CT	Computerized tomography	计算机断层扫描
CTA	Computerized tomographic angiography	CT 血管造影

续表

英文缩写	英文全称	中文全称
CTC	Cerebello-thalamo-cortical	小脑-丘脑-皮层
CWI	Cerebral watershed infarction	分水岭脑梗死
DA	Dopamine	多巴胺
DAT	Dopamine transporter	多巴胺转运蛋白
DBS	Deep brain stimulation	大脑深部刺激
DCPR	Diagnostic criteria for psychosomatic research	心身疾病研究用诊断标准
DISCs	Depression intensity scale circles	抑郁程度圆形量表
DKI	Diffusion kurtosis imaging	扩散峰度成像
DLB	Dementia with lewy body	路易体痴呆
DLPFC	Dorsolateral prefrontal cortex	背外侧前额叶皮层
DMN	Default mode network	静息态默认网络
DSA	Digital subtraction angiography	数字减影血管造影
DSM-5	Diagnostic and statistical manual of mental disorders, 5th	精神障碍诊断统计手册第五版
DSST	Digit symbol substitution test	数字符号替换测试
DTI	Diffusion tensor imaging	弥散张量成像
DWI	Diffusion weighted imaging	扩散加权成像
DWMH	Deep white matter hyperintensity	深部白质高信号
eGFR	Estimated glomerular filtration rate	估算肾小球滤过率
ER	Estrogen receptor	雌激素受体
ERP	Event-related potentials	事件相关电位
ERS	Endoplasmic reticulum stress	内质网应激
EST	Electric shock treatment	电休克治疗
FA	Fractional anisotropy	各向异性分数

续表

英文缩写	英文全称	中文全称
FAD	Familial Alzheimer's disease	家族性阿尔茨海默病
FES	Functional electrical stimulation	功能性电刺激
fMRI	functional Magnetic resonance imaging	功能核磁共振成像
FR	Functional reach test	功能性前伸测试
FTD	Frontotemporal dementia	额颞叶痴呆
FTLD	Frontotemporal lobar degeneration	额颞叶变性
GABA	Gamma-aminobutyric acid	γ-氨基丁酸
GAD-7	Generalized anxiety disorder 7-item scale	广泛性焦虑量表-7项
GBE	Ginkgo biloba extract	银杏叶提取物
GFR	Glomerular filtration rate	肾小球滤过率
GHRH	Growth hormone-releasing hormone	生长激素释放激素
Glu	Glutamate	谷氨酸
GPi	Globus pallidus interior	苍白球内侧部
GRP78	Glucose-regulated protein 78	葡萄糖调节蛋白78
GSK-3	Glycogen synthase kinase-3	糖原合成酶激酶3
HADS	Hospital anxiety and depression scale	综合医院焦虑抑郁量表
HAMD	Hamilton's depression scale	汉密尔顿抑郁量表
HDL-C	High density lipoprotein cholesterol	高密度脂蛋白胆固醇
HDS	Hastgawa dementia scale	长谷川痴呆量表
HIS	Hachinski ischemic score	Hachinski缺血量表
HPA	Hypothalamic-pituitary-adrenal	下丘脑-垂体-肾上腺
HRV	Heart rate variability	心率变异性
HSP70	Heat shock protein 70	热休克蛋白70

续表

英文缩写	英文全称	中文全称
HupA	Huperzine A	石杉碱甲
ICAM-1	Intercellular adhesion molecule 1	细胞间黏附因子1
IDCF-DAT	Inventory of diagnostic clinical features-dementia of the Alzheimer type	阿尔茨海默型痴呆临床特征调查表
IDO	Indoleamine 2,3-dioxygenase	吲哚胺2,3-双加氧酶
IFN	Interferon	干扰素
IGF-1	Type-1 insulin like growth factor	胰岛素样生长因子1
IL	Interleukin	白介素
IWG	International Working Group	国际工作组
LDL-C	Ligh density lipoprotein cholesterol	低密度脂蛋白胆固醇
LI	Lacunar infarction	腔隙性梗死
LID	Levodopa-induced dyskinesia	左旋多巴诱发异动症
LLD	Late-life depression	老年抑郁症
LNAA	Large neutral amino acid	长链中性氨基酸
LOD	Late-onset depression	晚发性抑郁症
LPD	Low-protein diet	低蛋白质饮食
LRP-1	Low density lipoprotein receptor related protein	低密度脂蛋白受体
LTD	Long-term depression	长程抑制
LTP	Long-term potentiation	长程易化
lv-PPA	lv-Primary progressive aphasia	logopenic变异型原发性进行性失语
mACh	muscarinic Acetylcholine	毒蕈碱乙酰胆碱
MADRS	Montgomery Asberg depression rating scale	蒙哥马利抑郁评定量表
MAOI	Monoamine oxidase inhibition	单胺氧化酶抑制

续表

英文缩写	英文全称	中文全称
MCI	Mild cognitive impairment	轻度认知功能障碍
MDS-UPDRS	Movement Disorder Society-sponsored revision of the unified Parkinson's disease rating scale	运动障碍协会统一帕金森病评估量表
MMP	Matrix metalloproteinase	基质金属蛋白酶
MMSE	Mini-mental state examination	简易精神状态量表
MoCA	Montreal cognitive assessment scale	蒙特利尔认知评估量表
MRA	Magnetic resonance angiography	磁共振血管造影
MRI	Magnetic resonance imaging	磁共振成像
MT	Music therapy	音乐治疗
MTT	Mean transit time	平均通过时间
NaSSA	Norepinephrine and specific serotonin antidepressant	去甲肾上腺素及特异性5-羟色胺抗抑郁药
NE	Norepinephrine	去甲肾上腺素
NFTs	Neurofibrillary tangles	神经元纤维缠结
NF-κB	Nuclear transcription factor-κB	核转录因子-κB
NGF	Nerve growth factor	神经生长因子
NIA	National Institute on Aging	国立老化研究所
NIHSS	National Institutes of Health stroke scale	国立卫生研究院卒中量表
NINCDS	National Institute of Neurological and Communicative Disorders and Stroke	国立神经病学、语言障碍和卒中研究所
NMDA	N-methyl-D-aspartate	N-甲基-D-天冬氨酸
NOS	Nitricoxide synthase	一氧化氮合酶
NPI	Neuropsychiatric inventory	神经精神症状问卷
NRSD	Nursing rating scale for depression	抑郁的护理等级量表
NSAIDs	Non-steroidal anti-inflammatory drugs	非甾体类抗炎药

续表

英文缩写	英文全称	中文全称
NVS	Newest vital sign	最新生命体征
NYHA	New York Heart Association	纽约心脏病学会
PAF	Platelet activating factor	血小板活化因子
PAG	Periaqueductal gray	脑导水管周围灰质
PAS	Paired associative stimulation	配对组合刺激
PASS	Postural assessment scale for stroke	脑卒中患者姿势评估
PD	Parkinson's disease	帕金森病
PD20	Provoking dose causing a 20% fall	激发剂量
PD-CogNL	Parkinson's disease cognitively normal	帕金森病认知正常
PDD	Parkinson's disease depression	帕金森病抑郁
PDD	Parkinson's disease dementia	帕金森病痴呆
PD-MCI	Parkinson's disease mild cognitive impairment	帕金森病轻度认知功能障碍
PET	Positron emission computerized tomography	正电子发射计算机断层扫描
PF4	Platelet factor 4	血小板因子4
PGI	Patient global improvement	患者总体改善
PGI2	Prostacyclin I2	前列环素I2
PHF	Paired helical filaments	成对螺旋丝
PHQ9	Patient health questionnaire 9	患者健康问卷-9项
PIGD	Postural instability gait difficulty	姿势异常步态障碍
PKC	Protein kinase C	蛋白激酶C
PMC	Primary motor cortex	初级运动皮层
PNFA	Progressive non-fluent aphasia	进行性非流利性失语
PPA	Primary progressive aphasia	原发性进行性失语

续表

英文缩写	英文全称	中文全称
PRD	Protein-redistribution diet	蛋白质再分配饮食
PS	Presenilin	早老素
PS	Parkinsonian syndrome	帕金森综合征
PSD	Post-stroke depression	脑卒中后抑郁
PSDS	Post-stroke depression rating scale	脑卒中后抑郁评估量表
PWI	Perfusion weighted imaging	灌注加权成像
QIDS	Quick inventory of depressive symptomatology	抑郁症状快速自评量表
RAGE	Receptor for advanced glycation endproducts	晚期糖基化终产物受体
RAGT	Robot-assisted gait training	机器人辅助训练
RAS	Renin-angiotensin system	肾素-血管紧张素系统
RCPM	Raven's colored progressive matrices	瑞文氏图形推理测验
REALM	Rapid estimate of adult literacy in medicine	成人医疗健康素养快速评估量表
rMT	Resting motor threshold	静息运动阈值
ROS	Reactive oxygen species	活性氧
rTMS	Repetitive transcranial magnetic stimulation	重复经颅磁刺激
rt-PA	Recombinant tissue plasminogen activator	重组组织型纤溶酶原激活剂
SAD	Sporadic Alzheimer's disease	散发性阿尔茨海默病
SADBD	Brain injury patients depression rating scale	脑损伤患者抑郁评估量表
SADQ	Stroke aphasic depression questionnaire	失语患者抑郁调查问卷
SAS	Self-rating anxiety scale	焦虑自评量表
SCAN	Segmental cerebral arterial narrowing	节段性脑动脉收缩

续表

英文缩写	英文全称	中文全称
SCID	Standard structure clinical interview for depression	抑郁临床定式检查
SCL-90	Symptom check list 90	症状自评量表90
SD	Semantic dimentia	语义痴呆
SDS	Self-rating depressive scale	抑郁自评量表
SERT	Serotonin transporter	5-羟色胺转运体蛋白
SHS	Shoulder-hand syndrome	肩手综合征
SMA	Supplementary motor area	辅助运动区
sMRI	structural Magnetic resonance imaging	结构磁共振成像
SNP	Single nucleotide polymorphism	单核苷酸多态性
SNRI	5-Serotonin norepinephrine reuptake inhibitors	5-羟色胺/去甲肾上腺素再摄取抑制剂
SOD	Superoxide dismutase	超氧化物歧化酶
SP	Senile plaque	老年斑
SPECT	Single-photon emission computerized tomography	单光子发射计算机断层扫描
SSRIs	Selective serotonin reuptake inhibitor	选择性5-羟色胺再摄取抑制剂
STC	Striato-thalamo-cortical	纹状体-丘脑-皮层环路
sTMS	single-pulse Transcranial magnetic stimulation	单脉冲经颅磁刺激
STN	Subthalamic nucleus	丘脑底核
S-TOFHLA	Shortened test of functional health literacy in adults	成人功能性健康素养测试简版
SWAN	Susceptibility weighted angiography	磁敏感加权血管造影
SWI	Susceptibility weighted imaging	磁敏感加权成像
TCAs	Tricyclic antidepressants	三环类抗抑郁药

续表

英文缩写	英文全称	中文全称
TCD	Transcranial doppler	经颅多普勒
TGF-β1	Transforming growth factor-β1	转化生长因子β1
TIA	Transient ischemic attack	短暂性脑缺血发作
TICS-m	Improved telephone follow-up cognitive status	认知功能电话问卷修订版
TNF-α	Tumor necrosis factor	肿瘤坏死因子
TRP	Tryptophan	色胺酸
TTP	Time to peak	达峰时间
TUG	Timed up and go	起立-行走计时测试
VAMS	Visual analog emotion scale	视觉模拟情绪量表
VCAM-1	Vascular endothelial adhesion factor 1	血管内皮黏附因子1
VD	Vascular dementia	血管性痴呆
VEGF	Vascular endothelial growth factor	血管内皮来源生长因子
VP	Vascular parkinsonism	血管性帕金森综合征
WAIS	Wechsler adult intelligence scale	韦氏智力量表
WCST	Wisconsin card sorting test	威斯康星卡片分类测试
WMH	White matter hyperintensity	白质高信号
WML	Cerebral white matter lesion	脑白质病变
WMS	Wechsler memory scale	韦氏记忆力量表
β-TG	β-Thromboglobulin	β血小板球蛋白